U0878983

“十二五”国家重点图书

心血管介入治疗实用技术系列丛书

复杂冠状动脉病变的介入治疗

主　编　方唯一　霍　勇　葛均波

主　审　高润霖

北京大学医学出版社

FUZA GUANZHUANG DONGMAI BINGBIAN DE JIERU ZHILIAO

图书在版编目(CIP)数据

复杂冠状动脉病变的介入治疗/方唯一，霍勇，葛均波主编. —北京：北京大学医学出版社，2011.10（2016.5 重印）

（心血管介入治疗实用技术系列丛书）

ISBN 978-7-5659-0257-4

Ⅰ.①复… Ⅱ.①方… ②霍… ③葛 Ⅲ.①冠状血管—动脉疾病—介入性治疗 Ⅳ.①R543.305

中国版本图书馆 CIP 数据核字(2011)第 181511 号

复杂冠状动脉病变的介入治疗

主　　编：方唯一　霍　勇　葛均波

出版发行：北京大学医学出版社

地　　址：(100191)北京市海淀区学院路 38 号　北京大学医学部院内

电　　话：发行部 010-82802230；图书邮购 010-82802495

网　　址：http://www.pumpress.com.cn

E - mail：booksale@bjmu.edu.cn

印　　刷：北京佳信达欣艺术印刷有限公司

经　　销：新华书店

责任编辑：高　瑾　　**责任校对**：金彤文　　**责任印制**：张京生

开　　本：787mm×1092mm　1/16　　**印张**：13.75　　**字数**：352 千字

版　　次：2011 年 10 月第 1 版　2016 年 5 月第 3 次印刷

书　　号：ISBN 978-7-5659-0257-4

定　　价：60.00 元

版权所有，违者必究

（凡属质量问题请与本社发行部联系退换）

编 者 名 单

主　　编　方唯一、霍勇、葛均波

主　　审　高润霖

编　　委　（按姓氏拼音排序）

方唯一（上海交通大学附属胸科医院）

傅国胜（浙江大学附属邵逸夫医院）

葛　雷（复旦大学附属中山医院）

葛均波（复旦大学附属中山医院）

霍　勇（北京大学第一医院）

蒋金法（同济大学附属同济医院）

李国庆（新疆维吾尔自治区人民医院）

马根山（东南大学附属中大医院）

乔树宾（北京阜外心血管病医院）

曲新凯（上海交通大学附属胸科医院）

王乐丰（首都医科大学附属北京朝阳医院）

王伟民（北京大学人民医院）

徐文俊（同济大学附属同济医院）

张　钲（兰州大学第一医院）

郑晓群（大连市中心医院）

责任秘书　曲新凯

前　言

经过近35年的发展，介入治疗已经成为冠心病治疗的一种重要方法。在我国，经过30年几代人的努力，冠心病介入治疗已经普及到大部分地市级以上的医院，在我国东部沿海地区，甚至很多县级医院都已经开展了冠心病和心律失常的介入治疗，2010年我国冠心病的介入治疗数量已经超过了40万例，大大提高了我国大部分地区冠心病急重症患者救治的成功率，病人的预后和生存质量（无心脏症状生存率）均得到显著改善，这是改革开放以来我国医疗卫生系统所取得的巨大成就。

然而，复杂冠状动脉病变仍然是影响介入治疗成功率的重要因素，有多方面原因造成了这种情况：从病变形态学来看，复杂冠状动脉病变包括慢性完全闭塞病变、左主干病变、开口处病变、分叉病变、钙化病变和严重迂曲血管的弥漫性病变等；从功能学和病人整体情况来看，复杂病变还应包含复杂情况下的冠状动脉病变，包括高龄多支冠状动脉病变、糖尿病、合并肾功能不全、合并左心衰竭、冠状动脉旁路移植术后需再次血运重建、合并左心功能不全的急性冠状动脉综合征等患者的冠状动脉病变。这些复杂的情况都能干扰和降低介入手术的成功率并有利于并发症发生，以慢性完全闭塞病变为例，为了提高介入手术的成功率，到目前为止发展了很多技术，包括逆向导丝技术和顺向导丝技术、平行导丝技术、超硬导丝（穿）和软滑导丝（探）相结合的技术等等，但成功率在大多数心脏中心也很难超过90%。更为甚者，近年来复杂病变和复杂情况的冠心病患者在绝大多数心脏中心占到介入手术病例数的60%以上，手术的难度和术后病人康复的满意度都受到越来越大的考验，使得即使是手术经验很丰富的介入医师也会感到现在的手术越来越不好做。

本书被列为“十二五”国家重点图书之一，旨在系统介绍各种复杂冠状动脉病变的介入治疗处理对策。本书的作者都是我国多年在临床一线从事心脏病介入治疗的知名专家，有较为丰富的实战经验，内容力求结合复杂冠状动脉病变最新的治疗进展和专家各自的临床经验，通过理论结合具体实践病例的方法，详细介绍各种病变处理要点和经验，目的是使读者能够从中领会处置复杂冠状动脉病变的要领，更希望本书能为各位读者的临床工作提供有益的帮助，也能为我国介入心脏病学的健康发展助一臂之力。

由于编写时间较紧，书中难免存在错误或不足，望读者不吝指正。在本书编写过程中得到关韶峰、戴锦杰、韩文正等医师的大力相助，在此一并表示感谢。

上海市胸科医院
上海交通大学附属胸科医院

方唯一
2011年7月

目　录

第一章　冠状动脉无保护左主干病变的介入治疗

一、左主干病变概述

左主干发自升主动脉根部的左冠状动脉窦，走行于肺动脉和左心房之间，部分被左心耳覆盖，短暂向左前方向移行后发出分支。其中，2/3 病人左主干直接分出前降支和回旋支，1/3 病人左主干分出三分叉，分别发出前降支、回旋支和中间动脉。正常的左主干开口直径 5～10 mm，长度小于 4 cm；冠状动脉造影受投照体位和角度的影响，显示左主干平均直径女性为 3.5 mm，男性为 4.5 mm，平均长度 13.5 mm[1]。冠状动脉左主干直径狭窄≥50％诊断为左主干病变，1912 年 Herrick 第一次以临床尸检为对照描述左主干病变[2]。随着冠状动脉造影检查的广泛开展，发现左主干狭窄病变并不少见，约占冠心病患者的 4％～6％[3]。由于其特殊的解剖生理特征，无保护左主干病变（unprotected left main disease，UPLM）经皮冠状动脉介入术（PCI）风险高、远期疗效不满意。既往指南一直认为冠状动脉旁路移植术（CABG）为左主干病变的标准治疗，而经皮冠状动脉介入术（PCI）为Ⅲ类适应证，即使不适合进行 CABG 的冠心病患者能否从 PCI 明确获益也尚不清楚，为Ⅱb 类适应证[4]。

随着介入器械的发展、介入技术的提高、药物涂层支架（DES）的应用、血管内超声（IVUS）等影像学技术的大量应用以及专家对左主干解剖生理特征的深入了解和认识，UPLM 介入治疗的成功率和中远期临床疗效有了极大的提高。近期大型随机对照研究、前瞻性注册研究以及荟萃分析均一致发现，DES 时代 UPLM 患者的 PCI 死亡、再发心肌梗死（MI）等安全性终点事件发生率与裸金属支架（BMS）时代的 CABG 相当，且脑卒中的发生率低于 CABG，仅再次血运重建率高于 CABG，但显著低于 BMS 的再次血运重建率。而且 PCI 具有微创、住院时间短、病人易于恢复等优势，PCI 将来完全可能成为 UPLM 患者血运重建治疗的一项安全有效的选择，对一些特殊的人群 PCI 甚至成为优先选择的治疗方式。因此，最近美国心脏病学会（ACC）/美国心脏协会（AHA）/心血管造影和介入协会（SCAI）的指南及我国的 PCI 指南均将左主干解剖特征适合行 PCI 的 UPLM 患者列为 PCI 的Ⅱb 类适应证[5]。

二、左主干病变的分型

根据狭窄病变累及左主干的位置，左主干病变分为：开口部病变、体部病变和远端分叉病变 3 种类型（图 1-1 至图 1-3）。其中，开口部病变约占 25％，远端分叉病变约占 67％，体部狭窄病变约占 8％[6]。法国一项药物支架 TAXUS 治疗左主干病变的注册登记研究初步报告左主干病变病人 210 例，结果显示左主干开口近端病变（口部病变）占 29％，体部病变占 11％，末端分叉病变占 77％[7]。根据左主干的血液供应区域是否具有其他血管（如桥血管、对侧血管丰富的侧支循环）提供血液供应，分为无保护左主干病变（UPLM）和有保护左主干病变两种类型（图 1-4、图 1-5），有保护左主干是指有桥血管或对侧侧支血管提供血液供应，介入治疗风险相对低。无保护左主干没有其他血管提供相应血供，介入治疗风险高。

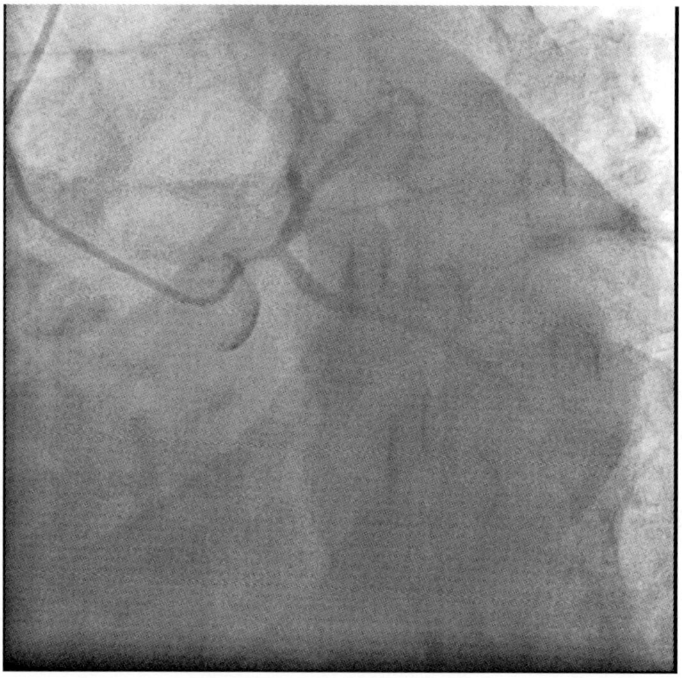

图 1-1　LM 口部 90%狭窄

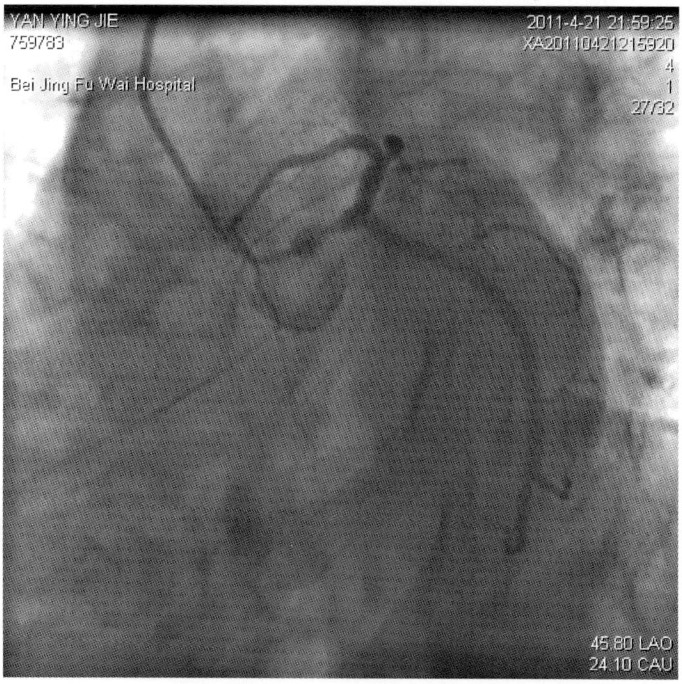

图 1-2　LM 体部 80%狭窄

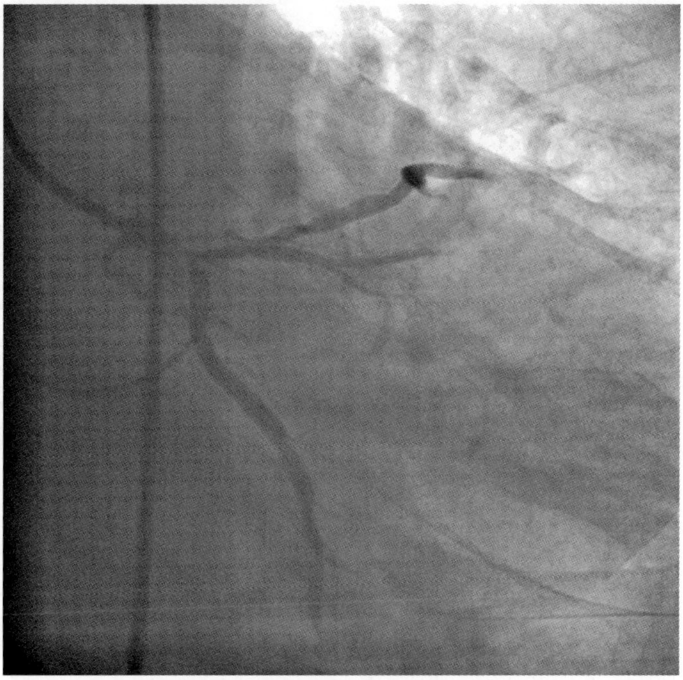

图 1-3 LM 远端 90%狭窄，左前降支和左回旋支开口部狭窄

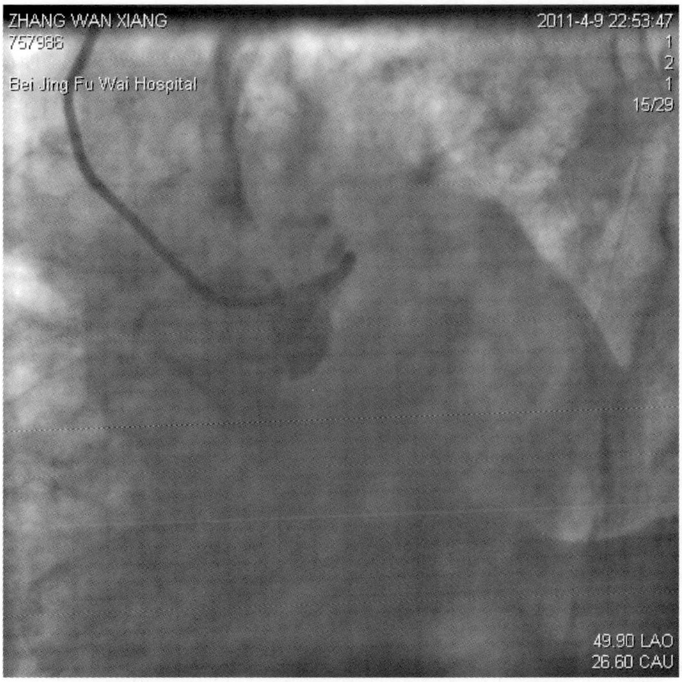

图 1-4 男性，50 岁，左主干 100%闭塞

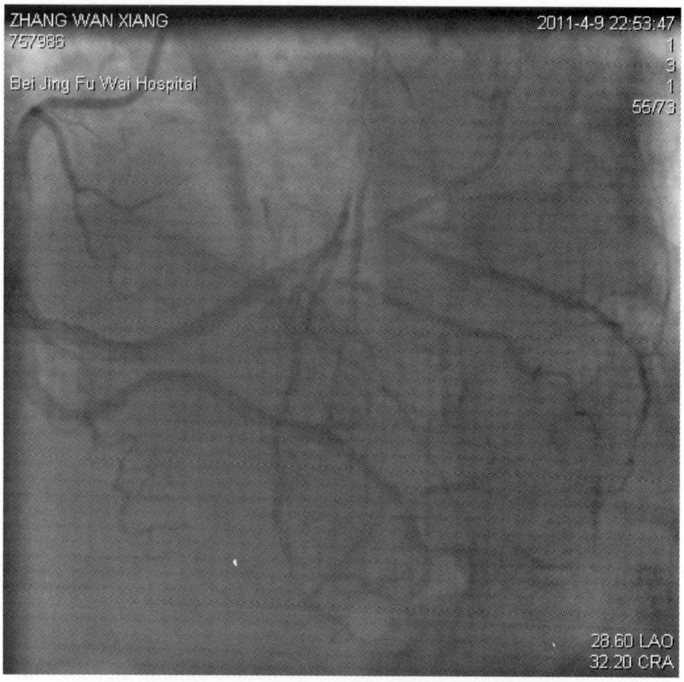

图 1-5　通过侧支循环造影可见左前降支和左回旋支清晰显影，为有保护左主干

三、器械选择、操作技术和方法

对于介入治疗，选择合适的器械、正确的操作方法极为重要。所以，对 UPLM 病变器械的选择要求更高，选择器械的原则是应依据左主干狭窄病变的部位、形态以及狭窄程度等特点来选择，保证介入手术的安全和顺利完成。

（一）左主干口部病变

1. 路径的选择

左主干口部病变在行 PCI 时，指引导管头端直接接触病变部位，应保证指引导管易于到位，避免损伤开口。经桡动脉或股动脉路径均可选择。如果弓上动脉弯曲最好选择经股动脉途径，因为弓上动脉弯曲时指引导管不易到位，且容易损伤冠状动脉开口，冠状动脉开口一旦损伤有可能致命。

2. 指引导管和导丝的选择

左主干口部病变支架定位时支架需要多出 1～2 mm 以保证病变被完全覆盖，定位时要求指引导管脱出左主干开口，故而要求选择同轴性好、操控性和被动支撑强、稳定性好的指引导管，防止支架定位和释放时出现支架移位及“逃逸”现象[8]。另外，选择导管还要满足的另一条件是不易导致左主干损伤，可选择 6F、7F、JL4.0、JL3.5 或短头带侧孔导管，该类导管易于到位，又能避免压力嵌顿，相对比较安全。不过无论选择何种导管，左主干口部病变在指引导管操作时风险最高。介入导丝可选择软导丝，如 BMW 等。

3. 球囊导管的选择

支架置入之前良好的病变预处理（球囊预扩张）是左主干开口部支架良好膨胀和贴壁的前提。一般选用小一规格的球囊对病变部位进行充分的预扩张，不宜采用直径过大的球囊高压扩张，容易导致左主干逆向夹层发展至主动脉根部，危及病人的生命。而对小号球囊预扩张不满意的病变可选用切割球囊进行病变部位的扩张处理，使富含弹力纤维及胶原组织的病变部位充分扩张，得到良好的准备。

4. 操作技术要点

指引导管轻柔操作，自然到位，使导丝在无任何阻力的情况下通过狭窄病变。对于开口部狭窄较重的患者，导丝通过就可能阻断血流，引起心肌缺血。这时可在导丝通过病变部位前，把预扩张球囊负载于导丝上，一旦导丝通过病变部位，用球囊迅速对病变部位进行有效的扩张，恢复前向血流，避免患者心肌缺血，预防并发症的发生。这些技巧对一些高危患者极为重要。

（1）左主干开口部病变支架定位：是手术的关键，也是支架置入的难点，它既要求支架完全覆盖开口，又不能超出太多，以免影响指引导管再次进入。首先选择最佳的投照体位是保证准确定位的前提，一般认为正头位或左前斜头位、右前斜头位均可清楚暴露左主干开口与左冠窦的关系。其次，选择好支架近端位置的参照点，一般以左主干开口下缘作为参照点进行支架定位，可以满足完全覆盖病变，也不影响指引导管再次进入（图 1-6 至图 1-8）。以头位显示良好位置后，可再选择足位进行证实，是一个很好的方法。一般情况下，左主干口部病变支架定位应选择两个不同的投照体位。

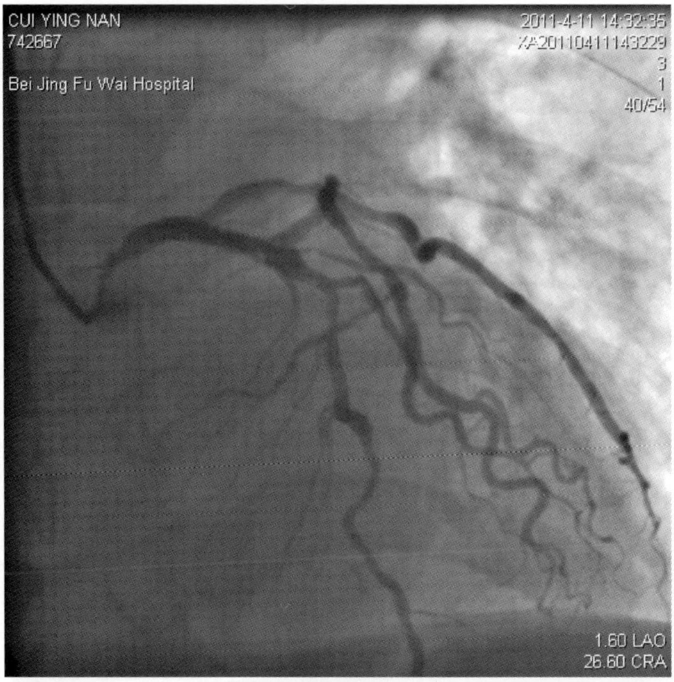

图 1-6　左主干开口部 80%狭窄

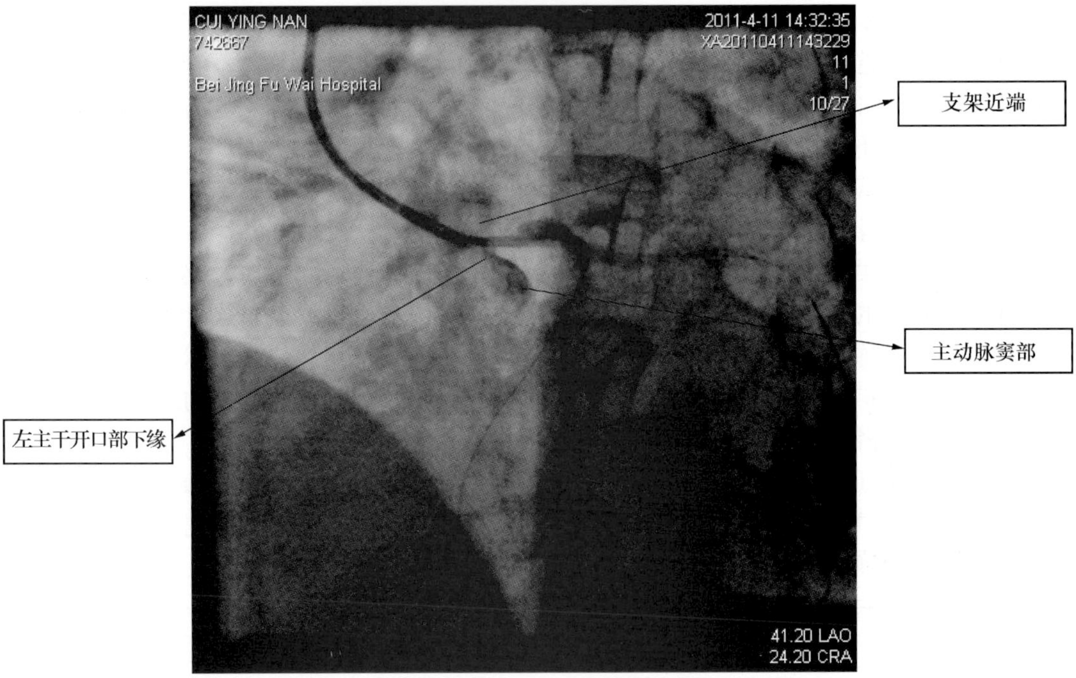

图 1-7　左前斜头位显示支架近端与左主干开口下缘的位置

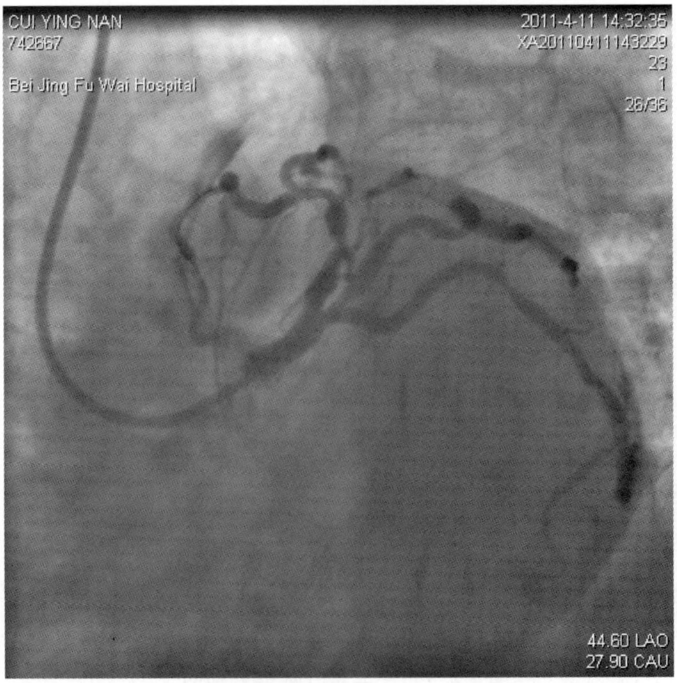

图 1-8　支架释放后的最后结果，左主干口部病变被充分覆盖

（2）支架大小的选择：是一个难点，血管内超声（IVUS）检查具有重要的指导作用。由于左主干开口病变缺乏近端参考血管，而远端参考血管直径往往偏小，仅根据冠状动脉造影图像选择支架大小具有盲目性。对该类病变进行血管内超声检查十分重要。血管内超声检查可准确测量血管的直径，病变的分布、长度、形态，可指导选择支架的规格、扩张压力的大小。支架释放后再进行血管内超声检查，检查支架是否贴壁良好。如果贴壁不佳，可根据血管内超声测量的血管直径，选择适当型号的非顺应性高压球囊进行高压后扩张，使支架充分膨胀和良好贴壁，降低不良心脏事件的发生率。

支架释放后，支架回缩是一种较常见的现象，尤其是左主干开口部因富含弹力纤维及胶原组织更易弹力回缩，所以在选择支架时要选择支撑力良好的支架，如闭环结构支架及新一代合金平台支架等。一旦出现支架回缩，应该进行血管内超声检查，判断其回缩程度，如果回缩不严重，一般不影响血流和心肌灌注，不会增加心脏不良事件的发生率，可不予干预而严密观察。对于回缩严重影响心肌灌注者，根据 IVUS 检查结果，再选择一枚规格合适的支架置入，但其安全性和有效性尚有争议，也可直接进行急症外科 CABG，可能会更安全。

（二）左主干体部病变

左主干体部病变的 PCI 相对简单，器械选择和操作技术与开口部病变相似。其关键在于支架规格的选择，由于左主干短，支架选择不要过长，尽量避免影响开口部和分叉部位，使介入手术复杂化，影响疗效。因此，血管内超声检查对病变部位长短的准确测量十分重要，有利于支架规格的选择。但是，有时候左主干短，支架型号不合适，这时一定要充分考虑到支架释放会影响远端分支，甚至使分支闭塞，要提前预防，提高 PCI 的安全性（图 1-9 至 1-11）。

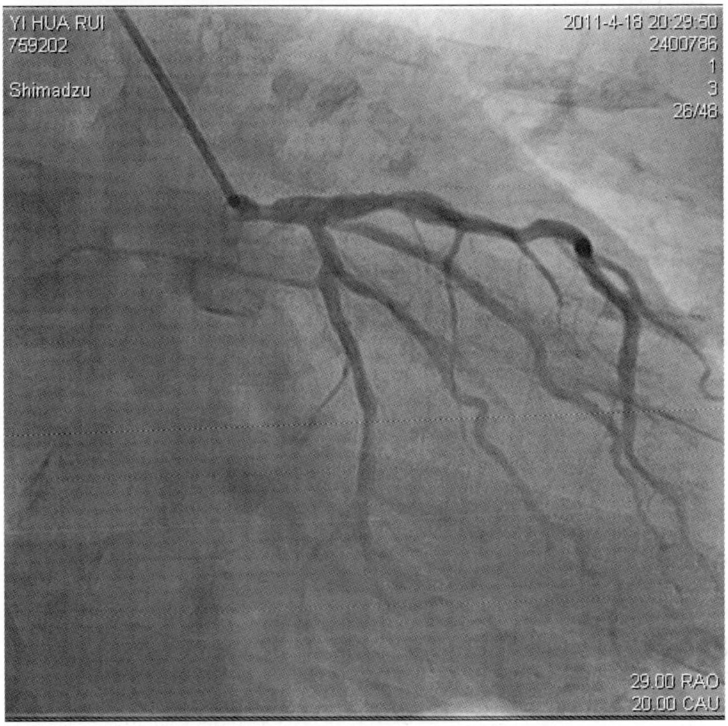

图 1-9　左主干体部 80%狭窄

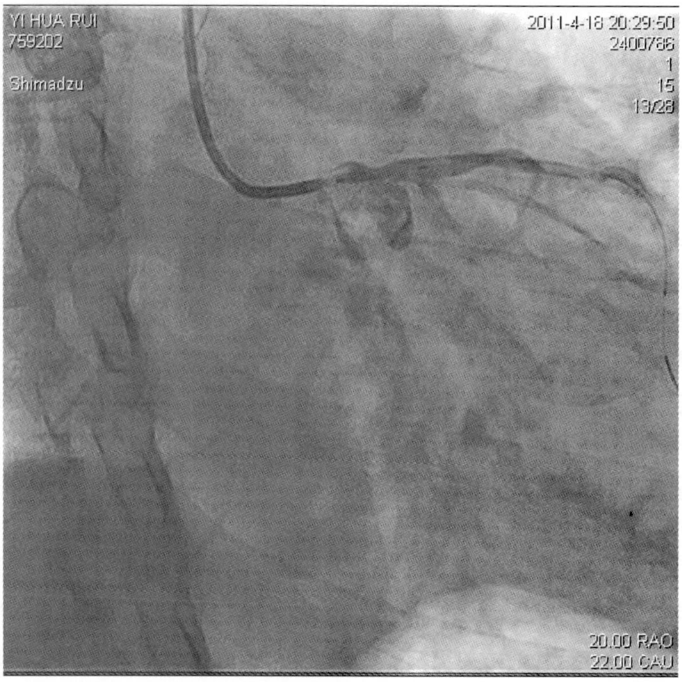

图 1-10　短支架从开口至分叉前

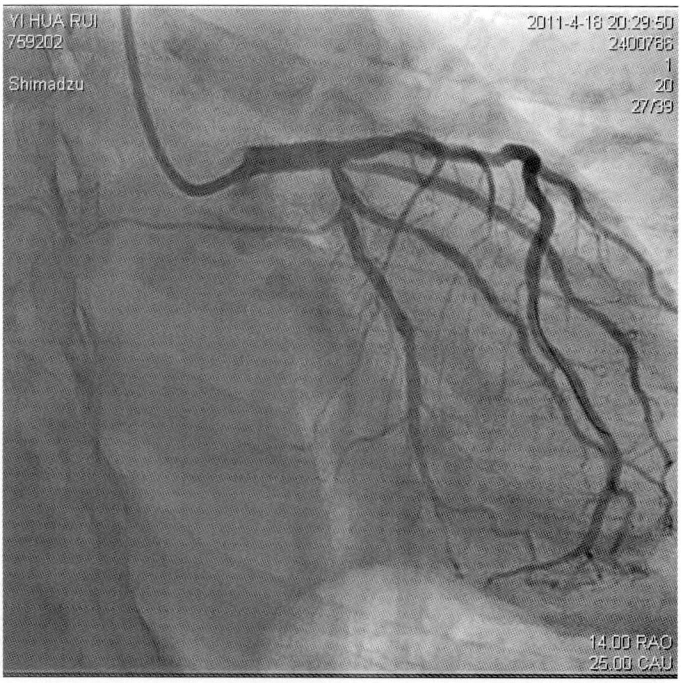

图 1-11　最后结果，远端分支未受累

（三）左主干远端分叉病变

PCI处理分叉病变最关键的是术中避免分支急性闭塞，保证安全，术后保证支架内再狭窄率降到最低，远期疗效良好（避免亚急性血栓和支架内再狭窄）。目前认为，左主干远端分叉病变介入治疗风险高、难度大，其远期疗效不甚满意。左主干远端分叉病变PCI治疗手术复杂、风险大均是由其生理解剖特征所决定的：①血管内径粗，斑块负荷重，支架挤压时易于移位；②左主干内径与分支内径差别大，选择支架复杂化；③左主干远端分叉多数是两分叉，并且三分叉和四分叉并不少见，使手术更加复杂化；④左主干分支血管内径较大，供血面积大，所以血流动力学不稳定，一旦受损可能会出现灾难性的后果[9-11]。

1. 器械选择

由于左主干远端分叉病变的分支功能重要，PCI时左主干分支均需要保护，防止支架置入后急性闭塞，同时PCI术需要置入双支架的机会多，需要通过的介入器械多，所以选择指引导管要满足两个条件：①管腔足够大，②同轴性、支撑力好。可选择6F、7F甚至8F的指引导管。导丝一般选用软导丝可以完成手术，避免超滑导丝和机械强度弱的导丝作为保护导丝，以免导丝撤出时出现导丝断裂现象。球囊不要太短，以免扩张时前后滑动，病变扩张不开，多次扩张加重损伤，以致左主干闭塞，出现意外。血管内超声应该常规使用，帮助诊断病变的范围、斑块的负荷和各支血管内径的大小，对手术策略的选择具有重要的指导意义。

2. 技术操作

左主干远端分叉病变PCI治疗的关键是避免分支闭塞，支架置入技术有单支架和双支架技术两种。目前的小样本临床研究显示，左主干分叉病变单支架技术治疗远期疗效明显优于双支架技术。因此，对左主干远端分叉病变的PCI治疗也倾向于越简单越好的原则，但前提是术者要充分评估支架置入后分支闭塞的可能性及其闭塞后的不良后果，如果闭塞可能性大，并且后果严重，最好预先进行双支架技术。如果闭塞可能性小，且也易于补救开通分支，可采用补救性支架术（provisonal stent术）。注意左主干的远端分叉病变不同于其他血管的分叉病变，保证安全是第一位，而双支架技术是安全的保障。

（1）单支架术：是处理左主干分叉病变的常用术式，术中有几点需要注意。第一，分支要放置保护导丝。第二，支架选择技巧。左主干内径与分支血管内径不匹配是选择支架时常常遇到的难题。如果内径差别不太大（≤0.5 mm），以远端血管直径参考选择相应型号的支架高压释放，再选用和近端血管直径相应的高压非顺应性短球囊高压扩张近端支架，使近端良好贴壁。如果内径差别较大（≥1mm），且病变弥漫，首先以远端血管直径为参考选择相应直径和长度的支架高压释放，该支架不要进入近端较粗的血管内，再以近端血管内径为参考选择相应型号的支架与远端支架串联，高压释放，但要注意两支架重叠（overlap）处避开分支，以免影响分支血流。第三，决定单支架置入后分支是否需要进行最后对吻扩张。单支架置入后分支开口可能会被挤压，造成不同程度的狭窄，对这种狭窄是否常规进行球囊对吻扩张成形，一直存在争议。最近对比单支架治疗非左主干分叉病变后完成对吻和非对吻扩张的研究[12]显示：完成对吻扩张组半年分支开口再狭窄的发生率显著低于未完成对吻扩张组（7.6%*vs*.20%，*P*=0.024）。主支再狭窄率无显著差异。因此，一般认为，对于左主干远端分叉病变单支架置入后，主支和分支开口应进行对吻球囊扩张，有助于改善分支血流，降低远期再狭窄率。另外，应用血流储备分数（FFR）检测分支血流动力学情况，根据 FFR 的结果决定是否进行对吻扩张可能更科学。

（2）双支架技术：双支架术操作复杂，远期疗效并未优于单支架术，但其可以防止重要分支急性闭塞，保证 PCI 的安全性。因此，如果左主干分支闭塞可能性大，并且闭塞后果严重，最好预先选用双支架技术。

常用的双支架技术有：Crush、Step crush 和 Reverse crush 技术；T 支架术：Modified T、Modified Y 或 TAP（T and small protrusion）；V 支架；Kissing 支架；Culotte支架技术等。共同特点：①花费高，操作复杂；②应用于左主干和管径较大的分叉病变；③技术要求高，一旦做不好或操作不到位，不能减少临床事件或再狭窄率；④Crush 技术、V 支架和 Kissing 支架术均是两支架同时到达主支和分支，可有效地防止分支急性闭塞，对闭塞风险大的分叉病变是理想的选择（图 1-12 至图 1-15 示应用 Kissing 支架术处理左主干分叉开口严重狭窄情况）。

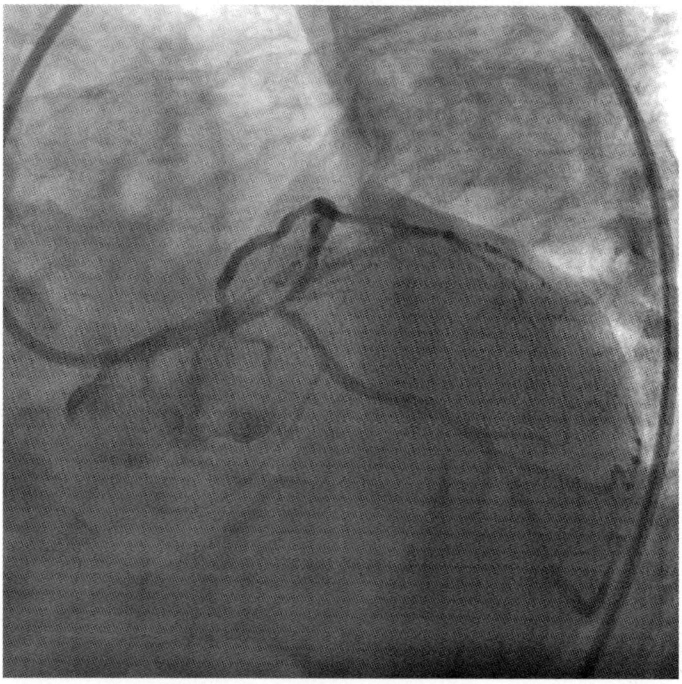

图 1-12　左主干（LM）远端分叉狭窄 90%，左前降支（LAD）和左回旋支（LCX）开口狭窄 80%～90%

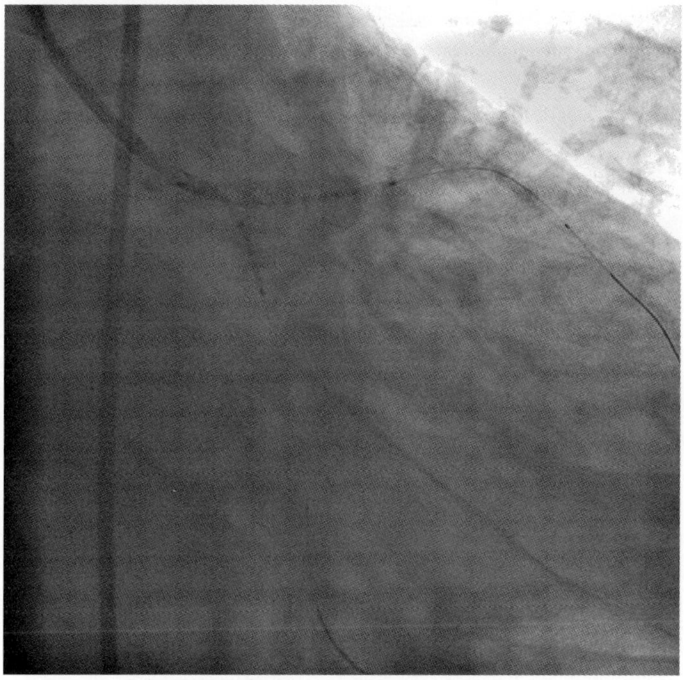

图 1-13 Kissing 支架术的双支架同时到达 LM-LAD、LM-LCX，近端对齐

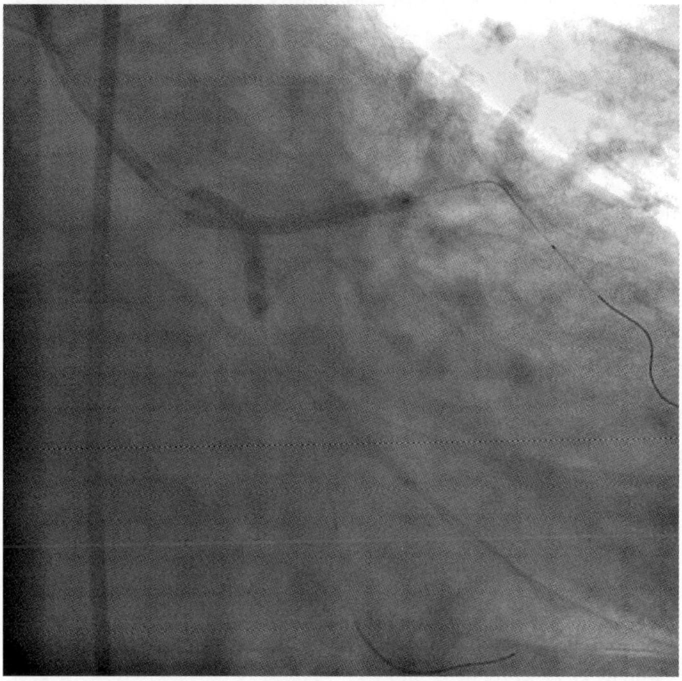

图 1-14 同时加压扩张释放支架

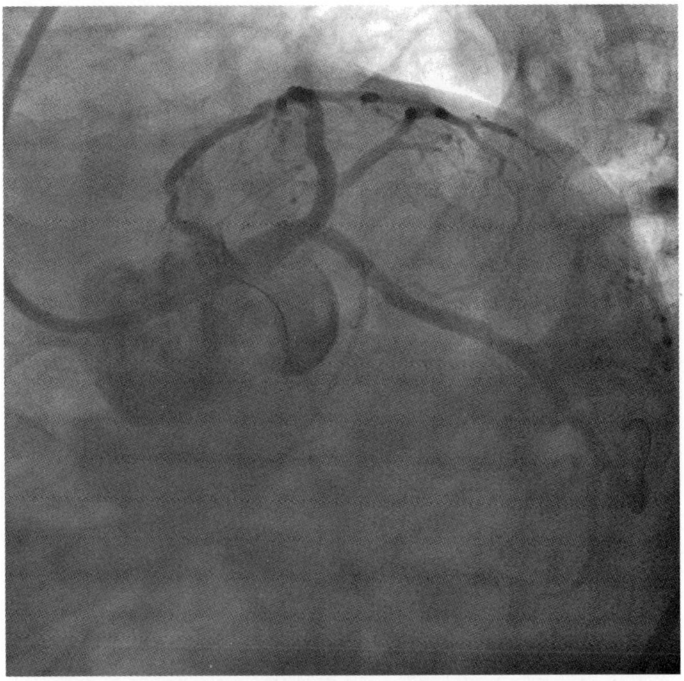

图 1-15 Kissing 支架术最后结果

采用何种双支架技术效果最好，一直存在争议。目前缺乏左主干分叉病变不同双支架术式“头对头”的对照研究，至于选择哪种双支架技术，应根据病变特点、主支和分支血管大小、角度和斑块负荷来确定。一项注册研究（provisional T-stenting）观察治疗 107 例无保护左主干远端分叉病变的安全性和有效性。随访 12～41 个月。手术成功率为 98%，95%患者完成最后球囊对吻扩张，97%的患者完成了长期随访（3.5 年，1.1～4.5年）。累计主要心血管事件（MACE）发生率为 32.7%，所有死亡率为 15.8%，心肌梗死（MI）概率为 8.4%和靶病变血运重建率（TLR）为 21.5%。多种因素回归分析显示年龄、欧洲评分（Euroscore）和糖尿病是 MACE 的独立预测因素。可见，主支置入支架，分支按 provisional stenting 术式治疗无保护左主干远端分叉病变具有良好的远期临床疗效[13]，其疗效受到病人临床特征的影响。一项改良的 mini-crush 技术治疗 56 例分叉病变，手术成功率为 98%。随访 9 个月无死亡和 MI 发生；MACE 发生率和 TLR 分别为 11.8%和 7.8%，支架内再狭窄率为 14.9%（分支开口部 10.6%），仅 1 例（2.0%）发生晚期支架内血栓。经研究认为改良的 mini-cruch 技术具有良好的成功率和可以接受的远期结果[14]。因此，双支架技术能防止分支闭塞，保证 PCI 安全；同样也具有良好的远期疗效。

大量研究证明无论哪种双支架术式治疗左主干分叉病变，回旋支开口是术后再狭窄的高发部位[15]。分叉病变分支开口的完全覆盖和支架的充分膨胀，是左主干远端分叉病变 PCI 后获得远期良好疗效的重要条件。为保证支架良好贴壁和支架充分膨胀，选择支架的规格要与血管大小相匹配，并且在支架释放时进行高压扩张，或应用非顺应性高压球囊进行高压后扩张。血管内超声的应用对评估左主干远端分叉病变是否每支血管都需要支架和是否需要高压后扩张具有重要的指导价值。最新分叉病变双支架技术的注册研究表明：血管内超声（IVUS）指导下双支架技术治疗的分叉病变与冠状动脉造影指导下的双支架技术相比，IVUS 对吻扩张率高，主支支架和分支支架的直径大，远期死亡和心肌梗死发生率显著降低（3.8%*vs*.7.8%，P=0.03，HR：0.44，95%：CI 0.12～0.96）。因此在 IVUS 指导下处理分支病变可通过降低死亡和心肌梗死发生率而提高其远期安全性并获得良好临床疗效[16]。故左主干分叉病变 PCI 治疗过程中于支架置入术前和术后均应该进行 IVUS 检查。

四、无保护左主干病变介入治疗的结果与预后

1. 无保护左主干的经皮腔内冠状动脉成形术

1978 年 Grŭntzig 医生首次报告采用经皮腔内冠状动脉成形术（PTCA）成功治疗冠状动脉左主干（LMCA）体部病变一例，患者于术后 4 个月猝死。所以，他指出："尽管介入治疗操作简单，但有发生突发和严重并发症的潜在危险"。故一直不主张对左主干病变进行单纯的 PTCA 治疗。

2. 无保护左主干置入裸金属支架（BMS）的介入治疗

BMS 的应用，使 PCI 治疗左主干狭窄病变成为可能，因为它可以预防 LM 及分支急性闭塞，提高了介入操作的安全性。研究表明，BMS 可降低 LMCA 病变患者的手术率和院内死亡率，但再狭窄率高，预后并不理想。在无保护 LMCA 介入治疗多中心评估研究（ULTIMA）中[17]，279 例无保护 LMCA 病变患者接受 PCI 后（其中 69%使用裸金属支架，另外 31%进行 PTCA）一年死亡率在高危组为 40%，低危组为 3.5%，其中，34%的患者需要再次血管重建，5 年存活率低于 CABG 的平均水平（85%）；分叉与开口体部病变 TLR 分别为 26%和 8%，死亡率为 31%和 14%，认为左主干分叉病变是最高危的分叉病变。我国 234 例裸金属支架治疗左主干病变登记研究显示术后再狭窄率为 31.4%，一年死亡率为 4.5%，最主要的死亡相关因素是左室射血分数（LVEF）＜40%，左主干分叉病变和未能完全进行血运重建[18]。并且 70%～80%的左主干病变患者伴随有两支或三支病变，CABG 比支架置入对血管重建更完全，长期预后更好，包括减少心绞痛、降低再狭窄率及总死亡率；PCI 术后再狭窄是 BMS 治疗的弱点，左主干再狭窄有着极高的猝死风险且会严重危害左心室功能，故现在不支持左主干病变使用裸金属支架进行介入治疗。因此，ACC/AHA 相关指南建议，无外科手术禁忌证的 LMCA 病变患者，应首选外科 CABG。PCI 置入 BMS 治疗无保护的左主干病变仅仅适用于不宜 CABG 的高危亚组病人。

3. 无保护左主干置入 DES 介入治疗的结果

（1）DES 与 BMS 在无保护左主干治疗中的结果。PCI 置入 BMS 治疗 UPLM 因其再狭窄率高，指南一直没有将其作为推荐治疗方法。随着药物涂层支架（DES）的广泛临床应用，和 BMS 相比，DES 能够显著降低支架内再狭窄的发生率，并且不增加死亡和 MI 的风险。LEMANS 注册研究包括 252 例 UPLM 患者，均置入支架，DES 占 36.2%。30 天主要不良心脑血管事件（MACCE）发生率为 4.8%，12 个月造影证实再狭窄率为 12.1%。5 年和 10 年的生存率分别为 78.1%和 68.9%。DES 组 MACCE 发生率显著低于 BMS 组（14.9% *vs*. 25.9%，P=0.039），LVEF＜50%是影响长期生存率

的唯一独立危险因素[19]。最新一项研究对比 DES 和 BMS 治疗 UPLM 远端分叉病变的疗效，其中，PCI 置入 DES 127 例，置入 BMS 51 例。结果显示：与 BMS 组相比，DES 能显著降低 TLR 和 MACE 发生率。同时发现，纽约心功能分级（NYHA）Ⅲ/Ⅳ级增加 TLR 和 MACE 的发生率[20]。总之，PCI 置入 DES 治疗无保护左主干病变和 BMS 相比具有较好的近、远期临床疗效，既可降低再狭窄的发生率，也能降低 MACE 的发生率，为 DES 治疗 UPLM 提供了临床依据。

（2）DES 与 CABG 治疗无保护左主干病变的结果。一直以来，CABG 是治疗冠心病无保护左主干病变的金标准。随着药物涂层支架（DES）的广泛应用，其治疗无保护左主干病变与 CABG 疗效对比的研究越来越多，并且也显示出 DES 对 UPLM 的良好疗效，其安全性与 CABG 相似。所以，ACC/AHA 根据 SYNTAX 研究结果，建议将 PCI 置入 DES 治疗 UPLM 的推荐级别从原来的Ⅲ级修改为Ⅱb 级[21]。

PCI 置入 DES 治疗 UPLM 和 CABG 相比具有良好的近期疗效。Lee 等荟萃分析 8 项研究（2 项随机和 6 项非随机研究）2905 例 UPLM 患者，对比 CABG 和 PCI 置入 DES 的疗效，1 年结果显示：两组死亡率无显著差异（OR 1.12，95% CI 0.80～1.56），MACE（死亡、心肌梗死和卒中）也无显著差异（OR 1.25，95% CI 0.86～1.82）。但 CABG 组靶血管重建率显著低于 PCI 组（OR 0.44，95% CI 0.32～0.59）。可见，对一些 UPLM 患者 PCI 置入 DES 安全，并且与 CABG 相比也是一种很好的选择[22]。Naik 等进行的一项荟萃分析包括了 3773 人的 10 项研究，分析了 PCI 置入 DES 和 CABG 治疗 UPLM 的疗效：术后 1 年、2 年和 3 年两组的死亡、心肌梗死和卒中的复合终点均无显著差异；但靶血管重建率 PCI 组显著高于 CABG 组；死亡率两组无显著差异。故选择一些 UPLM 狭窄病人进行 PCI 置入 DES 是可以接受的[23]，两项大规模随机研究也证实了这一结论。SYNTAX 是一项大型的随机研究，将 LM 病变 705 例患者随机分为 CABG 组（348 例）和 DES 组（357 例），1 年的结果显示：CABG 组和 PCI 组相比在全因死亡［4.4%*vs*.4.2%，95% CI（−3.2）～2.8］、心脏死亡［2.4% *vs*.3.9%，95% CI（−1.0）～4.2］和心肌梗死［4.1%*vs*.4.3%，95% CI（−2.8）～3.2］发生率方面均无显著差异；但是，脑卒中发生率在 CABG 组显著高于 PCI 组（2.7%*vs*.0.3%，P=0.009），靶血管血运重建率在 PCI 组显著高于 CABG 组（12.0% *vs*.9.6%，95% CI 1.0%～9.6%，P=0.02）。在死亡、脑卒中和 MI 联合安全终点方面 CABG 和 PCI 两组相比无显著差异（9.1%*vs*.7.0%，)[24]。Seung-Jung 等随机对比 CABG（300 例）和 DES（300 例）治疗 UPLM 的非劣势研究显示了主要终点事件（所有死亡、心肌梗死、卒中和缺血驱动的靶血管重建）的情况。术后 1 年终点事件 PCI 组有 26 例，CABG 组有 20 例［累积事件率 8.7%*vs*.6.7%，95% CI（−1.6）～5.6，P=0.01］，术后 2 年主要终点事件 PCI 组有 36 例，CABG 组有 24 例（累积事件率 12.2%*vs*.8.1%，95% CI 0.09～2.52，P=0.12）。术后 2 年复合的死亡、心肌梗死和卒中发生率 PCI 组 13 例，CABG 组 14 例（累积事件率分别为 4.4%和 4.7%，HR 0.92，95% CI 0.43～1.96，P=0.83）。缺血驱动的靶血管重建事件 PCI 组 26 例，CABG 组 12 例（累积事件率 9.0%*vs*.4.2%，95% CI 1.10～4.32，P=0.02）。DES 治疗 UPLM 其疗效在主要不良心脏事件和脑血管事件方面同 CABG 疗效相当[25]。因此，荟萃分析和随机对照研究均显示 DES 治疗 UPLM 病变和 CABG 相比具有相似的安全性，仅仅靶血管重建率更高一些。

大量临床研究证明：DES 治疗 UPLM 同样具有良好的远期临床疗效。Chieffo 等研究了 UPLM 患者 249 例，其中，107 例经 PCI 置入 DES，142 例进行 CABG。5 年的临床随访，两组在心脏死亡率上无显著差异（调整的 OR 0.502，95% CI 0.162～1.461，P=0.24）。PCI 置入 DES 的死亡、心肌梗死和卒中复合终点发生率显著低于 CABG 组（OR 0.399，95% CI 0.151～0.989，P=0.04），但 CABG 组靶血管重建率低（调整的 OR 4.411，95% CI 1.825～11.371，P=0.0004）[26]。另外一项 ASANMAIN 研究对比 5 年 PCI 置入 DES（n=176）和同期的 CABG（n=219）的疗效。安全终点是所有原因的死亡以及死亡、心肌梗死及卒中的复合终点；疗效终点是靶血管的血运重建率（TVR）。结果显示：PCI 置入 DES 组和同期 CABG 组相比，5 年的死亡风险（HR 0.83，95% CI 0.34～2.07，P=0.70）以及死亡、心肌梗死及卒中风险（HR 0.91，95% CI 0.45～1.83，P=0.79），两组均无显著差异。靶血管重建风险 DES 组显著高于 CABG 组（HR 6.22，95% CI 2.26～17.14，P<0.001）。PCI 置入支架治疗 UPLM 与 CABG 相比远期的死亡率和死亡、心肌梗死及卒中复合事件发生率相似，但置入 DES 仍具有较高的 TVR[27]。MAIN-COMPARE 研究包括 2000—2006 年 2240 例 UPLM 病人，分别进行支架治疗（n= 1102；318 例置入 BMS，784 例置入 DES）和 CABG（n=1138），随访 3～9 年（平均 5.2 年）。临床基础资料调整后 5 年的死亡风险（HR 1.13，95% CI 0.88～1.44，P=0.35）以及死亡、心肌梗死和卒中的复合风险（HR 1.07，95% CI 0.84～1.37，P=0.59），支架组和 CABG 组均无显著差异。但靶血管重建率在支架组显著高于 CABG 组（HR 5.11，95% CI 3.52～7.42，P<0.001）。5 年随访结果显示支架和 CABG 治疗 UPLM 具有相同的远期死亡率和远期死亡、心肌梗死及卒中的复合风险[28]。

DES 治疗 UPLM 病变的临床疗效对一些重症患者也是肯定的。DES 治疗 UPLM 病变的效果，不仅与 LM 病变复杂程度相关，还与病人整体条件相关（如年龄、左心功能、肝肾功能等），选择 PCI 时要综合分析所有因素。一项研究包含 UPLM 72 例病人（≥50%直径狭窄，管腔面积≤4.0 mm^2），均为高危患者（平均欧洲评分 7.1）或者是外科医生拒绝进行 CABG 者，置入 DES 治疗。结果显示：造影和临床成功率均为 100%，平均随访 2.5 年±10 个月，在第一个 12 个月时死亡率为 3%，总 MACE 发生率为 30.6%。随访中 4 例（5.5%）死亡，造影随访 59（占 82%）例，TLR 为 18.05%，1 例出现可能性支架内血栓。可见，对于 CABG 高风险的 UPLM 病人，PCI 置入 DES 也是安全有效的[29]。

（3）不同药物涂层支架治疗无保护左主干的结果。DES 治疗无保护左主干具有好的近、远期安全性和疗效。不同药物涂层支架对左主干疗效的对比研究较少。

一项使用不同药物支架治疗左主干远端分叉病变的对比研究，共纳入 150 例患者，使用 provisional T-stenting 技术置入西罗莫司（sirolimus-eluting stents，SES）或紫杉醇（paclitaxel-eluting stents，PES）支架。结果 94 例置入 SES，21 例置入 PES，6 个月造影复查 99 例（占 86%）。左主干到前降支的管腔丢失（late loss）在 SES 组显著低于 PES 组［（0.28±0.54）mm *vs*.（1.03±0.45）mm，P<0.001）］，SES 组 1 例出现支架内血栓。在 712 天随访中，SES 组 MACE 发生率显著低于 PES 组（10.6% *vs*.

28.6%，$P=0.032$）。多因素回归分析显示支架不同类型是MACE的独立预测因素（95% CI 1.29～11.67，$P=0.016$）[30]。根据这一试验结果SES治疗无保护左主干分叉病变具有较好的结果。但因研究例数少，需要大规模的临床试验进一步证实。

五、围术期的治疗和处理

UPLM的PCI操作仅是PCI治疗UPLM的一部分，要想使UPLM的PCI安全，疗效良好，其术前评估、用药以及术后处理都极为重要。

1. 介入治疗术前评估

介入术前一定要评估患者的肝、肾及心脏功能，评估血常规的白细胞和血小板计数及凝血情况，评价能否耐受手术，讨论手术风险和禁忌证。一项回顾性研究根据LVEF值将975例UPLM病人分为LVEF＜30%（46例），LVEF 30%～45%（208例）和LVEF＞45%（721例）三组。结果发现：LVEF＜30% UPLM患者多是老年和高欧洲评分的患者，7天、30天以及长期死亡、MACE率均显著增高（$P<0.001$）。18个月后，三组死亡率分别为39%、13%、8%（$P<0.001$）；MACE率分别为44%、24%、22%（$P=0.003$）。多因素分析显示LVEF下降是预示UPLM置入DES后发生不良事件的重要因素，并发现不良结果的出现是由患者多个不利因素所致。因此，PCI术前风险评估是十分重要的[31]，特别是心功能状态，提倡进行左心室造影后，再行LM介入治疗，至少应关注超声心动图的左心功能指标和心脏大小。若发现心功能不全，可考虑术中主动脉内球囊反搏术（IABP）支持或使用体外膜肺氧合左心辅助技术。一旦发现肾功能不全，可提前水化或取消PCI。

2. PCI术前抗血小板治疗

阿司匹林300 mg/d于术前至少一天开始，术后维持治疗3个月，以后减量至100 mg/d长期服用；氯吡格雷首剂300 mg术前至少一天开始口服，以后75 mg/d维持。另外，在国外已开始使用普拉格雷。阿司匹林与氯吡格雷联用至少1年。至于对UPLM病变是否延长双联抗血小板治疗尚无定论。有学者主张LM病变置入支架者，如果没有出血的副作用，应尽量长时间应用双联抗血小板治疗，至少长于1年半。

3. PCI术后处理

UPLM病变是高危病变，目前对于无保护左主干病变采用DES支架治疗，还存在很多不确定因素。DES术后应特别注意急性、亚急性血栓的预防和及时识别诊断。一旦出现，往往是致命性的。一项荟萃分析22研究10 123例择期PCI常规置入支架的患者，分为静脉应用血小板膜糖蛋白（GP）Ⅱb/Ⅲa受体拮抗剂组（GPI组）和未用组（对照组）。结果显示：30天非致命性心肌梗死（MI）发生率GPI组5.1%，对照组8.3%（RR 0.66，95% CI 0.55～0.79，$P<0.0001$）。严重出血发生率：1.2% *vs.* 0.9%（RR 1.37，95% CI 0.83～2.25，$P=0.22$），轻度出血发生率：3.0% *vs.* 1.7%（RR 1.70，95% CI 1.28～2.26，$P<0.0001$），死亡率：0.3% *vs.* 0.5%（RR 0.70，95% CI 0.36～1.33，$P=0.27$）[32]。可见，选择性PCI置入支架静脉应用GPI可以减少MI的发生率，不增加严重出血，轻微出血有些增加，未能降低总体死亡率。对于术式比较复杂的患者，在进行出血风险评估后，术中、术后可以考虑静脉应用GPⅡb/Ⅲa受体拮抗剂，加强抗血小板治疗，并适当延长住院时间，以免病人发生支架内血栓而猝

死在院外。术后应继续水化，防止造影剂肾病的发生。

总之，在当今 DES 年代，PCI 置入 DES 治疗无保护 LM 病变具有良好的安全性和近、远期的临床效果。其安全性和 CABG 相似，只是 DES 的再次血运重建率高于 CABG。大量研究证据正对外科 CABG 治疗 UPLM 金标准提出挑战。

六、病例精选

1. 病例 1

(1) 病例概况：左主干开口病变。

(2) 手术过程（图 1-16 至图 1-21）：右桡动脉入径，采用 6F JL 3. 5 指引导管，两根 Runthrough 导丝分别送入前降支、回旋支，以 Ryujin 球囊 2. 5 mm×15 mm 预扩张，置入 Firebird 3. 5 mm×23 mm 支架，放置到 LM-LAD，以 20 atm 高压释放，术后残余狭窄 0%，血流 TIMI 3 级。

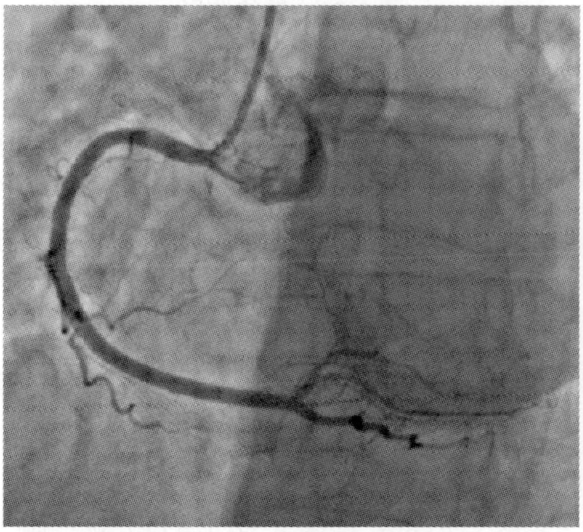

图 1-16　右冠状动脉造影

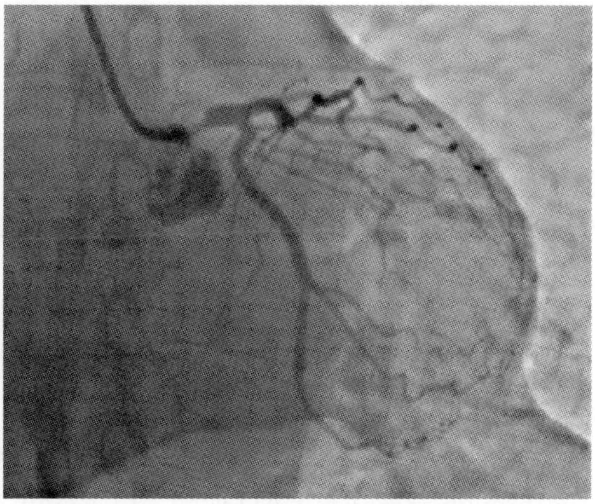

图 1-17　左冠状动脉造影（足位）

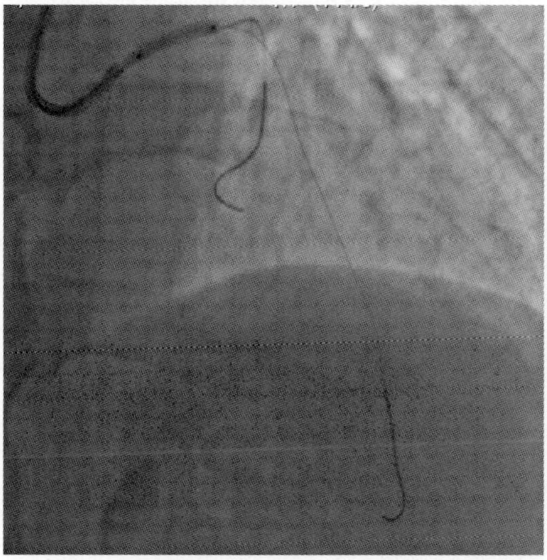

图 1-18　球囊预扩张 LM

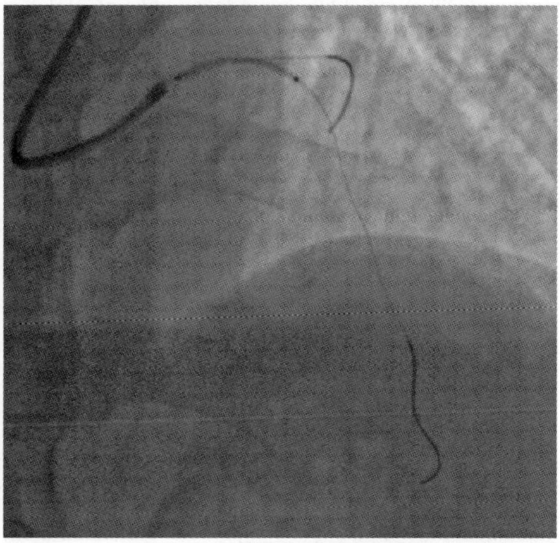

图 1-19　支架定位（右头位）

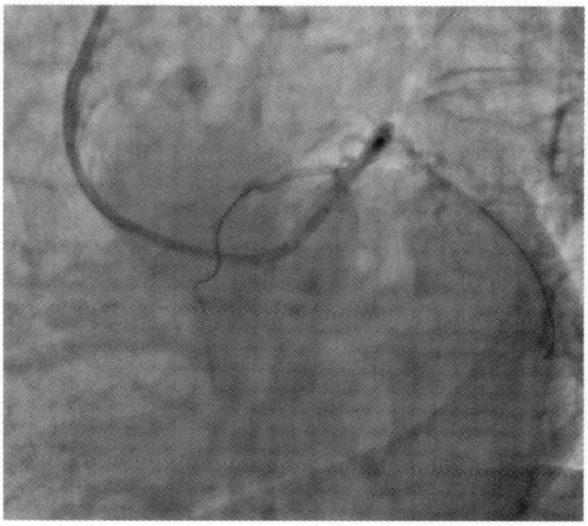
图 1-20 支架定位（蜘蛛位）

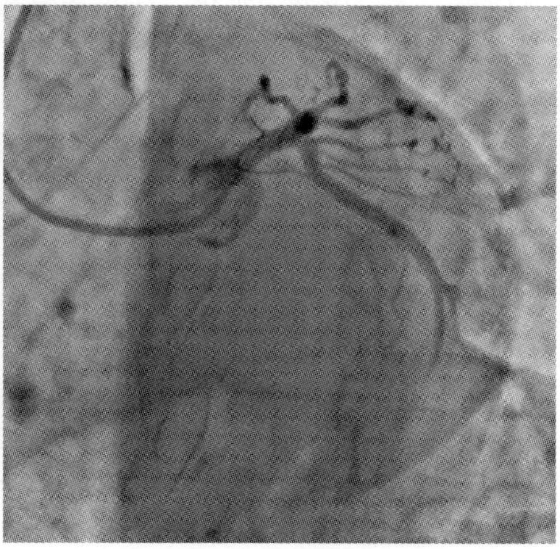
图 1-21 最终造影

(3) 介入策略分析：该病例为左主干开口病变，由于其他部位无病变，介入治疗效果通常较好。只是左主干偏短，支架将跨过远端分叉，因此，治疗时采用双导丝，便于保护回旋支。左主干开口置入支架的定位通常采用两个投照体位，即右前斜头位和蜘蛛位，有时增加右前斜足位，支架近端突入主动脉约 1 mm，支架释放后，回撤球囊高压扩张，保证支架充分贴壁。

2. 病例 2

(1) 病例概况：1 个月前因急性下壁心肌梗死进行右冠状动脉介入治疗，左主干到前降支亦存在严重病变。

(2) 手术过程（图 1-22 至图 1-31）：右侧桡动脉入路，应用 6F XB3.0 指引导管，Runthrough 导丝送至 LAD 远端，以 Ryujin2.5 mm×20 mm 球囊扩张 LAD-LM，压力为 10～12 atm，于 LAD-LM 串联置入 Firebird 2.75 mm×33 mm、Firebird 3.5 mm×29 mm支架 2 枚，16 atm 释放，最后应用 Kongou 3.5 mm×15 mm 球囊进行后扩张，重复造影未见残余狭窄，无夹层，TIMI 3 级血流。

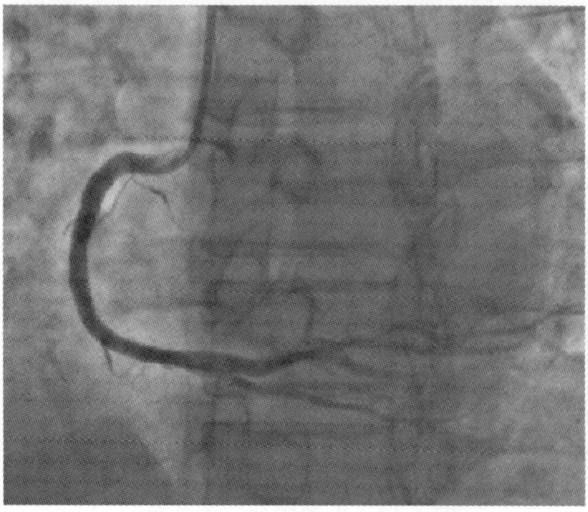
图 1-22 右冠状动脉造影

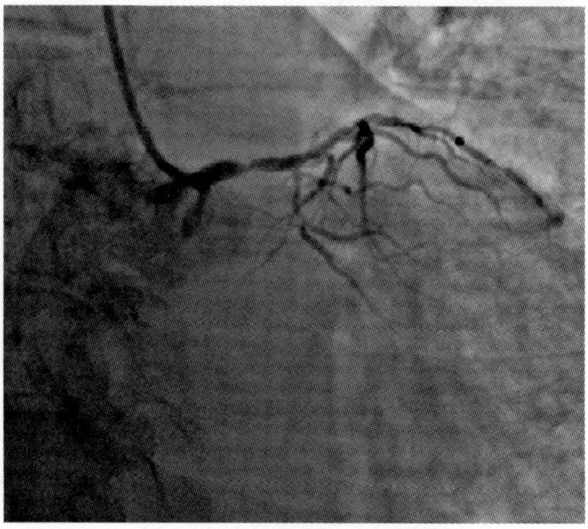
图 1-23 左冠状动脉造影

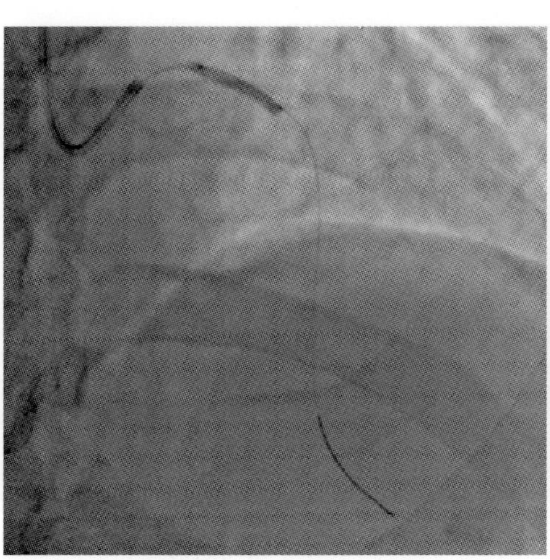

图 1-24　LM 球囊预扩张

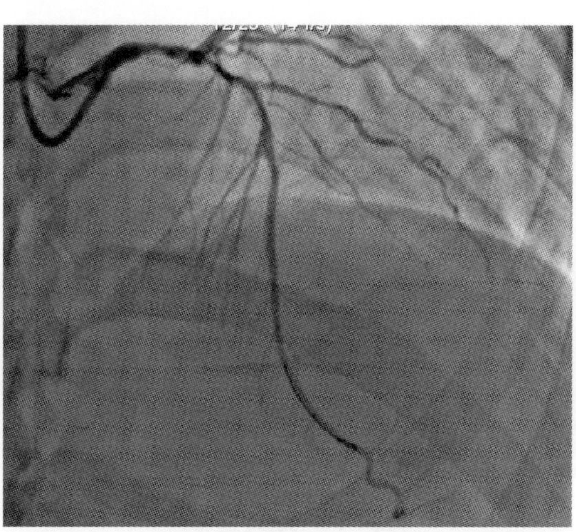

图 1-25　球囊扩张后造影

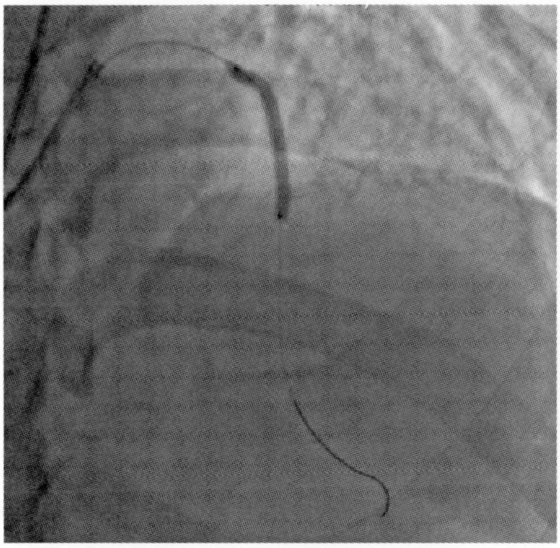

图 1-26　LAD 中段置入支架

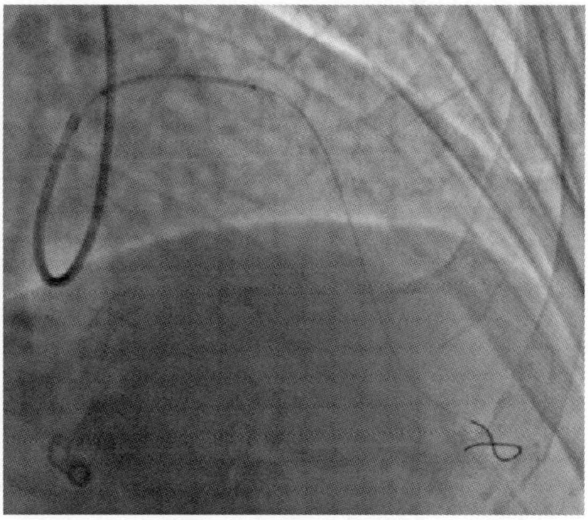

图 1-27　LM 支架定位

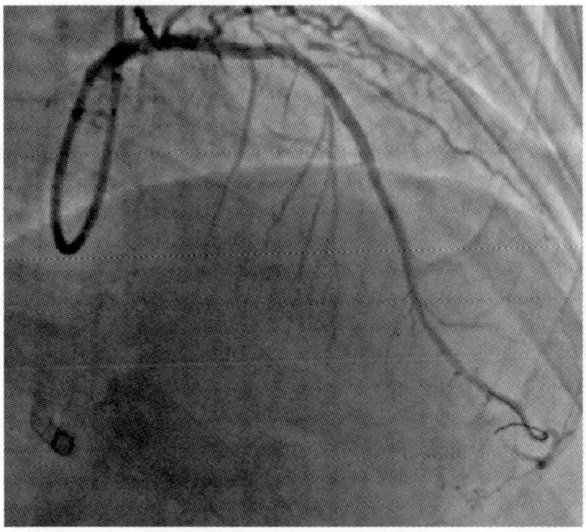

图 1-28　支架释放后

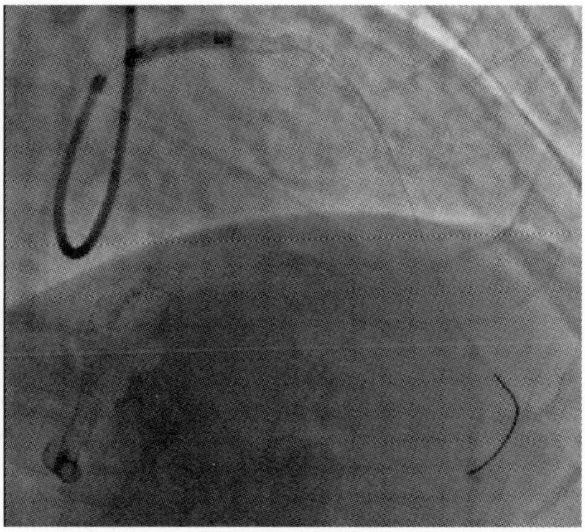

图 1-29　高压球囊后扩张

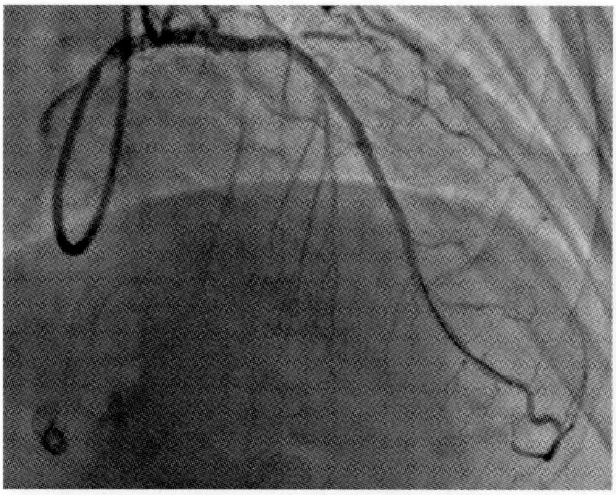

图 1-30　最终造影

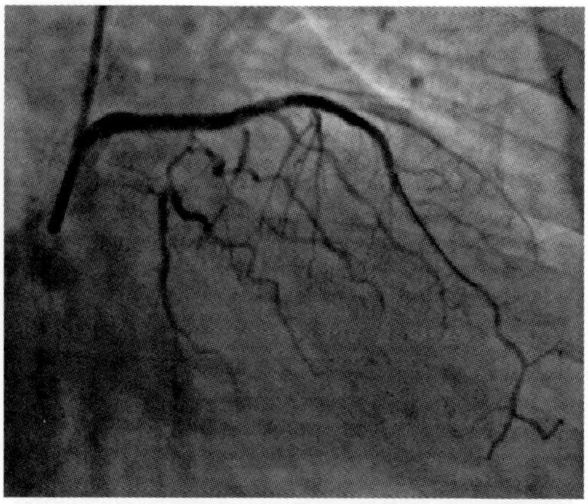

图 1-31　最终造影

（3）介入策略分析：该病例 1 个月前因急性下壁心肌梗死行右冠状动脉介入治疗，由于左主干到前降支存在严重病变，故择期处理。此种类型的左主干病变特点为，狭窄斑块弥漫性迁延到前降支中段，回旋支相对细小，开口无病变，而右冠状动脉粗大，属于右冠状动脉优势型冠状动脉，对于此类左主干病变，由于不牵涉开口、回旋支小而无病变等特点，介入治疗的安全性较高。策略制订相对容易，单支架策略是首选，近远期效果佳。

（乔树宾）

参考文献

1. Murphy JG. Mayo Clinic Cardiology Review. second edition. New York：The McGraw-Hill Companies，2004：434.
2. Herrick J. Clinical features of sudden obstruction of the coronary arteries. JAMA，1912，59：2015-2020.
3. Erbel R，Meinertz T，Wessler I，et al. Recanalization of occluded left main coronary artery in unstable angina pectoris. Am J Cardiol，1984，53：1725-1727.
4. Lefevre T，Labrunie P，Silvestri M，et al. The French Registry of Unprotected Left Main Coronary Artery Treatment. Amer J Cardiol，2003，69：31.
5. Moussa ID，Wong SC，Feldman，et al. Coronary revascularization for patients with unprotected left main coronary artery disease：evidence，guidelines，and judgement! Making clinical decisions in 2009. Catheter Cardiovasc Interv，2009，74：448-458.
6. Cameron A，Kemp HG，Fisher LD，et al. Left main coronary artery stenosis：angiographic determination. Circulation，1983，68：484-489.
7. Tan WA，Tamai H，Park S-J，et al，for the ULTIMA Investigators. Long-term clinical outcome after unprotected left main trunk percutaneous revascularization in 279

patients. Circulation, 2001, 104: 1609-1614.
8. Thompson CA, Sidhu MS, Brown JR, et al. Classification and atherosclerosis distribution in patients with left main coronary disease. J Interv Cardiol, 2009, 22: 431-436.
9. Tamburino C, Tomasello SD, Capodanno D, et al. Long-term follow-up after drug eluting stent implantation in left main trifurcations. Euro Intervention, 2009, 5: 432-437.
10. Abdel-Hakim DE, Garot P, Champagne S, et al. Impact of bifurcation lesions on clinical outcome and prognosis of primary angioplasty in acute myocardial infarction. EuroIntervention, 2008, 4: 93-98.
11. Al Rashdan I, Amin H. Percutaneous revascularization of unprotected left main: results of PCI using drug eluting stent in ostial versus distal bifurcation disease. Angiology, 2010, 61: 19-23.
12. Nordic-Baltic Bifurcation Study Ⅲ. Randomized comparison of FKBD and no-FKBD in patients with coronary bifurcation lesions treated with main vessel stenting: the Nordic-Baltic Bifurcation Study Ⅲ. Circulation, 2011, 123 (1): 79-86.
13. De Luca L, Altamura L, Corvo P. Long-term outcome of provisional side-branch T-stenting for the treatment of unprotected distal left main coronary artery disease. Catheter Cardiovasc Interv, 2011, 77 (6): 765-772.
14. Yang HM, Tahk SJ. Woo SI. Long-term clinical and angiographic outcomes after implantation of sirolimus-eluting stents with a "modified mini-crush" technique in coronary bifurcation lesions. Catheter Cardiovasc Interv, 2009, 74 (1): 76-84.
15. Carrie D, Maupas E, Hmem M, et al. Clinical and angiographic outcome of stenting of unprotected left main coronary artery bifurcation narrowing. Int J Cardiovasc Intervent, 2005, 7: 97-100.
16. Kim JS. On long-term clinical outcomes in patients treated with drug-eluting stent for bifurcation lesions: data from a Korean multicenter bifurcation registry. Am Heart J, 2011, 161 (1): 180-187.
17. Tan WA, Tamai H, Park S-J, et al, for the ULTIMA Investigators. Long-term clinical outcome after unprotected left main trunk percutaneous revascularization in 279 patients. Circulation, 2001, 104: 1609-1614.
18. GAO Run-lin, CHEN Ji-lin, YANG Yue-jin, et al. Prognosis of unprotected left main coronary artery stenting and the factors affecting the outcomes in Chinese. Chinese Medicine Journal, 2006, 59 (1): 56.
19. Buszman PE, Buszman PP, Kiesz RS. Early and long-term results of unprotected left main coronary artery stenting: the LE MANS (Left Main Coronary Artery Stenting) registry. J Am Coll Cardiol, 2009, 54 (16): 1500-1511. Epub 2009 Aug 21.
20. F Hsueh SK, Wu CJ, Fang HY. Comparison of drug-eluting stent with bare metal

stent for distal de novo unprotected left main coronary artery stenosis. A propensity score-matched cohort study. Circ J, 2011, 75 (2): 290-298. Epub 2010 Dec 10.
21. Chakravarty T, Buch MH, Naik H. Predictive accuracy of SYNTAX score for predicting long-term outcomes of unprotected left main coronary artery revascularization. Am J Cardiol, 2011, 107 (3): 360-366.
22. Lee MS, Yang T, Dhoot J, et al. Meta-analysis of clinical studies comparing coronary artery bypass grafting with percutaneous coronary intervention and drug-eluting stents in patients with unprotected left main coronary artery narrowings. Am J Cardiol, 2010, 105 (8): 1070-1075.
23. Naik H, White AJ, Chakravarty T. A meta-analysis of 3, 773 patients treated with percutaneous coronary intervention or surgery for unprotected left main coronary artery stenosis. JACC Cardiovasc Interv, 2009, 2 (8): 739-747.
24. Marie-Claude Morice, Patrick W. Serruy, Pieter Kappetein, et al. Outcomes in Patients With De Novo Left Main Disease Treated With Either Percutaneous Coronary Intervention Using Paclitaxel-Eluting Stents or Coronary Artery Bypass Graft Treatment in the Synergy Between Percutaneous Coronary Intervention With TAXUS and Cardiac Surgery (SYNTAX) Trial. Circulation, 2010, 121: 2645-2653.
25. Seung-Jung Park, Young-Hak Kim, Duk-Woo Park. Randomized Trial of Stents versus Bypass Surgery for Left Main Coronary Artery Disease. N Engl J Med, 2011, 364 (18): 1718-1727.
26. Chieffo A, Magni V, Latib A. 5-year outcomes following percutaneous coronary intervention with drug-eluting stent implantation versus coronary artery bypass graft for unprotected left main coronary artery lesions the Milan experience. JACC Cardiovasc Interv, 2010, 3 (6): 595-601.
27. Park DW, Kim YH, Yun SC. Long-term outcomes after stenting versus coronary artery bypass grafting for unprotected left main coronary artery disease: 10-year results of bare-metal stents and 5-year results of drug-eluting stents from the ASAN-MAIN (ASAN Medical Center-Left MAIN Revascularization) Registry. J Am Coll Cardiol, 2010, 56 (17): 1366-1375.
28. Park DW, Seung KB, Kim YH. Long-term safety and efficacy of stenting versus coronary artery bypass grafting for unprotected left main coronary artery disease: 5-year results from the MAIN-COMPARE (Revascularization for Unprotected Left Main Coronary Artery Stenosis: Comparison of Percutaneous Coronary Angioplasty Versus Surgical Revascularization) registry. J Am Coll Cardiol, 2010, 56 (2): 117-124. Epub 2010 May 6.
29. Tzifos V, Gatsis A, Gerasimou A. Acute and long term results of unprotected left main stenting using drug eluting stents. Cardiol J, 2011, 18 (2): 165-170.
30. Song PS, Ryu DR, Song YB, et al. Long-Term Outcomes of Sirolimus-Eluting Stents vs Paclitaxel-Eluting Stents in Unprotected Left Main Coronary Artery Bifur-

cation Lesions. Clin Cardiol，2011. doi：10. 1002/clc. 20887.
31. Biondi-Zoccai G，Sheiban I，Moretti C. Appraising the impact of left ventricular ejection fraction on outcomes of percutaneous drug-eluting stenting for unprotected left main disease：insights from a multicenter registry of 975 patients. Clin Res Cardiol，2011，100（5）：403-411.
32. Winchester DE，Wen X，Brearley WD，et al Efficacy and safety of glycoprotein Ⅱb/Ⅲa inhibitors during elective coronary revascularization：a meta-analysis of randomized trials performed in the era of stents and thienopyridines. J Am Coll Cardiol，2011，57（10）：1190-1199.

第二章 冠状动脉慢性完全闭塞病变的介入治疗

一、闭塞病变的病理学特点及治疗意义

（一）闭塞病变的病理学特点

组织成分：粥样硬化斑块、血栓、纤维化组织。随着时间推移，新鲜血栓转换为陈旧血栓，最终血栓机化、纤维化和钙化。

1. 典型的慢性闭塞性病变（CTO）分为：软斑、硬斑和复合型。

（1）软斑：由充满胆固醇的细胞、含松软纤维组织的泡沫细胞和微血管通道组成，通常闭塞时间小于1年。对软斑来说导引导丝容易直接通过病变或通过微通道到达病变远端真腔。

（2）硬斑：与软斑相反，有致密的结缔组织，有大的纤维钙化斑块，无微血管通道。这种病变通常会使导丝进入血管内膜下，导致夹层。硬斑存在时间通常大于1年，然而有时在3个月时也会发生。随着时间的延长钙化会加重。

（3）复合型：兼有软斑和硬斑。CTO病变的两端通常形成纤维帽，在CTO病变处理中近端与远端纤维帽的突破是手术成功的关键。在CTO病变发展的过程中，闭塞的管腔会发生重构过程，这在闭塞超过3个月的病变中更为明显。具体表现为在闭塞病变中纤维组织成分逐渐增多。

2. 治疗CTO的意义

随着介入治疗的发展，越来越多的复杂病变已不再是PCI治疗的禁区，操作安全性和临床疗效很好。慢性闭塞性病变（chronic total occlusion，CTO）是指冠状动脉100%闭塞超过3个月的病变，它仍是PCI治疗中的“瓶颈”和“最后堡垒”。成功再通CTO可改善患者的长期预后，缓解心绞痛症状，改善左室功能，能减少冠状动脉旁路移植手术率，增加这类患者的长期存活率，使10年生存率提高8.5%～13.7%。因此提高CTO病变治疗的操作策略及技巧具有重要意义。

二、血管造影评价CTO病变

在进行CTO介入治疗前应该仔细地阅读造影片，多体位评估病变有无前向缝隙、侧支循环方向、病变长度、病变走行、病变处有无分支及成角，以制订治疗策略和周密的治疗方案，并评估操作风险，做到防患于未然。如果CTO血管的闭塞时间较长、病变长度长、闭塞段血管走行迂曲、病变附近已形成较多支细小的桥血管，这时应从多角度投照，仔细辨认血管的走行方向，指导导丝前进。同时可以采用对侧桡动脉穿刺，进行对侧冠状动脉造影，利用逆行显影的血管判断血管走行方向，指导导引钢丝前进（图

2-1)。了解远端血管的方向和走行极为重要，当侧支循环来自于对侧时，除非导丝极易通过病变，否则进行对侧造影不要过于犹豫，不要等到导丝造成大假腔后才选择对侧造影，以至于降低成功率。如果侧支循环较好，血管内径大于 1 mm，可以通过逆向钢丝对吻技术使钢丝通过闭塞病变处。

一般而言，病变不成角、无分支、有鼠尾样残端的 CTO 在介入治疗中较为容易开通，否则难度很大。近年来 CT 冠状动脉血管成像技术（CTA）取得长足进步，术前 CTA 对于判断 CTO 病变长度、走行、角度、钙化程度可提供帮助，提高介入治疗的成功率。

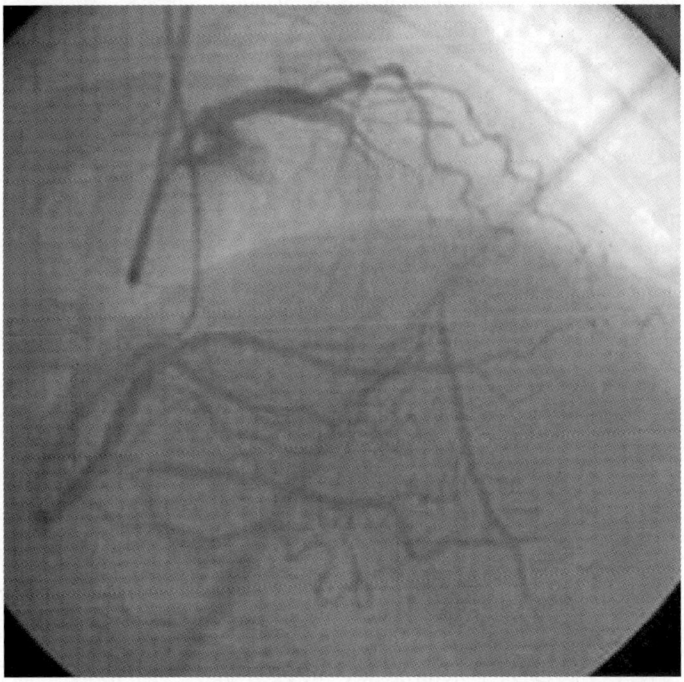

图 2-1　左右冠状动脉同时造影，通过左前降支逆行显影指导钢丝前进

三、指引导管的选择

1. 指引导管

选择内腔大、支撑力强、同轴性好的指引导管是 CTO 病变 PCI 成功的前提。靶血管多选用（前向导引钢丝技术）7F 指引导管，采用逆向导引钢丝技术的血管多选用 6F 指引导管，最好选用较短的指引导管（85～90 cm）。近年研发的一些小外形指引导管和微导管可在使用 6F 鞘管的情况下提供较强的支撑力，适用于经桡动脉进行复杂 CTO 病变的 PCI。子母型指引导管可利用子导管伸出母导管远端增加指引导管支撑力，6F 外径子母型指引导管的子导管伸出母导管 5 mm、10 mm 则分别相当于提供了 7F、8F 外径指引导管的支撑力，适用于经桡动脉路径，并达到了 CTO 病变需要 7F 以上指引导管提供强支撑力的目的。原则上，在左冠状动脉前降支（LAD）CTO 病变需要选择特殊指引导管如 EBU/XB/AL 指引导管；左回旋支（LCX）需选择 AL 指引导管；JL 不予考虑。右冠状动脉 CTO 处理中几乎无一例外地选择 AL 指引导管，JR 亦不予考虑。

2. 微导管

微导管在逆行导引钢丝技术中起着至关重要的作用。由于侧支血管多较扭曲，如果不使用微导管，导引钢丝的头端往往容易弯曲和打折，不易前行，甚至会导致指引导管从冠状动脉口弹出，另外一方面在扭曲的侧支血管中过度操作导引钢丝有可能会导致血管痉挛、夹层或者穿孔。因此在进行逆行导引钢丝技术时，必须同时送入微导管。当导引钢丝通过扭曲的侧支血管时，微导管应紧跟着送过去。目前多采用 Cordis 公司的 Transit 微导管、TERUMO 公司的 Progreat 微导管［头端直径为 0.48 mm（0.019 英寸）］。最近日本 KANEKA 公司出品的 Ichiban-Yari（一番枪）微导管的头端更细，仅为0.45 mm（0.017 英寸），可能更适于逆行导引钢丝技术的应用。由于 OTW 球囊的头端太硬，不建议使用。

四、血管再通方法

1. 导丝的选择

导引导丝能否通过病变是 CTO 介入治疗成功与否的关键，近年特别强调其选择应该以病变特点为依据。缠绕型导丝头端硬度大，具有较好的操控性、扭转力和触觉反馈，适于穿透坚硬的纤维化、钙化病变，在 CTO-PCI 中的应用日渐广泛；亲水涂层导丝适用于近段扭曲、病变较为疏松、存在较多微孔道的 CTO 病变；如对于闭塞段可能存在微小腔隙的病变可以选择有亲水涂层的超滑导丝如 Pilot 150、Pilot 50、PT MS 等，反之则应从中等硬度的非亲水涂层导丝试起，逐步增加导丝的硬度（Miracle 3.0～12.0，Conquest 等）。但是亲水导丝缺点是触觉反馈下降、易进入内膜下，但应用于逆向开通 CTO 病变有较好的通过侧支的能力。真正的 CTO 往往需要两根以上的平行导丝技术，多为硬导丝与超滑导丝搭配使用。

2. 导丝操作基本技巧

导丝成功通过 CTO 病变为手术的关键，可以分解为三个步骤：通过病变近端纤维帽、穿过病变中部、通过病变远端纤维帽到达远端血管真腔。以上三个步骤都非常重要。如前所述，在选择适当的指引导管后，导引导丝能否通过病变是治疗 CTO 病变成败的关键。根据病变特点选择导丝后应注意以下几个方面，首先是导丝尖端弯度不能过大也不能过小，一般以 20°～30°为好，为了使导丝顺利通过弯曲病变可在第一个弯的后方根据血管直径及弯度再塑造一个弯曲，这样既可以保证导丝顺利通过弯曲又能保证导丝尖端的穿透力。应用球囊支撑也是增加导丝穿透性的主要方法。若第一根导丝偏软，第二根导丝应选择更硬的，但切记越是硬导丝越要轻轻前行！

导丝旋转前行的手法应该使用以静为主、动静结合的穿过法（penetrating），宜少用快速旋转、向前方硬捅的掘进法（drilling）。在导丝前行的过程中应该时刻注意保持导丝尖端在血管腔内，确保活动自如，如果导丝已通过估测的闭塞段后，仍然遇到很大的阻力，尤其是导丝尖有被黏住的感觉，即使其走行方向与血管走行一致，仍应考虑是进入假腔，应回撤再进行重新尝试；若回撤导丝时亦有阻力，更证明是在假腔内，应回撤重进或加用平行导丝技术。一般而言，导丝前送顺畅、导丝尖端能任意旋转、可以顺利进入分支和远端是导丝在真腔内的有力征象。如果单根导引导丝反复进入假腔，应使用平行导丝技术和交替前送导丝技术（Seesaw Wire）。若导丝难定位于真假腔时，应使用对侧造影技术，从侧支循环判断，在球囊扩张前后无前向血流时，应使用血管内超声（IVUS）确定真假腔。值得注意的是，一旦导丝进入真腔特别是在分支内，其尖端应该进入主支并保持游离状态，以免穿透小血管末梢导致心脏压塞。

特别重要的是，在导丝通过病变之后，使用球囊开始扩张前，应该使用球囊试探导引导丝是否在真腔内。导丝进入 CTO 病变远端的真腔最重要，进入真腔的表现为：①无阻力进入血管分支和远端，②导丝头随操作游刃有余地转动，并能进入任何分支，③进行对侧造影时从侧支循环显像可以确定，④球囊多能到达血管远端。血管扩张从小口径球囊开始逐步增加口径，对闭塞血管进行充分扩张。若球囊不能通过病变可考虑使用锚定技术，将 3.0～3.5 mm 的球囊置于 CTO 病变的近端，以 4～6 atm 低压充盈球囊以增强导管支持力，推送导丝通过 CTO 病变（图 2-2）。

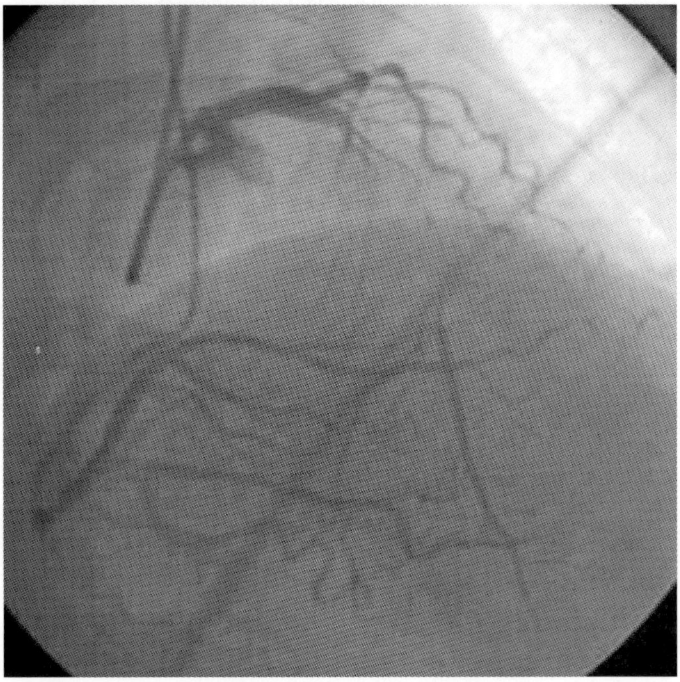

图 2-2　Rujin 2.0 mm×15 mm 球囊于 CTO 病变近端扩张增加支撑，同时推送导丝前进

3. 以导丝为基础的技术

目前主要有以下技术应用于 CTO 介入治疗中：①对侧冠状动脉造影；②子母导管（5F in 6F catheter）加强支撑力；③VentureTM 导管；④微导管、多功能导管或 OTW 球囊；⑤锚定技术（anchor technique)；⑥分支技术（side branch technique)；⑦平行导引钢丝技术（parallel wire technique)；⑧跷板导引钢丝技术（see-saw technique)；⑨STRA 技术（subintimal tracking and reentry)；⑩逆向导引钢丝对吻技术（retrograde kissing wire technique)；⑪血管内超声（IVUS）指导 CTO 病变介入治疗；⑫除斑技术（debulking)。

（1）当指引导管固定困难时，我们可以使用伙伴导丝（buddy wire）技术。首先将一根导丝比较容易地通过病变的分支血管，起到固定指引导管的作用，然后将另一根或更多的导丝导入 CTO。

（2）平行导引钢丝技术（pararell wire technique）也已被广泛应用，平行导引钢丝技术是指当导引钢丝进入假腔后，保留该导引钢丝于假腔中作为路标，然后插入第二根导引钢丝。为了避免两根导引钢丝缠绕，最好经 1.5 mm OTW 球囊或者微导管插入第二根导引钢丝。一般情况下，第二根导引钢丝的硬度应该等于或者强于第一根导引钢丝，而且具有较好的扭力传送性能。

（3）跷板导引钢丝技术是指在选用平行导引钢丝技术时，同时使用两根 OTW 球囊导管或者微导管，与平行导引钢丝技术相比，可以更快捷地交换适宜的导引钢丝。如果第二根导引钢丝不能进入血管的真腔，术者可以把该导引钢丝作为标记，通过第一根 OTW 球囊换用更合适的导引钢丝，这样反复交替进行直至通过 CTO 病变。

（4）当前向导丝不能通过 CTO 病变时，通过边支技术（side branch technique）可以将另一导丝插入 CTO 病变附近边支血管至远端，然后导入小球囊，扩张 CTO 病变边支血管入口，挤压病变近端斑块，然后再调整导丝进入 CTO 病变血管（图 2-3）。如果前向导丝反复进入边支血管，也可通过在边支血管入口球囊扩张以封堵该分支，然后导入另一导丝通过 CTO 病变。

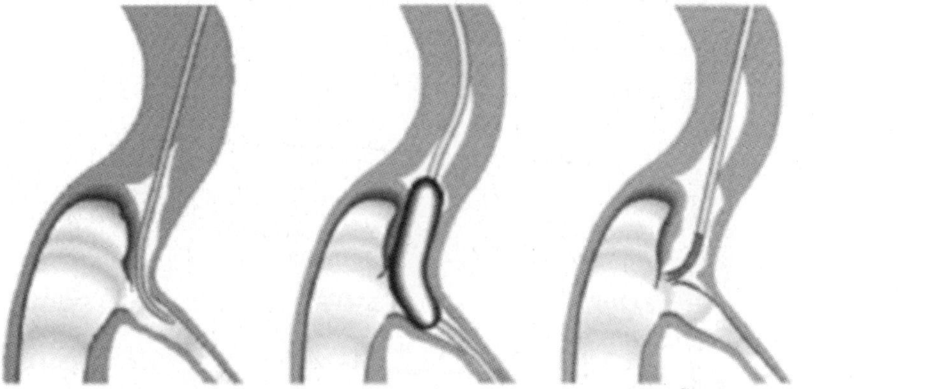

图 2-3 A. 导丝插入 CTO 病变的边支血管，并送至远端；B. 用 1.5 mm 球囊扩张入口处；C. 再次调整导丝，导入 CTO 主干入口。

（5）STAR 技术是指当导引钢丝进入血管假腔后，尝试在假腔远端再次进入血管真腔，并经由血管真腔-假腔-真腔置入支架。通常使用 0.35 mm（0.014 英寸）亲水涂层导引钢丝，操控导引钢丝，使其 J 头端在假腔内形成一环状，在某一分支血管之前形成一钝性分离，此时可能需要同时使用 1.5 mm OTW 球囊，然后操控该导引钢丝进入血管真腔。进入真腔的入口通常位于分叉血管之前。有时为了进入远端分支可能需要其他类型的导引钢丝如 Cross-ITXT 系列或者 Conquest 系列导引钢丝。STAR 技术的优点是在常规技术失败后较快地经内膜下进入远端真腔，可提高成功率，但缺点是容易损伤远端分支、穿孔风险较大、再狭窄发生率高等。

（6）逆向技术：如果导丝正向通过病变困难且逆向侧支良好，如某些 CTO 病变的近端存在不利于 CTO-PCI 成功的形态学特点，或近端纤维帽较硬导致导引导丝难以通过，而远端斑块可能较松软利于指引导丝通过，这时可以选择“逆向导丝技术”。

逆向技术的应用可使 CTO 介入的总成功率提高 10％以上，对一些正向尝试失败的病人，有相当一部分可通过逆向技术完成介入治疗。CTO 逆向技术包括三类型，分别为对吻导丝技术、逆向扩张技术和 CART 技术。

1）对吻导丝技术：对吻导丝技术通过侧支循环血管，将导丝送达闭塞病变的远端，使用 1.25～1.5 mm 球囊低压扩张间隔支血管，将球囊导管送到闭塞病变的远端，交换成 Miracle3 导丝，尝试将导丝逆向通过闭塞病变，如果导丝没能进入近端血管的真腔，把导丝作为路标保留在原地，重新尝试顺向送入导丝，此时由于有逆向导丝的路标作用，小心操作顺向导丝，通过双向的投照证实顺向和逆向导丝相互“紧抱”（图 2-4），则轻送顺向导丝，一旦一个投照角度显示两根导丝有分离趋势（图 2-4），调整方向至相互“紧抱”。由于现今使用的导丝操控性和通过性极佳，在逆向导丝的路标作用下，顺向导丝顺利到达远端血管的机会将大为增加。

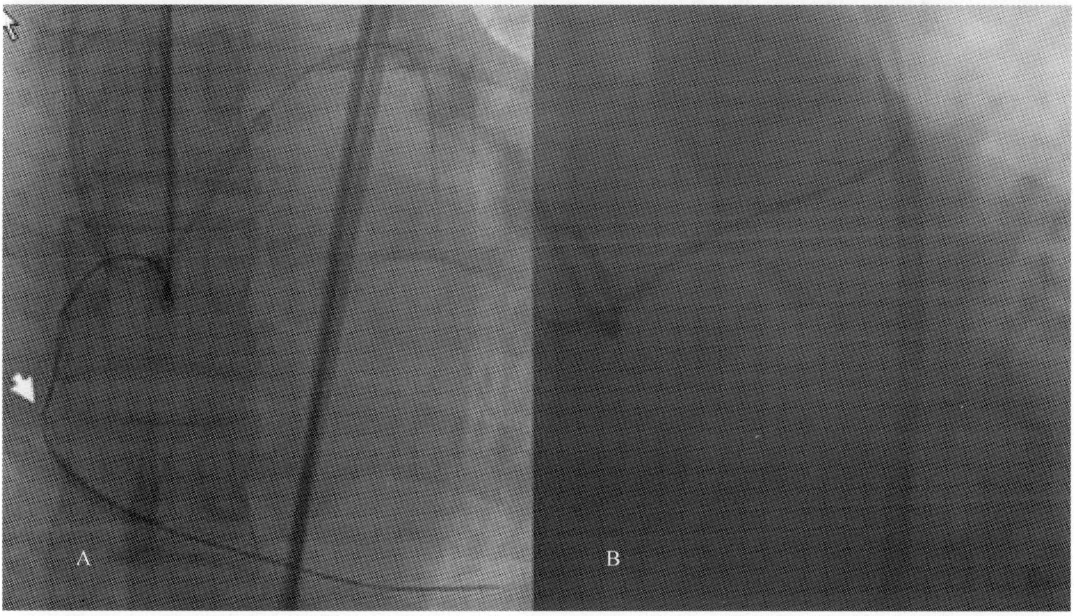

图 2-4　A. 右冠状动脉完全闭塞，逆向导丝通过病变有困难，用 2.5 mm 直径的逆向气囊低压扩张增加支撑力，但导丝进入假腔，用对吻导丝技术，把逆向导丝作为路标，重新尝试顺向送入导丝，如箭头所示，导丝没有“紧抱”，应重新调整导丝方向。B. 前降支完全闭塞，逆向和顺向导丝“紧抱”，逆向通过成功。

2）逆向扩张技术：逆向扩张技术的前面部分与对吻导丝技术相同，逆向导丝在顺向导丝的路标引导下，常较容易顺利通过病变，到达近端血管的真腔。与顺向方法相比较，逆向导丝通过病变容易很多，小心操作逆向导丝，将其送进顺向指引导管里，把直径 2.5 mm 球囊送进顺向指引导管里，与逆向导丝交汇，用 8 atm 充盈球囊使其紧压导丝，将逆向导丝“拉住”，这时逆向球囊会很容易逆向通过病变，进行逆向扩张，CTO 病变被逆向打开后，用软导丝顺向通过病变，顺向置入支架。笔者经历过用逆向球囊扩张后，顺手用台上的中软导丝尝试顺向通过病变，但导丝进入假腔后经多方调整仍未成功，因此，使用新的软导丝顺向通过病变很重要。笔者也碰到过多方操作逆向导丝仍未能进入顺向指引导管，逆向球囊又不能逆行通过病变，需更换顺向指引导管，调整方向后逆向导丝才进入顺向指引导管内，完成手术（图 2-5）。

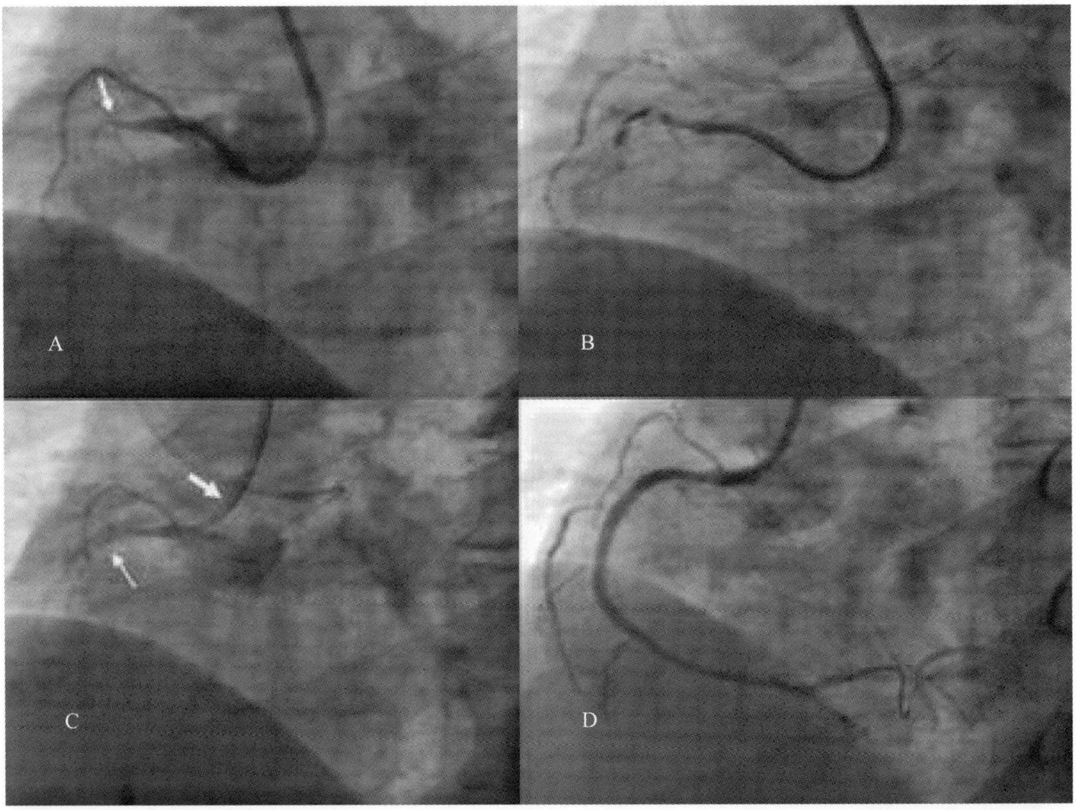

图 2-5 A. 右冠状动脉近端完全闭塞，闭塞前有两条小血管发出（如箭头所示），有同侧和对侧的侧支循环；B. 顺向导丝进入假腔，用平衡导丝技术没能调整回真腔，用 Fielder 导丝尝试逆向通过间隔支有困难，在微导管支持下通过间隔支；C. 逆向导丝换成 Miracle3，顺利通过病变，进入升主动脉，但不能进入顺向指引导管，换成 JR4 后导丝进入，用 2.5 mm 直径球囊在指引导管内低压扩张（如粗箭头所示），紧压逆向导丝，逆向气囊在其支持下逆向通过病变并扩张（如细箭头所示）；D. 最后结果。

3）CART 技术：由于侧支血管较扭曲，因此逆行导引钢丝头端塑形应非常短，约 1 mm 左右。导引钢丝在微导管中的操控性可能会下降，必要时可使用扭控器。为了尽可能避免损伤侧支血管，当微导管进入侧支血管后，可经微导管直接注入硝酸甘油，导引钢丝的操作宜轻柔，不宜过分同一方向旋转导引钢丝，当导引钢丝通过扭曲的侧支血管时，微导管应紧跟着导引钢丝前行。当前向导引钢丝通过闭塞病变处，并确认其进入远端血管真腔时，应撤出逆行导引钢丝。回撤逆行导引钢丝时，应同时和微导管一起回撤，动作宜缓慢、轻柔。在极个别病例中，尽管逆行导引钢丝通过闭塞病变远端纤维帽进入近端血管真腔，但前向导引钢丝无法进入闭塞远端血管，这时可采用 Suzuki 医生发明的 CART 技术：沿逆行导引钢丝送入外径较小的球囊（直径为 1.25～1.5 mm）至闭塞病变处，然后低压扩张，为了保证该扩张部位保持开放状态，有时需把该球囊留置在闭塞病变处，然后操控前向导引钢丝进入该通道从而进入血管远端（图 2-6）。在进行 CART 技术时，必须密切观察两根指引导管的压力，以及患者心电图变化，因为此时患者可能会出现心肌缺血，如果操作时间过长，有些患者甚至会出现恶性心律失常。必须指出的是，在 CART 技术中尽管选用了外径较小的球囊，但由于侧支血管直径较小，血管迂曲，有时该球囊很难通过侧支血管进入靶血管，这时不宜粗暴操作，更不建议扩张侧支血管，尤其是心外膜的侧支血管，因为侧支血管壁较薄，容易出现血管穿孔。

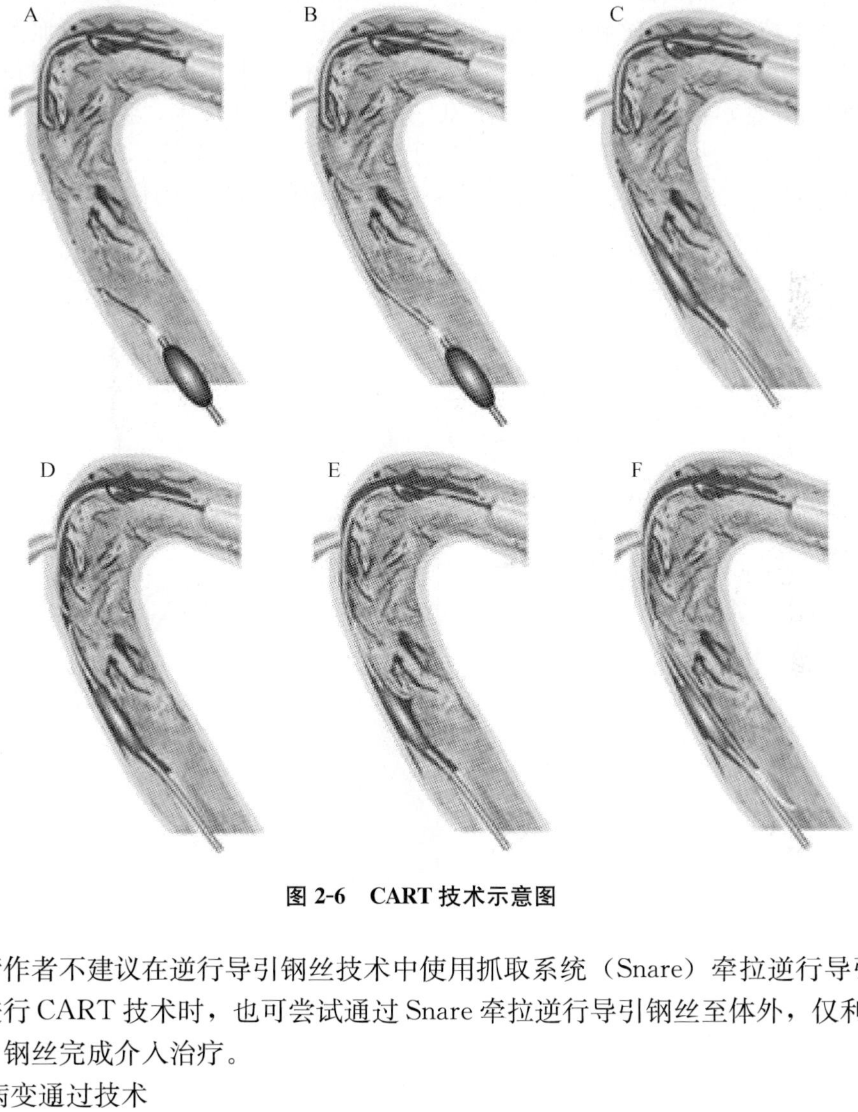

图 2-6　CART 技术示意图

尽管作者不建议在逆行导引钢丝技术中使用抓取系统（Snare）牵拉逆行导引钢丝，当无法进行 CART 技术时，也可尝试通过 Snare 牵拉逆行导引钢丝至体外，仅利用一根逆行导引钢丝完成介入治疗。

4. 病变通过技术

球囊的选择主要考虑其通过性问题。一般首选 Ruijin 1.25 mm×15 mm 球囊，亦可选择 Maverick 或 Spinser 1.5 mm×15 mm 等小口径球囊，应确定在真腔内才能扩张（多能顺利送达远端），扩张后即可恢复前向血流，并逐步换用大口径球囊（直径 2.5 mm）对病变进行充分扩张。

使用强支撑力指引导管的前提下，球囊通过闭塞病变大多不难，因此，CTO 介入治疗时，因原则上使用强支撑力导管，切忌导丝通过病变后才更换指引导管，但有时候球囊通过病变会很困难，甚至导致手术失败。在球囊通过病变困难时，可考虑采取以下方法处理。

（1）常用的一般处理方法

当球囊通过病变困难时，首先考虑使用主动支撑的方法提高指引导管的支撑力，有时需要指引导管深插技术（deep seating）。治疗 CTO 病变时，当球囊或支架不能通过病变时，将部分指引导管插入冠状动脉内，以提供更好的主动支撑力和同轴性（图 2-7）。此技术往往是在导丝到达远端后再进行。采用深插技术时一定注意血管的走行方向、直径、指引导管的形状和外径。指引导管的外径要小于血管直径。建议采用 JL、JR 短头指引导管，有些情况下 AL1、EBU 等亦可采用深插技术，我们常在左主干较长的患者中使用，但是术中应严密观察压力的变化。如仍没有奏效，可使用分部扩张法，或更换成直径 1.25 mm 的小球囊，如仍未奏效，则需思考导致球囊通过困难的原因，要克服这些困难才能使球囊通过病变。

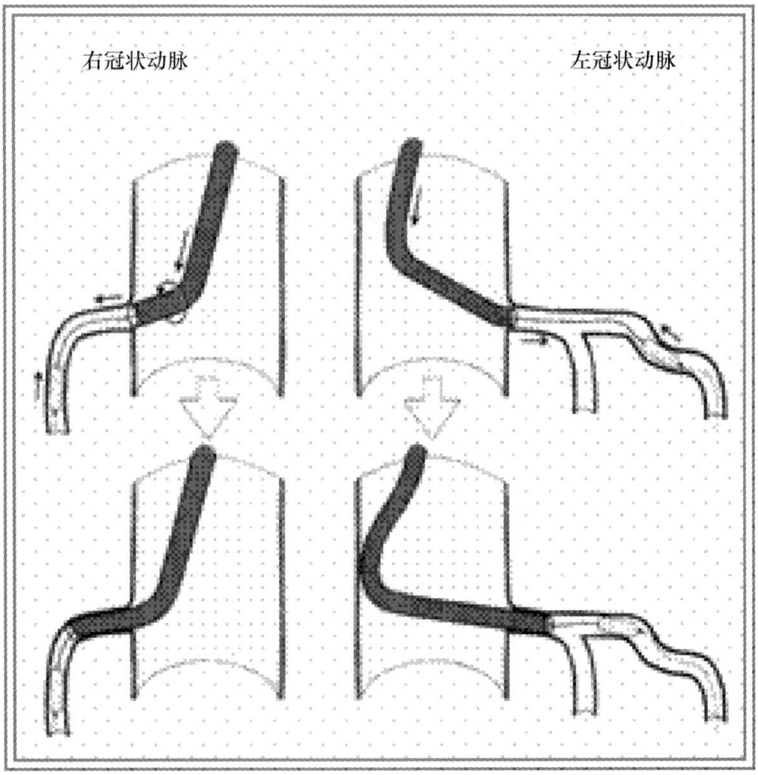

图 2-7　指引导管深插入左右冠状动脉

（2）一些特殊的技术

1）Tornus 装置：当严重钙化导致球囊通过困难时，可考虑使用旋磨的方法，但其缺点是需更换导丝。另一个较为简单并非常有效的方法是使用螺旋微导管，Tornus 螺旋穿透导管由 8 根细金属丝铰链制成，外表呈螺旋状，头端逐渐变细，可随导丝逆时针方向旋转而穿透坚硬致密的病变，在最小直径球囊难以通过时，其辅助球囊通过的有效率在 85%以上。把一小部分硬斑块钻掉后，球囊将会较容易通过病变。

2）子母导管技术：子母导管技术也是较简单有效的方法。锚球囊技术较复杂，耗材较多，一般不作为优先选择；双导丝技术较为耗时，也不作为优先选择。

3）消融技术：当 1.5 mm 的球囊即使在有较好支撑的条件下也不能通过病变或得不到很好的支撑而无法通过病变时，压实装置如 Rotoblator 或激光的使用通常会有用。激光不需要交换导丝，并且能在高能状态下（80/80）使用，穿过病变产生一个新腔，使球囊能够得以通过。9X-80 导管甚至能通过严重钙化的病变。

5. 决定何时结束手术

经过仔细选择器械，仍不能成功，继续手术风险大于益处，以及仅仅导丝通过病变或仅支架不能通过病变等部分成功病例，可考虑择期再次手术。

尽管 CTO 重新开放对病人有很大益处，但适时中止手术对保证病人安全有更为重要的意义。一般在以下情况均应考虑中止手术：使用硬度很高的导丝（如 Conquest）亦不能通过病变；血管严重损伤和夹层（造影剂外泄或滞留）；球囊无法通过病变，指引导管深插无效；疑有开放性血管损伤；时间过长（≥2 小时）；造影剂使用太多（≥400 ml）；可能出现心力衰竭症状；其他可能不安全迹象出现，如低血容量、低血压、穿刺处血肿，以及患者烦躁不安、不配合等。

6. CTO 介入治疗新方向

鉴于 CTO 病变中动脉硬化斑块纤维帽肩部存在大量纤维组织、胶原等，美国的 Strauss 教授提出针对胶原纤维的胶原蛋白酶治疗方案，采用胶原蛋白酶传递系统将胶原蛋白酶送达靶血管治疗后，导丝容易穿过病变。一系列研究尚在进行中。另外，CTO 病变患者往往年龄较大，合并糖尿病比例较高，介入治疗使用支架多，术后再狭窄和再闭塞的发生率高于非完全性闭塞病变，而之前 PACCO CATH ISR 研究和 PEPCAD 研究证明药物涂层球囊对于合并糖尿病的冠状动脉狭窄患者有较好的疗效，另外药物球囊联合裸金属支架还有一个优势，术后仅需短期服用氯吡格雷，因为药物球囊多释放的药物仅在血管壁停留 2～3 天，病变血管内仅有裸金属支架，裸金属支架较药物涂层支架晚期血栓发生率低，同时也避免长期服用双联抗血小板药物治疗，减少了药物副作用及减轻了患者的经济负担，同时也对那些近期有手术史或患有其他出血性疾病的患者有利。

五、PCI 开通 CTO 的术前评估和必须考虑的问题

1. 开通 CTO 的重要性

PCI 开通 CTO 操作时间长，费用高，因此在 PCI 术前一定要充分考虑开通 CTO 的意义和花费/收益比。心肌缺血症状与 CTO 有关、有与 CTO 相关的无症状心肌缺血的证据以及 CTO 所供血的区域有存活心肌都是 PCI 开通 CTO 的重要指征。但是如果 CTO 供血的心肌范围很小，如位于前降支或回旋支的远端、右冠状动脉的后降支或后侧支、多支钝缘支或多支对角支中的一支、非优势右冠状动脉或极小的左回旋支时，应首选药物治疗。

2. 开通 CTO 的成功率

CTO 的时间及形态是影响 CTO 开通成功率的重要因素。一般来讲，闭塞时间＜6

个月、血管开通长度＞10 mm、闭塞段存在逐渐变细的残端、闭塞段前后 5 mm 内没有分支血管、闭塞段远端有其他血管提供的良好逆流充盈、没有钙化的 CTO 成功率比较高；而闭塞时间＞2 年或闭塞时间不明、闭塞段长度＞15 mm、闭塞段残端突然断掉、开口处闭塞、分叉处闭塞、存在桥侧支血管或其近端有动脉瘤形成、严重钙化的 CTO 成功率比较低。

3. 开通 CTO 的风险

（1）患者的临床条件是决定 PCI 开通 CTO 风险的重要因素；

（2）合并糖尿病，糖尿病患者植入 DES 后三年的主要心血管事件（MACE）发生率仍显著高于非糖尿病者；

（3）DES 植入后 18 个月的心绞痛复发率和再次血运重建率都显著高于 CABG；

（4）合并左心室功能不全：经皮腔内冠状动脉成形术（PTCA）和 BMS 时代的研究都支持左室功能不全者首选 CABG 血运重建更为有益；

（5）血管条件也是影响 PCI 开通风险的重要因素。

六、CTO 病变 PCI 并发症

1. 冠状动脉穿孔

是 CTO 病变 PCI 术中最常见的并发症之一。新近来自日本丰桥医院一组 902 例 CTO 病变 PCI 数据显示，手术成功率接近 90%，但冠状动脉穿孔发生率高达 27.6%，其中 26.1%为 Ellis Ⅰ型穿孔。带膜支架是治疗严重冠状动脉穿孔的有效方法之一。2009 年血管成形术（PCR）会议报道 MGuard 带膜支架，是由一层金属支架外附一层微米级厚度 PET 薄膜，尤其适合破裂冠状动脉节段有较大血管分支患者，其长期疗效仍有待于进一步观察。

2. PCI 术中发生主动脉-冠状动脉夹层

可由指引导管损伤血管内膜所致，也可由导丝操作造成，多见于术中使用较硬导丝误入血管内膜下腔，形成内膜下假腔，加之用力推注对比剂造成夹层并发症，还有就是在球囊扩张后出现。所以应该慎重选择合适大小和形状的指引导管。对夹层的治疗策略仍有争议，多数学者主张首先考虑置入支架封闭夹层入口，阻断夹层通路，避免夹层继续向主动脉延伸，减少外科手术机会。也有学者认为如果夹层局限在 Valsalva 窦内，远端血管灌注良好，病人血流动力学稳定，也可采用保守措施。

3. 长时间放射线暴露可引起放射性损伤

研究证实，皮肤吸收射线有效剂量与曝光时间和体质指数有关。术中应尽量缩小照射范围，减少图像采集时间。

4. 造影剂肾病

对于有造影剂肾病危险因素的患者应在造影前 12 h 并持续至术后 6～24 h 持续给予静脉水化。水化的目标是使尿量达到 150 ml/h，当达到理想尿量后，造影剂肾病的发生率将下降达 50%。

5. 支架断裂

新研究提示 CTO 病变置入 DES 后支架断裂发生率明显增加，可引起再狭窄、动脉瘤和支架内血栓等并发症。

6. 新的器材使用导致并发症

（1）5F-in-6F 指引导管相关的常见并发症包括血管夹层及空气栓塞。

（2）Tornus 导管可能发生的并发症包括：①导管扭折、断裂；②导管嵌顿；③导丝移位，手术失败。

（3）管腔扩张导管可能发生的并发症与 Tornus 导管相似，包括：①导管扭折、断裂；②导管嵌顿；③侧支血管穿孔。

（4）OCR safe-cross RF 系统和 Front Runner 系统主要并发症为穿孔。

七、介入治疗对 CTO 患者预后的影响

有多项研究表明，成功开通 CTO 可改善患者长期生存率，Russell J 等报告一组 480 例患者随访 4 年，结果表明成功开通 CTO 病变可降低心脏性猝死的死亡率；Suero JA 等研究美国中部心脏病研究所 20 年的临床资料，共入选 2007 例 CTO 病变患者，对照组为 2007 例非 CTO 病变患者，研究显示 PCI 成功组 10 年生存率与非 CTO 病变组相似（73.5％*vs*.65.1％，$P=0.001$）。尽管一些 CTO 病变可以形成侧支血管，在静息状态下维持心肌的存活，但当心肌需氧量增加时，这些侧支血管仍不能提供足够的血流，从而导致患者活动能力受限，生活质量下降。研究表明 CTO 再血管化后，可以减轻患者心绞痛症状，增加患者活动能力，改善患者心功能，减少冠状动脉旁路移植手术及 MACE 的发生率。

八、结语

CTO 病变介入治疗至今仍然是极大的挑战，导丝操作技术的提高、逆向技术的应用和辅助器械（如 IVUS、螺旋 CT、螺旋微导管等）的应用，目前已把 CTO 介入的成功率提高到新的高度。展望未来，随着一些高科技技术的融入，如三维导航的使用，CTO 病变介入治疗的难关必将在不久的将来被彻底攻破。

九、病例精选

1. 病例 1

（1）病情概况：右冠状动脉 CTO，间隔支侧支循环丰富。

（2）手术过程（图 2-8 至图 2-19）：双侧股动脉，以 6F XB3.5、7F AL1.0 指引导管进行左右冠状动脉造影，操控 Sion 导丝及 Cossair 微导管经间隔支侧支循环，逆向通过右冠状动脉病变，于闭塞段近端进入假腔，之后，正向送入 Runthrough 导丝进入假腔，以 Apex 3. 0mm×15mm 球囊于假腔内扩张，回缩球囊，保留在原位，操控逆向导丝进入前向球囊扩张所获的假腔通道，沿此通道将逆向导丝送入前向指引导管内，通过微导管交换 RG 3 导丝，由正向导管拉出体外，建立导丝轨道，沿此导丝正向扩张右冠状动脉，于右冠状动脉近、远、中段分别置入 Taxus 3.0 mm × 32 mm、Taxus 3.0 mm×32 mmDES，Taxus 3.0 mm×24 mmDES，重复造影未见残余狭窄，无夹层，TIMI 3 级血流。

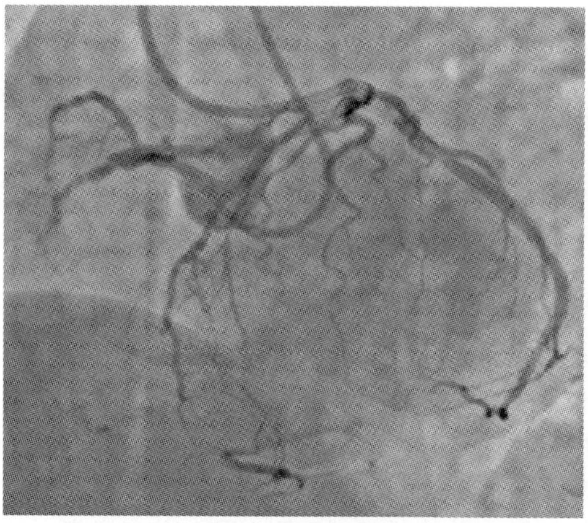

图 2-8　左前斜头位双侧冠状动脉造影

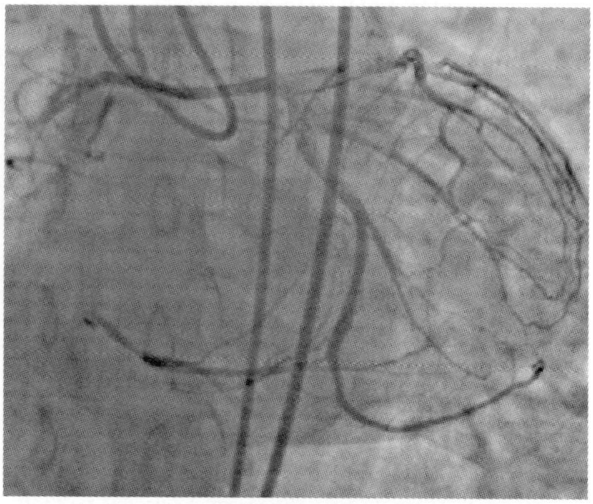

图 2-9　足位双侧冠状动脉造影

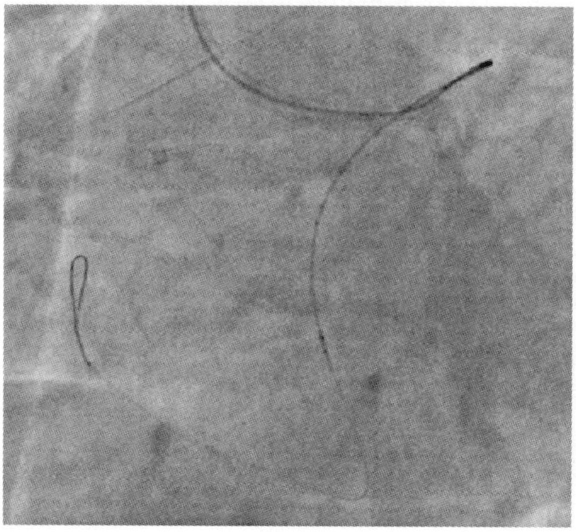

图 2-10　导丝由左冠状动脉经间隔支逆向进入右冠状动脉

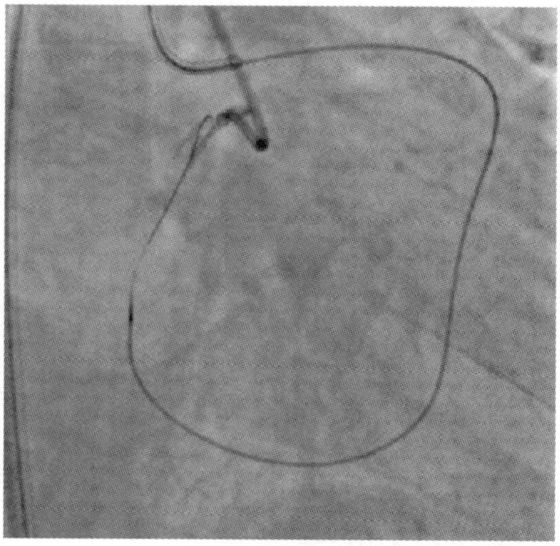

图 2-11　正向造影确认逆向导丝进入假腔

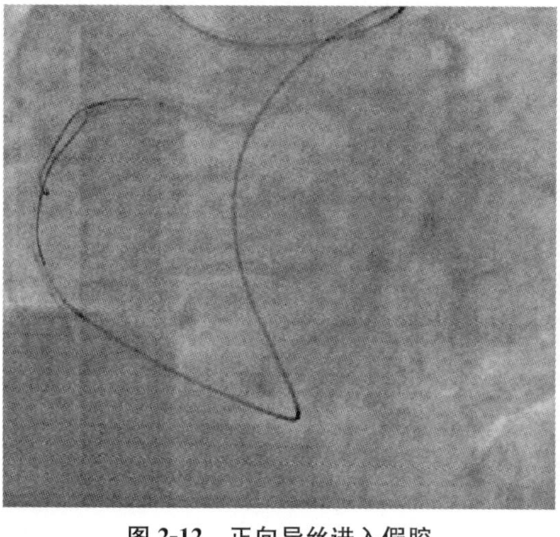

图 2-12　正向导丝进入假腔

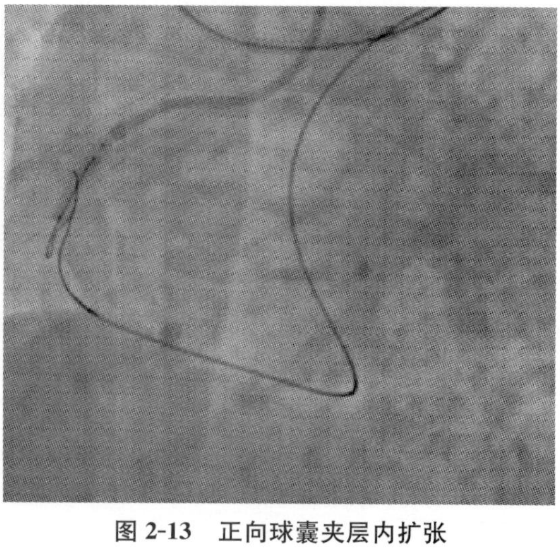

图 2-13　正向球囊夹层内扩张

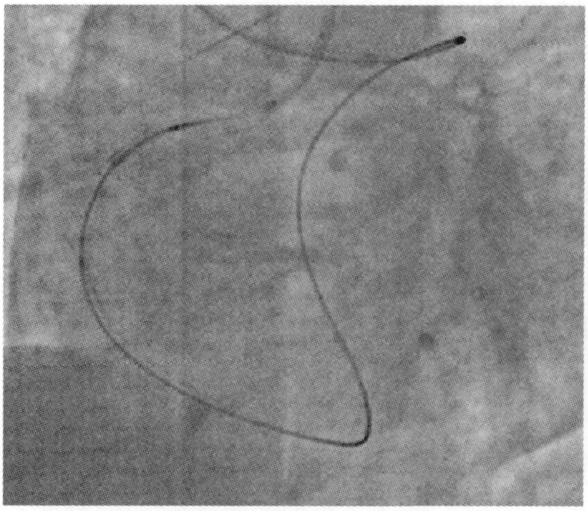

图 2-14　逆向导丝通过正向球囊扩张的假腔通道进入指引导管内

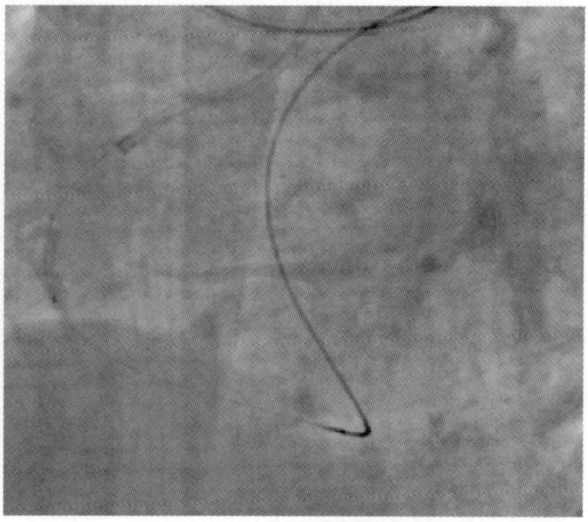

图 2-15　正向球囊扩张

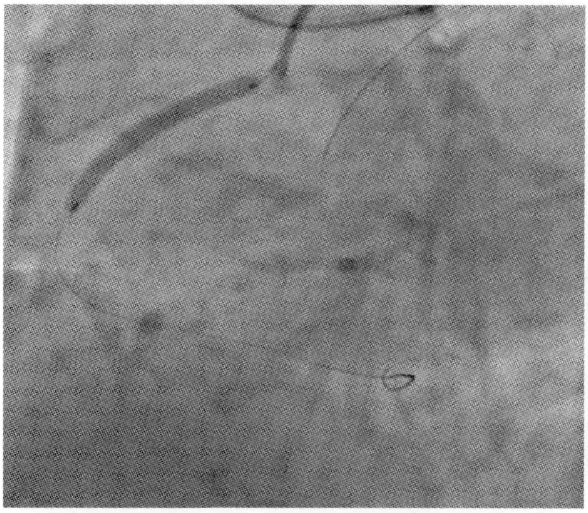

图 2-16　近端置入支架

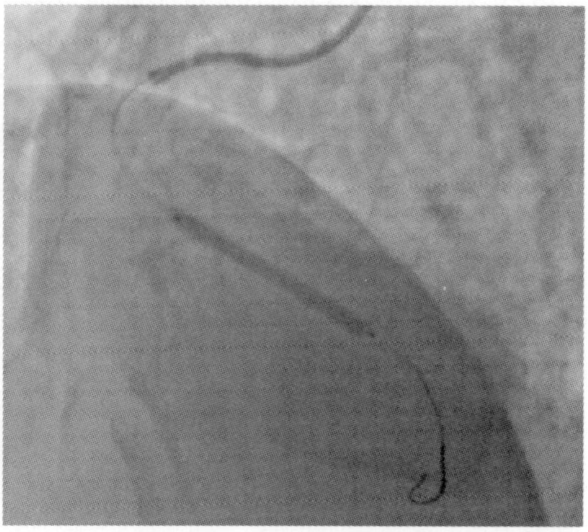

图 2-17　远端置入支架

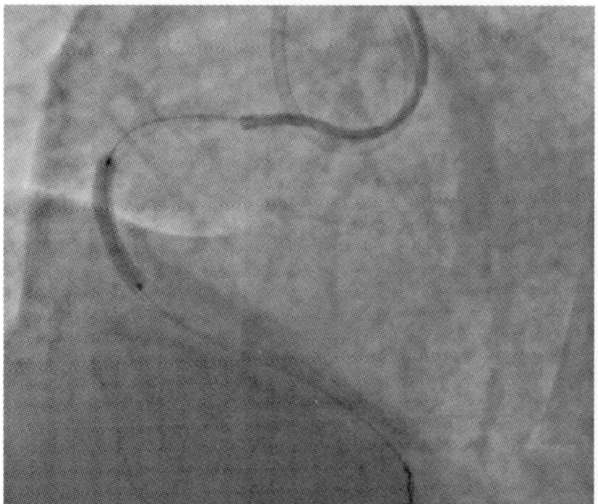

图 2-18　中段置入支架

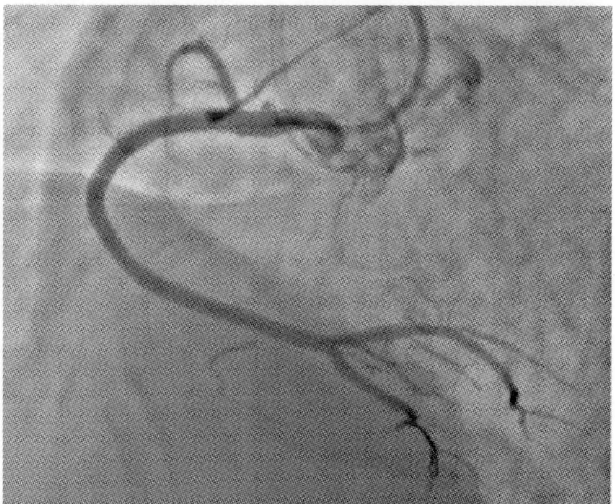

图 2-19　最终结果

（3）介入策略分析：该病例为右冠状动脉 CTO，间隔支侧支循环丰富，初次开通 CTO 策略，可选择正向，也可选择逆向。因术者经验丰富，本例没有尝试正向，直接逆向操作。其逆向操作不同于其他病例的特点是，采用了反向 CART 技术，即逆向导丝进入假腔后，操控前向导丝也进入假腔，用球囊扩张前向导丝的假腔，造成假腔通道，之后再操作逆向导丝进入前向球囊所致的通道，到达近端真腔内。该技术危险性较高，容易造成血管穿孔和分支闭塞，但由于采用较大直径球囊，导致的假腔较大，容易操控逆向导丝进入，大大提高了成功率。另一技术要领为，由于近端已造成大的夹层，之后的操作过程中应尽可能减少造影次数，以避免夹层的大范围撕裂。

2. 病例 2

（1）病情概况：前降支开口 CTO。

（2）手术过程（图 2-20 至图 2-34）：双侧股动脉入径，左侧入 7F JL 4.0 指引导管，右侧入 7F AL1 导管，Runthrough 导丝入 RCA 远段，送入 Cossair 微导管，微导管内更换 Sion blue 导丝，由 RCA 远端逆行至间隔支、至 LAD 近段。由左冠状动脉指引导管送入 XT 导丝及 Finecross，不能通过 LAD 闭塞病变，遂放弃。逆行操控 Sion blue 导丝通过闭塞病变后送入左侧指引导管，以 Ryujin 2.5 mm×15 mm 球囊 12 atm 固定导丝后，沿导丝将微导管逆行送入左侧指引导管中。再于微导管内更换 RG3 导丝，将 RG3 导丝由右冠状动脉指引导管逆行送入左冠状动脉指引导管，并由左侧鞘管送出，建立轨道。将 Ryujin 1.5 mm×15 mm 球囊沿 RG3 导丝由左冠状动脉指引导管，送入 LAD 近段，以 10～14 atm 预扩张 LAD 开口至近段，于 LAD 近中段至开口串联置入 Resolute 2.5～24 mm、3.0 mm×24 mm DES2 枚，以 10～12 atm 释放，后以 Quantum 3.5 mm×8 mm 球囊 14～16 atm 扩张支架内，复造影示无残余狭窄，血流 TIMI3 级。

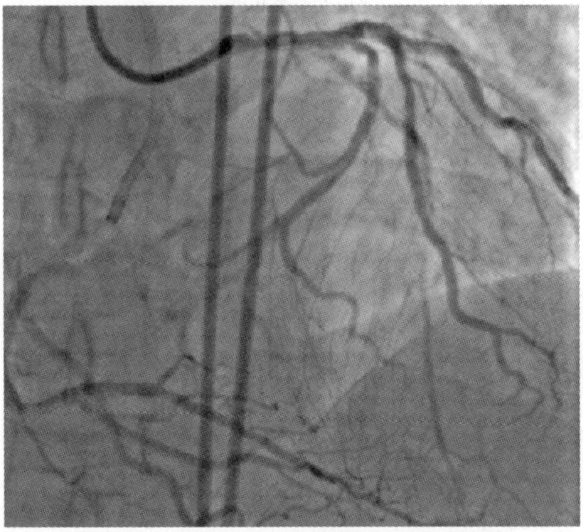

图 2-20　双侧冠状动脉造影（头位）

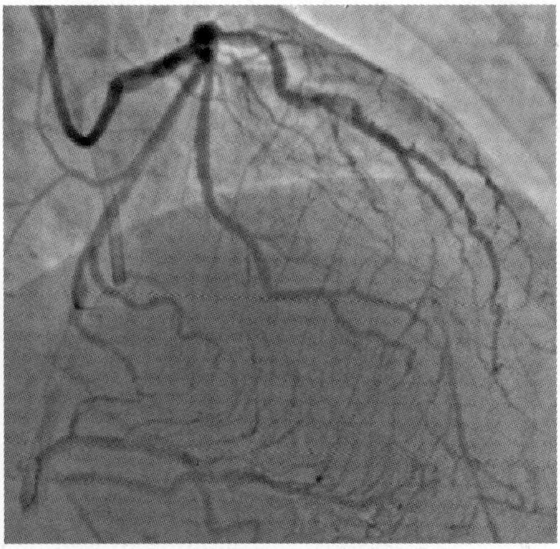

图 2-21　双侧冠状动脉造影（右头位）

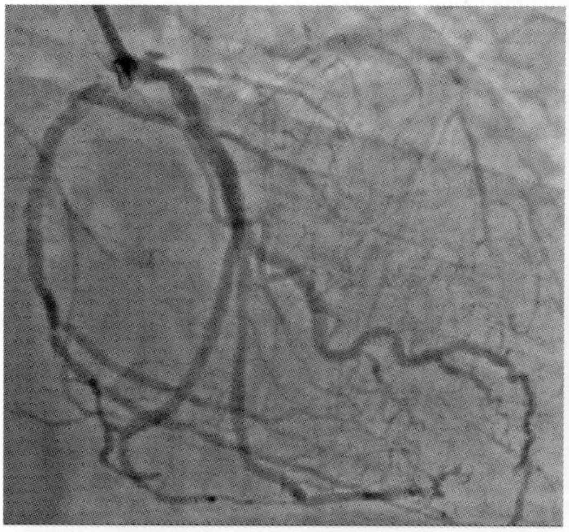

图 2-22　双侧冠状动脉造影

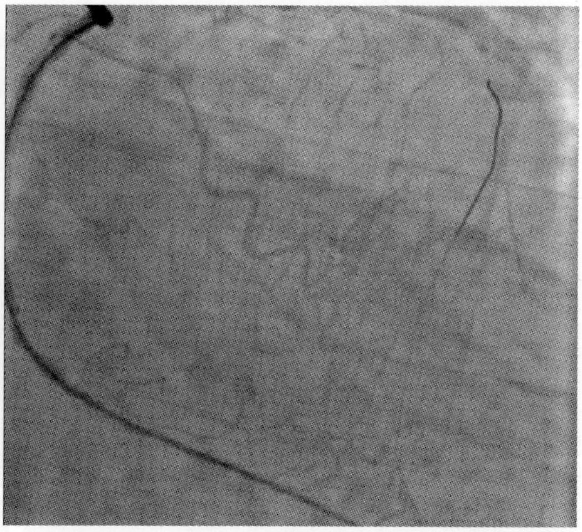

图 2-23　逆向导丝经间隔支进入前降支

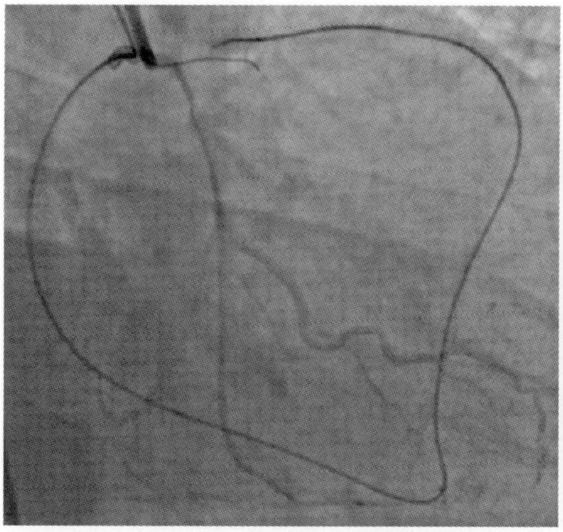

图 2-24　正向导丝未能通过闭塞段，正向导丝也进入假腔

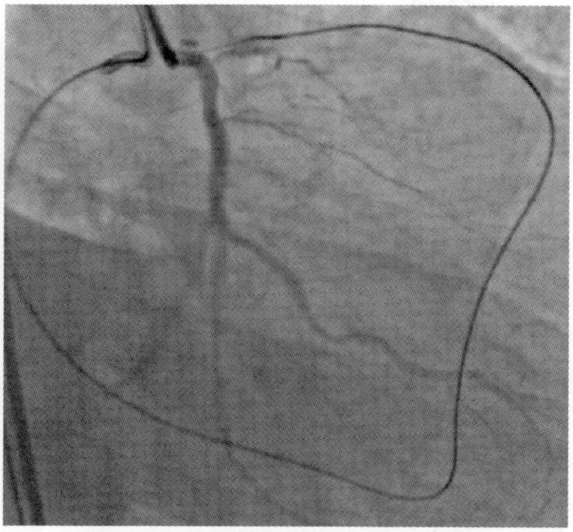

图 2-25　重新操作逆向导丝穿病变进入正向指引导管内

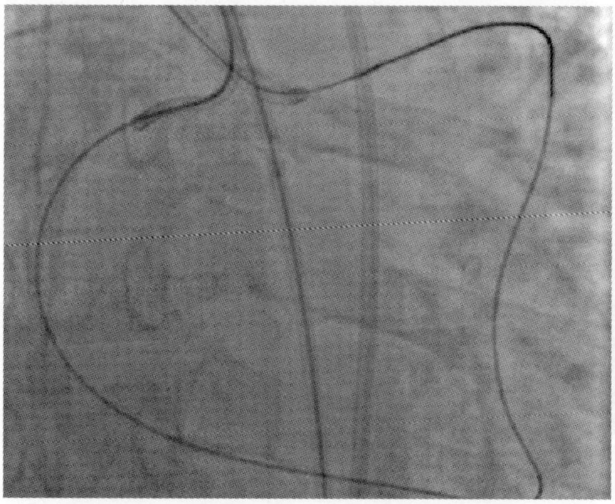

图 2-26　将微导管逆行送入左侧指引导管中，再于微导管内更换 RG3 导丝

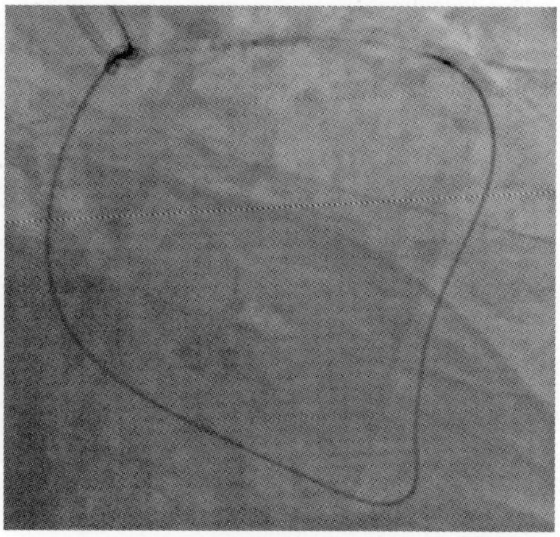

图 2-27　Ryujin1. 5 mm×15 mm 球囊扩张 LAD 近段病变

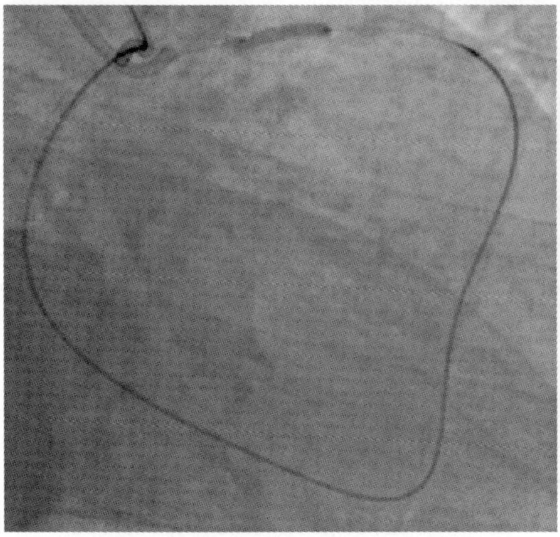
图 2-28　球囊扩张 LAD 近段病变

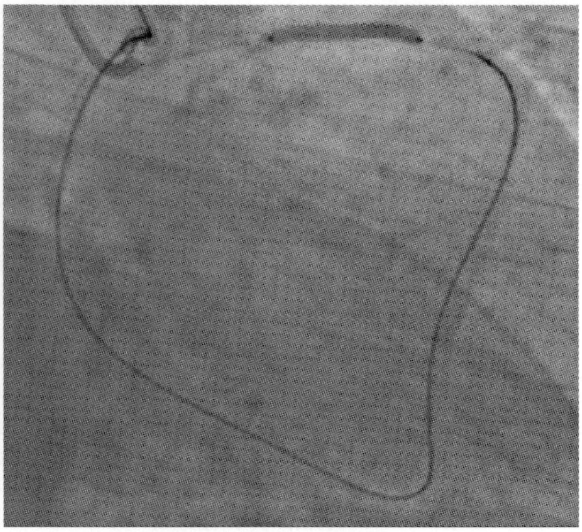
图 2-29　支架置入

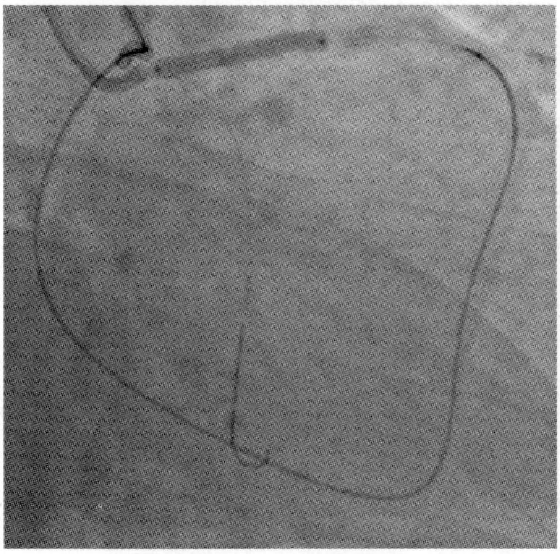
图 2-30　支架置入

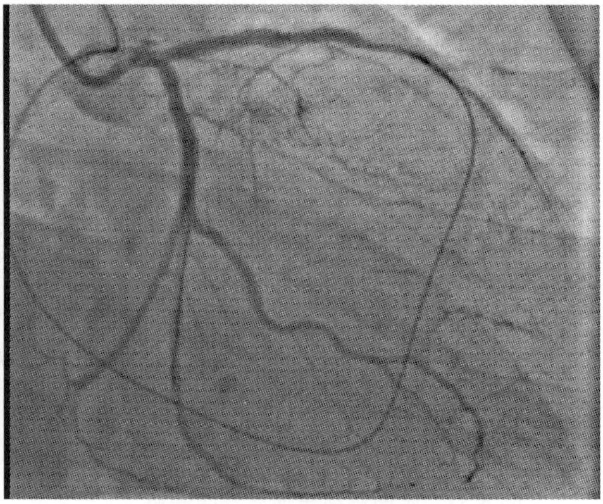
图 2-31　支架置入后造影

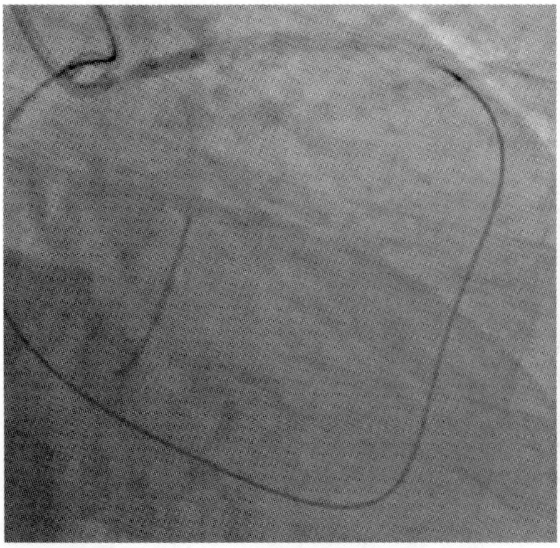
图 2-32　高压球囊后扩张

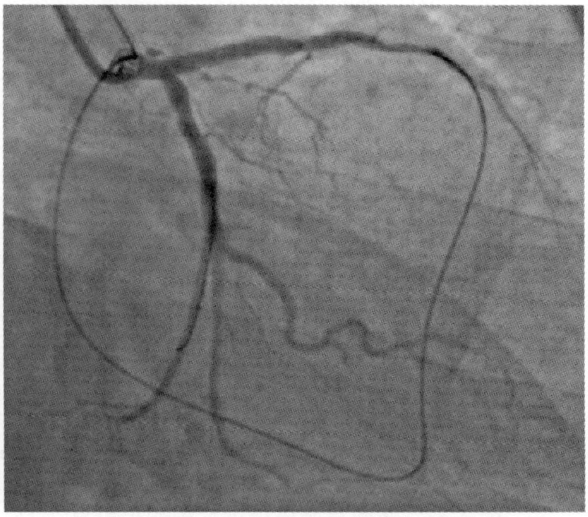
图 2-33　最终造影结果

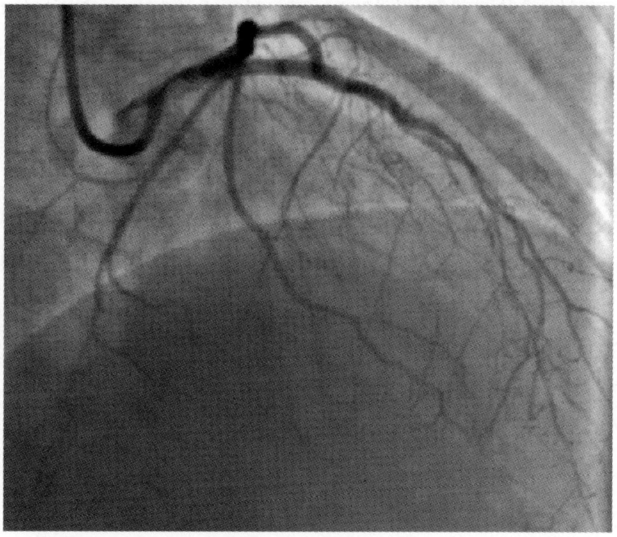

图 2-34　最终造影

（3）介入策略分析：该病例为前降支开口 CTO，第一次正向尝试失败，此次为逆向开通策略。对于开口处 CTO，由于常常找不到血管腔，正向操作成功的概率低，因此，可以首选逆向开通策略。在逆向导丝到达闭塞段远端时，如果不能通过病变，可以采用对吻导丝技术、CART 技术、STAR 技术，本例曾尝试对吻导丝失败，后重新操控逆向导丝通过病变，保证了手术的成功。逆向开通 CTO 技术需要一定的学习曲线，应从简单的操作开始学习，逐渐增加难度，以减少并发症，提高成功率。

（马根山　钱　琦）

参考文献

1. Warren RJ，Black AJ，Valentine PA，et al. Coronary angioplasty for chronic total occlusion reduces the need for subsequent coronary bypass surgery. Am Heart J，1990，120：270-274.
2. Biondi-Zoccai GG，Bollati M，Moretti C，et al. Retrograde percutaneous recanalization of coronary chronic total occlusions：Outcomes from 17 patients. Int J Cardiol，2008，130（1）：118-120.
3. OchiaiM，Ashida K，ArakiH，et al. The latestwire technique for chronic total occlusion [J]. Ital Heart J，2005，6（6）：489-493.
4. OzawaA. A new understanding of chronic total occlusion from a novel PCI technique that involves a retrograde approach to the right coronary artery via a septal branch and passing of the guidewire to a guiding catheter on the other side of the lesion [J]. CatheterCardiovasc Interv，2006，68（6）：907-913.

5. Noguchi T, Miyazaki MS, Morii I, et al. Percutaneous transluminal coronary angioplasty of chronic total occlusions. Determinants of primary success and long-term clinical outcome. Catheter Cardiovasc Interv, 2000, 49 (3): 258-264.
6. 葛均波，葛雷，钱菊英，等. 逆行导引钢丝技术治疗慢性闭塞病变 1 例. 中国介入心脏病学杂志，2006，14：55-56.
7. Stone GW, Colombo A, Teirstein PS, et al. Percutaneous Recanalization of Chronically Occluded Coronary Arteries: Procedural Techniques, Devices, and Results. Catheter Cardiovasc Interv, 2005, 66: 217-236.
8. Surmely JF, Tsuchikane E, Katoh O, et al. New Concept for CTO Recanalization Using Controlled Antegrade and Retrograde Subintimal Tracking: The CART Technique. J Invasive Cardiol, 2006, 18: 334-338.
9. Colombo A, Mikhail GW, Michev I, et al. Treating chronic total occlusions using subintimal tracking and reentry: the STAR technique. Catheter Cardiovasc Interv, 2005, 64 (4): 407-411; discussion 412.
10. Oesterle SN, Reifart N, Hayase M, et al. Catheter-based coronary bypass: a development update. Catheter Cardiovasc Interv, 2003, 58 (2): 212-218.
11. Stone G, Reifart N, Moussa I, et al. Percutaneous Recanalization of Chronically Occluded Coronary Arteries A Consensus Document (Part Ⅱ). Circulation, 2005, 112: 2530-2537.
12. Saito S, Tanaka S, Hiroe Y, et al. Angioplasty for chronic total occlusion by using tapered tip guidewires. Catheter Cardiovasc Interv, 2003, 59: 305-311.
13. Hoye A, van Domburg RT, Sonnenschein K, et al. Percutaneous coronary intervention for chronic total occlusions: the Thoraxcenter experience 1992-2002. Eur Heart J, 2005, 26 (24): 2630-2636.
14. Noguchi T, Miyazaki MD S, Morii I, et al. Percutaneous transluminal coronary angioplasty of chronic total occlusions. Determinants of primary success and long-term clinical outcome. Catheter Cardiovasc Interv, 2000, 49 (3): 258-264.

第三章　冠状动脉分叉病变的介入治疗

一、分叉病变的分型

目前文献记载的冠状动脉分叉病变分型方法包括：Duke 分型、Sanborn 分型、Safian 分型、Lefèvre 分型、Movahed 分型和 Medina 分型。由于前面几种分型方法都是采用固定的模式来对临床上众多的分叉病变进行分类，它们在某些方面非常类似，易混淆，不易记忆。为了克服这些分型方法的缺点，西班牙 Medina 医生提出了 Medina 分叉病变分型方法（图 3-1），由于其简单直观，因此很快得到众多心脏介入医生的认可。

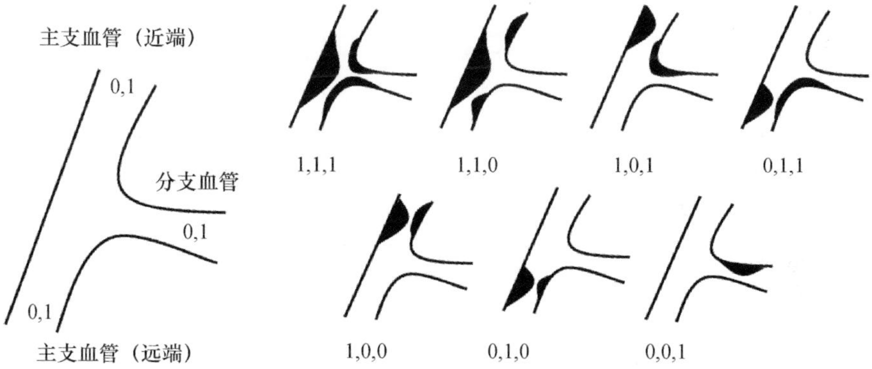

图 3-1　Medina 分叉病变分型

根据主支血管近端、远端和分支血管排序，有病变记为 1，无病变为 0。

二、分叉病变介入治疗技术的选择

关于分叉病变采用单支架或双支架的争论由来已久。金属裸支架时代的研究表明，使用双支架技术并没有给患者提供更多的益处。与之类似，在药物涂层支架时代，分叉病变使用双支架技术也未能提供更多的益处（表 3-1）。

基于众多研究结果，目前认为单支架术仍然是分叉病变介入治疗的主要方式。在临床实际工作中，如果主支血管置入支架后：①分支血管血流受到影响（TIMI＜3 级），②分支血管因斑块移位（铲雪效应）导致开口严重狭窄（＞90％），③分支血管有闭塞的可能，④分支血管出现 A 型以上的血管夹层，则应对分支血管进行扩张及最终球囊对吻术。如果分支血管在球囊扩张后出现：①分支血管闭塞（TIMI＝0 级或 1 级），②分支血管开口残余狭窄（＞70％），③分支血管有闭塞的可能，④分支血管出现 A 型以上的血管夹层时，则应对其置入支架（可采用 T 支架术、Reverse Crush 支架术、Culotte 支架术等）。

必须指出的是有些分叉病变必须置入两个支架。如何在不同的分叉病变中选择最佳的治疗技术，不同的术者、不同的中心有不同的经验。但是在这些经验中有一个非常显著的共同点：在进行分叉病变介入治疗之前，应尽可能根据分支血管的解剖特征确定所将要采取的支架术式。

我们认为在分叉病变介入技术的选择中，不要局限于某些分叉病变的分型方法而人为地把分叉病变的介入治疗更加复杂化：①由于目前大多数分叉病变的分型方法仅反映了斑块累及的部位，所以不建议仅仅根据某一分型方法来选择某一介入治疗技术；②可根据是否为真性分叉病变（例如 Lefèvre 分型中Ⅰ型分叉病变和 Medina 分型中 1,1,1、1,0,1、0,1,1 分叉病变）并结合主支和分支血管的角度、分支血管的直径及支配心肌范围选择比较合适的治疗技术；③如果分支血管直径较小（<2.5 mm），支配心肌范围不大，这时术者应首先选择单支架术而不是双支架术，仅仅保持分支血管通畅即可（keep it open，KIO）。采用 KIO 技术时，不预先对该分支血管进行扩张，于主支血管置入支架后，如果分支血管血流无受限，也不进行球囊对吻，仅仅放置一根保护性导引钢丝（图 3-2）。

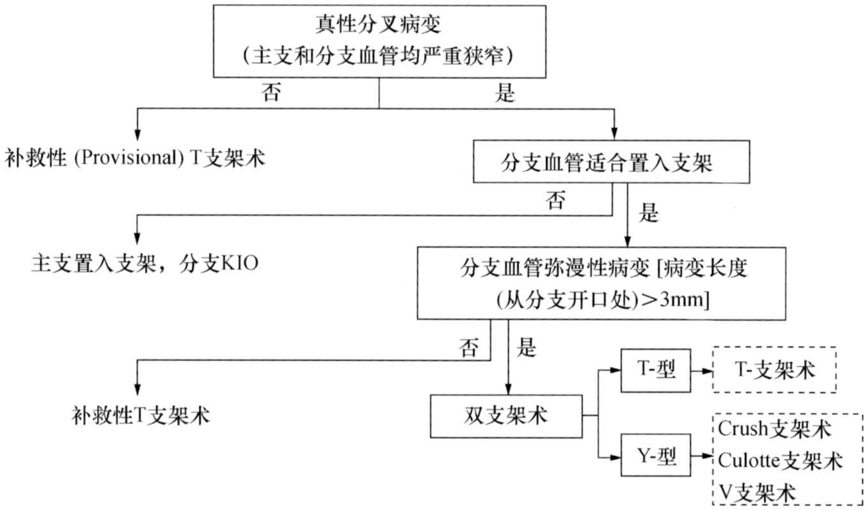

图 3-2　药物涂层支架治疗分叉病变策略

表 3-1　分叉病变置入药物涂层支架：单支架与双支架技术比较

研究名称（年份）	研究目的	例数	随访期	单支架组					双支架组						分支血管置入支架标准
				AFU（%）	再狭窄率（%）		TLR（%）	ST（%）	AFU（%）	再狭窄率（%）		TLR（%）	ST（%）	从单支架组至双支架组（%）	
					主支血管	分支血管				主支血管	分支血管				
Colombo（2004）	双支架与Provision T 支架术比较	85	6 个月	84.1	4.8	14.2	4.5	0	95.4	5.7	21.8	9.5	4.7	51.2	分支血管残余狭窄＞50%
Pan（2004）	双支架与 Provision T 支架术比较	91	6 个月	87	2.4	4.9	2.1	0	89	10.3	15.4	4.5	2.2	2.1	分支血管残余狭窄＞50%且 TIMI 血流＜3 级
NORDIC（Steigen，2006）	Crush、Culotte、Y 支架术与 Provision T 支架术比较	413	6 个月	72.9	4.6	19.2	1.9	0.5	75.7	5.1	11.5	1	0	4.3	分支血管扩张后 TIMI 血流＝0 级
BAD Krozinger（Ferenc，2007）	Reverse Crush 与 Provision T 支架术比较	202	12 个月	95	7.3	3.2	10.9	1.0	95	7.3	11.5	8.9	2.0	18.8	分支血管残余狭窄＞60%和（或）存在血流受限的夹层
CACTUS（Colombo，2009）	Crush 与 Provision T 支架术比较	350	6 个月	86	6.7	14.7	5.8	1.1	86	4.6	13.2	5.6	1.7	31	分支血管残余狭窄＞50%和（或）存在血流受限的夹层

AFU：冠状动脉造影随访；TLR：靶病变血运重建率；ST：支架内血栓。

三、如何选择不同的双支架技术

目前较多采用的双支架技术包括 T 支架术、Crush 支架术、V 支架术和 Culotte 支架术。如上所述，选择不同的双支架技术可根据下列条件来进行：①主支血管和分支血管之间的角度；②分叉病变近端血管有无病变；③分叉病变近端血管的直径（图 3-3）。

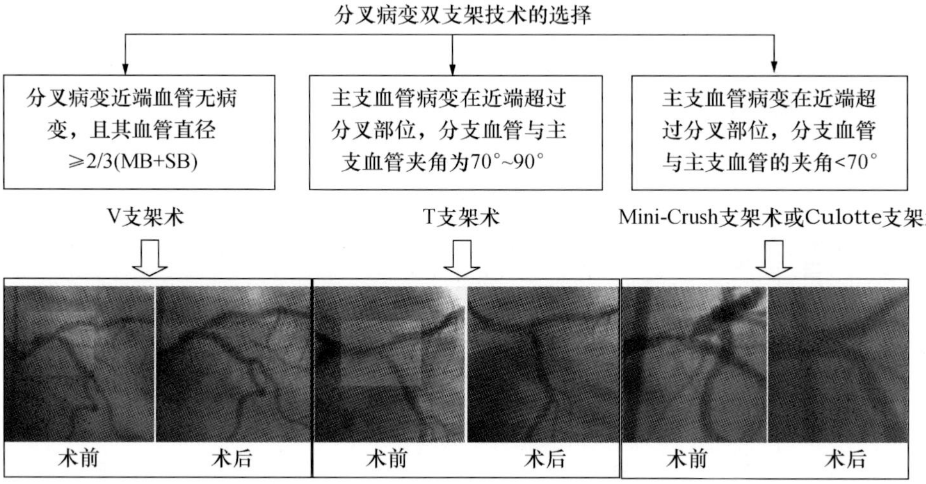

图 3-3　分叉病变双支架技术的选择

MB，主支血管；SB，分支血管（Colombo A. EuroPCR，2006）。

四、临床上常用的双支架技术

1. T 支架术

传统意义上的 T 支架术是指球囊分别预扩张主支血管和分支血管病变后，首先在主支血管内置入支架，交换导引钢丝后，球囊扩张支架侧孔及分支血管开口，然后通过主支支架侧孔在分支血管内置入支架（图 3-4）。经由主支支架侧孔在分支血管内置入支架有时会比较困难，为此有术者采用首先在分支血管内置入支架，尽可能使分支血管支架完全覆盖分支血管开口处病变，然后在主支血管内置入支架。为了预防分支血管支架突出于主支血管内，可在主支血管内放入球囊，以助于分支血管支架的定位（图 3-5）。由于第二种技术方法不需要交换导引钢丝，因此如果在球囊预扩张主支血管和分支血管病变后，分支血管出现夹层，建议术者先在分支血管内置入支架，以防采用第一种技术方法交换导引钢丝时，导引钢丝进入血管假腔，从而导致手术失败。

改良 T 支架术是指同时把支架放入主支血管和分支血管内，首先释放分支血管支架，然后撤出分支血管内的支架球囊和导引钢丝，再释然主支支架，经由主支支架侧孔放入导引钢丝至分支血管内，进行球囊对吻（图 3-6）。

（1）T 支架术的优点：与 Crush 技术相比，T 支架术的操作相对简单。与 V 支架术不同，T 支架术可以覆盖主支血管近段有病变的分叉病变。

（2）T 支架术的缺点：不能确保分支血管支架完全覆盖分支开口处病变。为避免此缺点同时提高最终球囊对吻的比例，有术者采用 TAP（T-stenting and small protrusion technique）技术（图 3-7），初期研究表明采用 TAP 技术，其 9 个月靶血管血运重建率（TVR）为 6.8%。

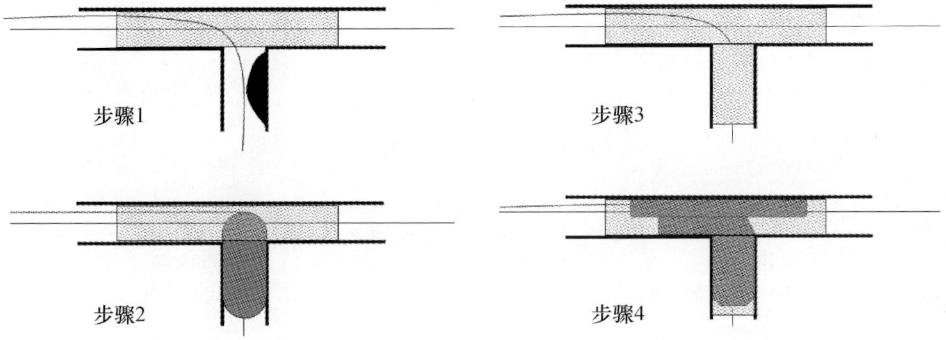

图 3-4　T 支架术示意图（1）　步骤 1：在主支血管内置入支架，分支血管内保留导引钢丝；步骤 2：交换导引钢丝后，经由主支支架侧孔球囊扩张分支血管开口；步骤 3：通过主支支架侧孔在分支血管内置入支架；步骤 4：最终球囊对吻。

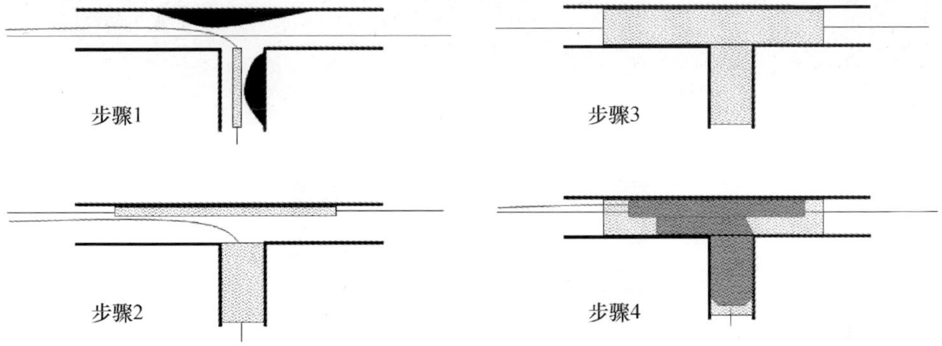

图 3-5　T 支架术示意图（2）　步骤 1：首先在分支血管内置入支架，精确定位，尽可能使分支血管支架完全覆盖分支血管开口处病变，此时可在主支血管内放入球囊以助于分支血管支架的定位；步骤 2：主支血管内支架定位；步骤 3：撤出分支血管内导引钢丝，释放主支血管内支架；步骤 4：最终球囊对吻。

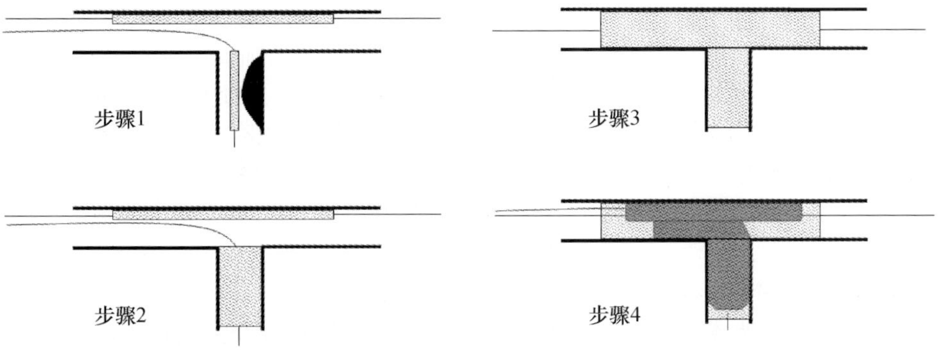

图 3-6　改良 T 支架术　步骤 1：同时把支架放入主支血管和分支血管内；步骤 2：首先释放分支血管支架；步骤 3：撤出分支血管内的支架、球囊和导引钢丝，然后释然主支支架；步骤 4：经由主支支架侧孔放入导引钢丝至分支血管内，进行最终球囊对吻术。

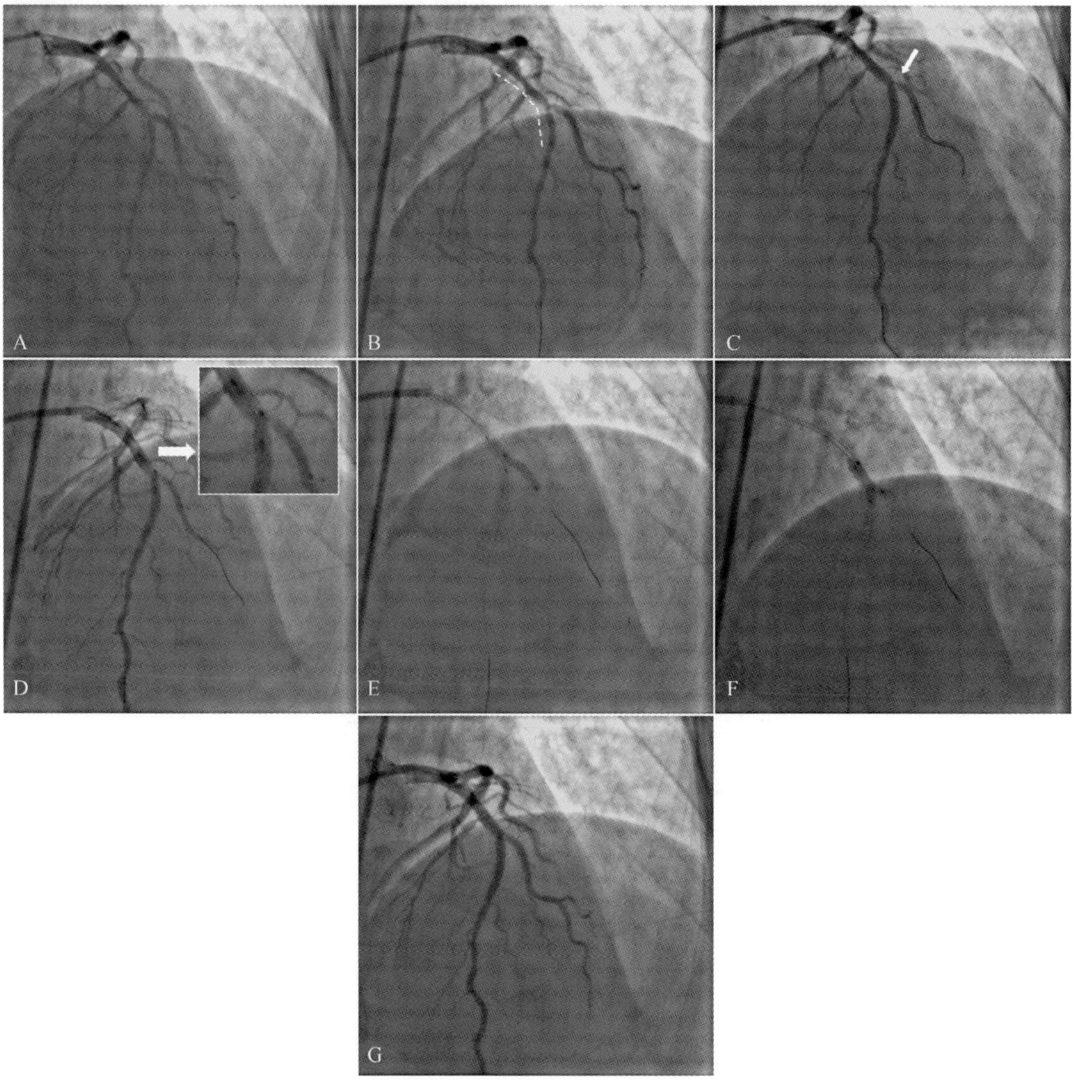

图 3-7 TAP 技术治疗前降支分叉病变 A. 前降支中段 80%狭窄，累及第一对角支开口，狭窄 70%；B. 在前降支和对角支内放入导引钢丝，预扩张前降支病变处，置入 Firebird 支架（3.0 mm×33 mm）（虚线处）；C. 以 14 atm 释放支架，造影提示对角支开口狭窄加重至 90%（箭头）；D. 交换导引钢丝，通过主支支架侧孔扩张对角支开口，然后采用 TAP 技术通过主支支架侧孔于对角支内放入 Firebird 支架（2.5 mm×13 mm），其近端约有 1 mm 突出于主支支架内，同时在主支血管的支架内放入 Maverick 球囊（3.0 mm×15 mm）；E. 以 14 atm 释放分支血管支架；F. 稍微回撤分支血管支架球囊，然后与主支支架内球囊进行对吻术（16 atm 及 12 atm）；G. 最终手术结果。

2. Crush 支架术

为了解决 T 支架术不能完全覆盖分支血管开口处病变的缺陷，Colombo 医生在 2002 年开始尝试 Crush 支架术，至 2004 年下半年，除经典 Crush 支架术外，Colombo 医生先后发明了 Inverse Crush、Reverse Crush 和 Step Crush 支架术。从那时起至今，Crush 技术已从单一的经典 Crush 支架术发展成为包括 Inverse Crush、Reverse Crush、

Step Crush、Mini Crush、Mini Crush with Double Kissing（Sleeve technique）等一系列技术。其中以 Reverse Crush 及 Mini Crush with Double Kissing 技术最为常用。初期研究表明，与 T 支架术相比，进行最终球囊对吻的 Crush 支架术可以显著降低分支开口再狭窄发生率（8.6%*vs*.26.5%，P=0.04）（图 3-8）。

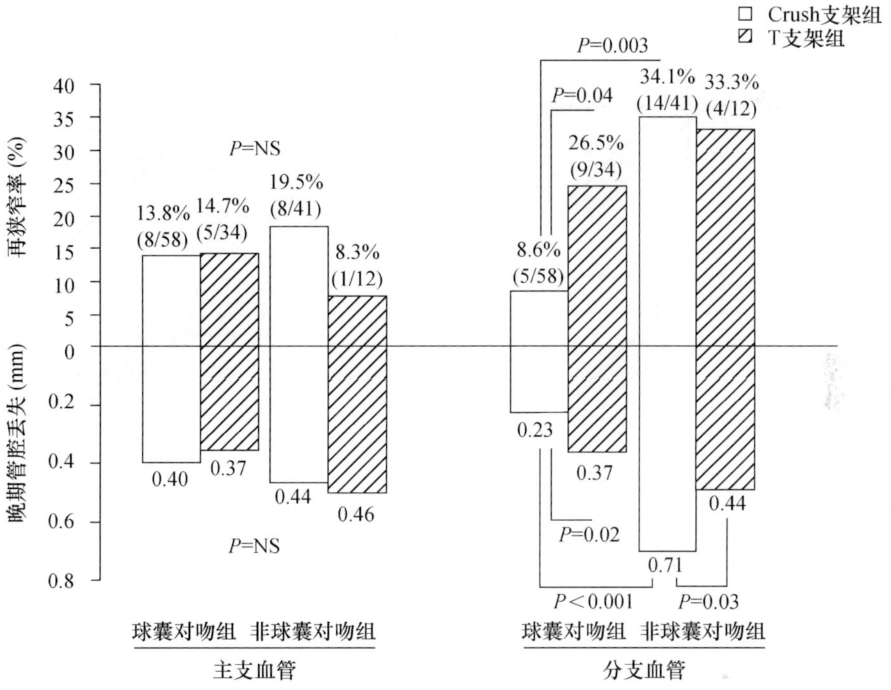

图 3-8 Crush 支架术与 T 支架术比较 NS，无统计学差异。

3. 经典 Crush 支架术

经典 Crush 技术如图 3-9 所示。精确定位主支血管和分支血管内支架，其中分支血管支架突出于主支血管内 3～4 mm，首先释放分支血管支架，撤出分支血管内的支架球囊和导引钢丝后释放主支血管支架，再次通过支架侧孔把导引钢丝放入分支血管内（我们通常采用 Runthrough NS、Runthrough hypercoat 导引钢丝，有时会使用 Pilot 50 导引钢丝或 Sion 导引钢丝），使用至少和分支血管支架直径一致的球囊高压扩张分支血管内的支架（12～16 atm），然后进行球囊对吻（主支球囊直径亦应和主支支架直径一致）（图 3-10），亦即“两步法”最终球囊对吻术。与“一步法”最终球囊对吻术相比，该方法可以使分支支架更好地覆盖分支血管开口，使分支开口处的残余狭窄由 53%降至 33%（图 3-11、图 3-12）。

在进行 Crush 技术时，最终球囊对吻技术对降低分支开口晚期管腔丢失和再狭窄率起到至关重要的作用（图 3-13），与未进行球囊对吻技术的患者相比，球囊对吻组其分支开口再狭窄率明显降低（11.1%*vs*.37.9%，P<0.001），9 个月临床随访发现，球囊对吻组患者靶病变血运重建率仅为 9.5%，明显低于未进行球囊对吻组患者（24.5%，P=0.008）。

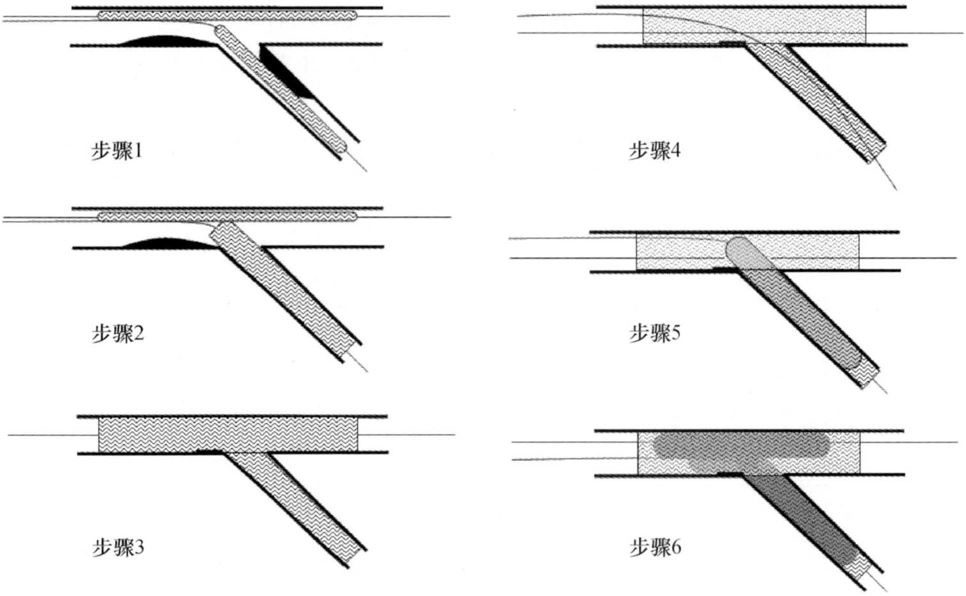

图 3-9　经典 Crush 支架术示意图　步骤 1：精确定位主支血管和分支血管内支架，其中分支血管支架突出于主支血管内 3～4 mm；步骤 2：首先释放分支血管支架；步骤 3：确认分支血管支架远端无夹层，撤出分支血管内的支架球囊和导引钢丝，然后释放主支血管支架；步骤 4：再次通过支架侧孔把导引钢丝放入分支血管内；步骤 5：使用至少和分支血管支架直径一致的球囊高压扩张分支血管支架（12～16 atm）；步骤 6：最终球囊对吻（主支球囊直径亦应和主支支架直径一致）。

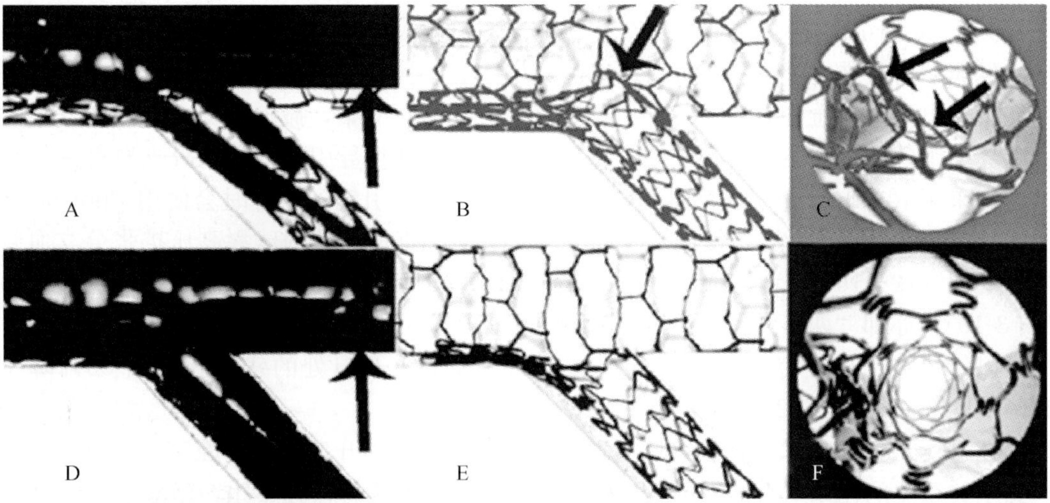

图 3-10　Crush 支架术最终球囊对吻技术　图 A-C. 使用较支架球囊直径小的球囊进行最终对吻时，分支血管支架节杆可能会部分突出于主支血管内（箭头处）；图 D-F. 使用和支架球囊直径一致的球囊进行最终对吻后，该现象即消失。

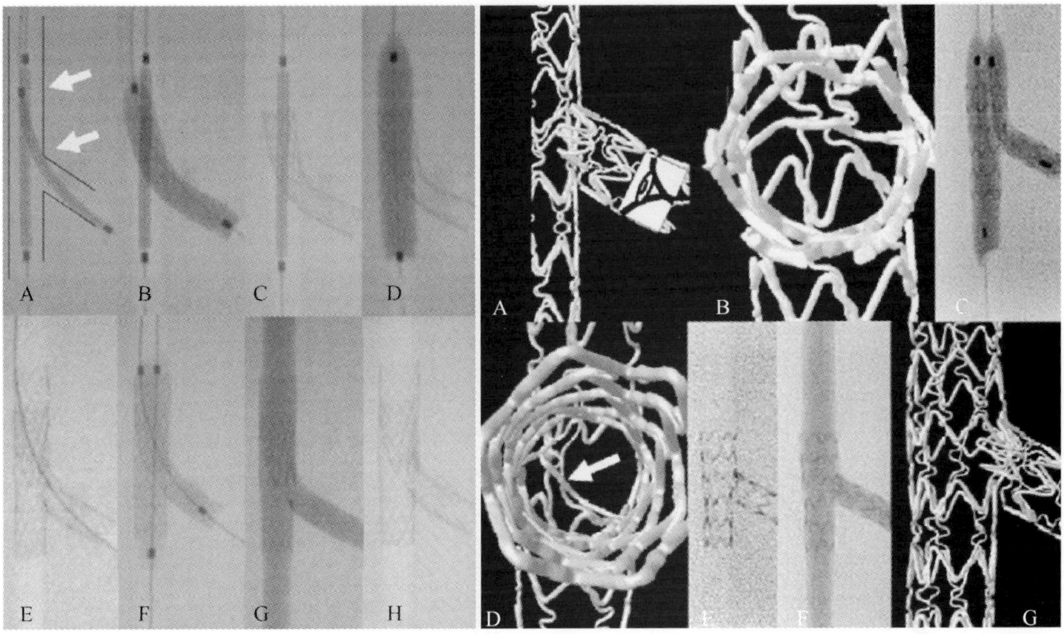

图 3-11 Crush 支架术“一步法”最终球囊对吻（体外实验） “一步法”球囊对吻术后，仍有部分支架节杆覆盖在分支血管开口，该现象无法通过冠状动脉造影发现。

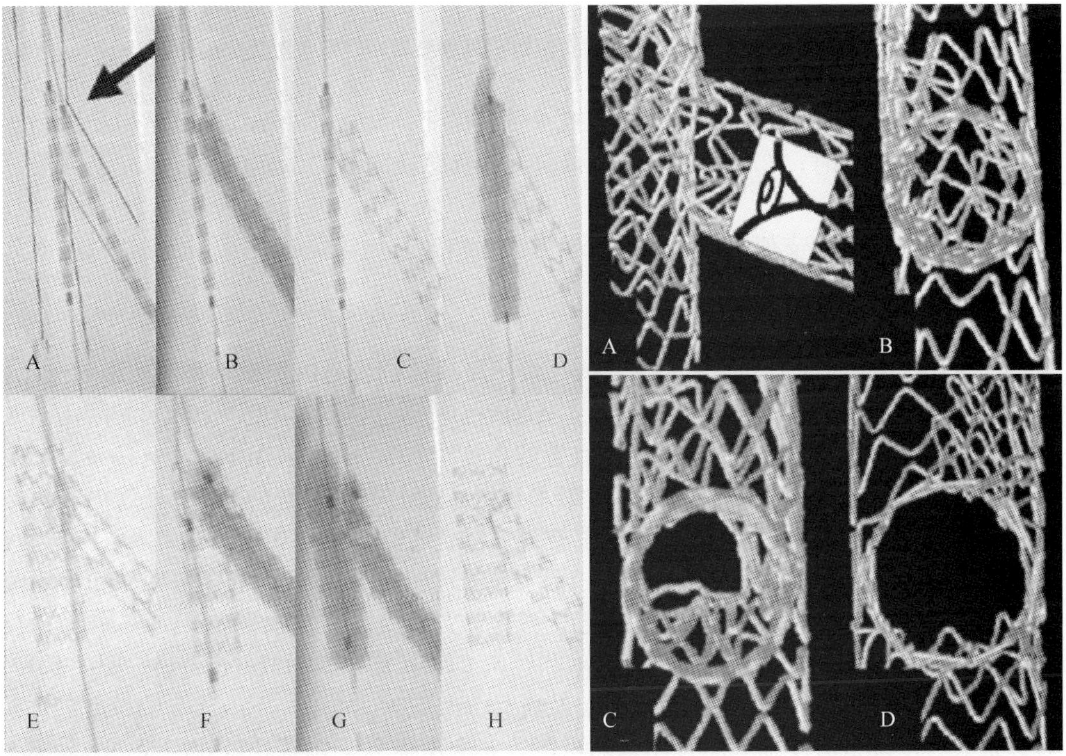

图 3-12 Crush 支架术“两步法”最终球囊对吻（体外实验） 球囊高压扩张分支血管支架（12～16 atm）后进行球囊对吻，可以使分支支架更好地覆盖分支开口，减轻分支开口处的残余狭窄。

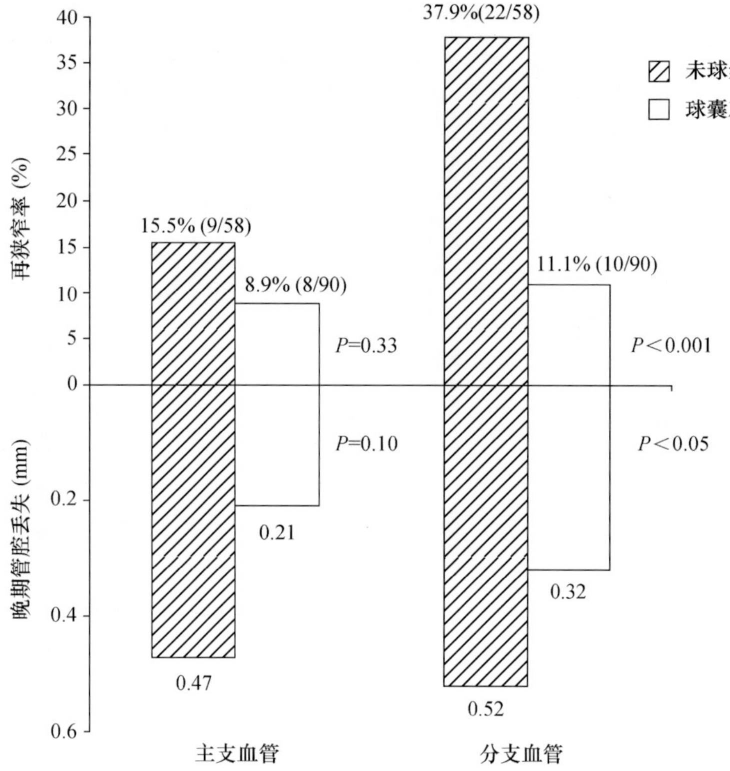

图 3-13　Crush 支架术最终球囊对吻对于再狭窄率和晚期管腔丢失的影响

（1）经典 Crush 支架术优点：①该技术可以保证分支血管通畅，尤其是当导引钢丝很难进入分支血管时；②最大程度上降低分支血管急性闭塞的可能；③可以完全覆盖分支血管开口处病变。

（2）经典 Crush 支架术缺点：有时导引钢丝和（或）球囊通过挤压的支架网进入分支血管较为困难，因而完成最终球囊对吻的比例不高。

4. Reverse Crush 支架术

当采用 Provision T 支架技术后，或是由于斑块移位或是由于血管夹层而影响血流，必须要在分支血管内置入支架时，如果主支血管和分支血管的角度＞70°，可采用 T 支架术（见上述），如果主支血管和分支血管的角度＜70°，则可采用 Reverse Crush 支架术或 Culotte 支架术。Reverse Crush 支架术是指通过主支支架侧孔在分支血管内放入支架（突出于主支血管内 2～3 mm），在该支架未释放之前，在主支血管支架内放入球囊，分支血管支架释放后，确认该支架远端无夹层，即撤出分支血管内的导引钢丝和支架球囊，然后主支血管支架内的球囊挤压突出于主支支架内的分支血管支架，其余步骤与 Crush 支架术“两步法”最终球囊对吻术和经典 Crush 支架术相似（图3-14、图 3-15）。

（1）Reverse Crush 支架术优点：与经典 Crush 支架术相似，Reverse Crush 支架术可以最大程度降低分支血管急性闭塞的可能，完全覆盖分支血管开口处病变，另外 Reverse Crush 支架术可以通过 6F 指引导管进行。

（2）Reverse Crush 支架术缺点：与经典 Crush 支架术相似，完成最终球囊对吻术可能有一定的困难。

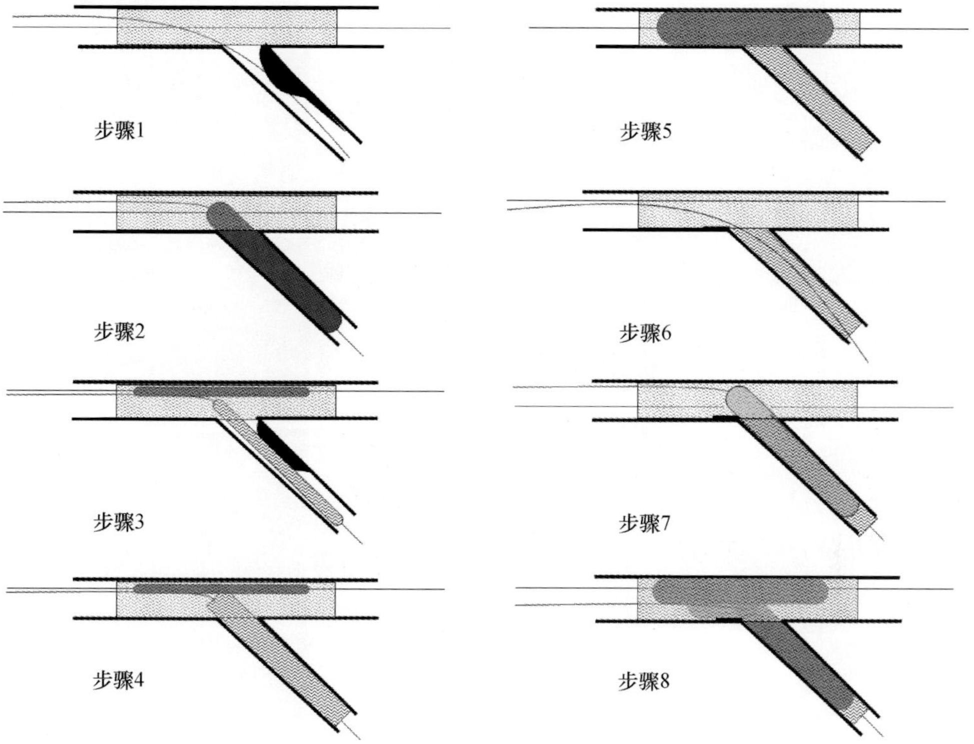

图 3-14　Reverse Crush 支架术示意图　步骤 1：主支血管内置入支架；步骤 2：交换导引钢丝，球囊扩张主支支架侧孔和分支血管近段；步骤 3：通过主支支架侧孔在分支血管内放入支架（突出于主支血管内 2～3 mm），在该支架未释放之前，在主支血管支架内放入球囊；步骤 4：释放分支血管支架；步骤 5：确认分支血管支架远端无夹层，撤出分支血管内的支架球囊和导引钢丝，然后高压（>12 atm）充盈主支血管支架内球囊；步骤 6：再次通过支架侧孔把导引钢丝放入分支血管内；步骤 7：使用至少和分支血管支架直径一致的球囊高压扩张分支血管支架（12～16 atm）；步骤 8：最终球囊对吻（主支球囊直径亦应和主支支架直径一致）。

5. Step Crush 支架术

与经典 Crush 支架术不同，Step Crush 支架术是首先在分支血管内放入支架（突出于主支血管内 2～3 mm），在该支架未释放之前，在主支血管内放入球囊，分支血管支架释放后，确认该支架远端无夹层，即撤出分支血管内的导引钢丝和支架球囊，主支血管内的球囊挤压分支血管支架的突出部分，然后在主支血管内置入支架，其余步骤和经典 Crush 支架术相似（图 3-16）。

Step Crush 支架术优点：与经典 Crush 支架术相似，Step Crush 支架术可以降低主支血管和分支血管闭塞的可能，完全覆盖分支血管开口处病变。除此之外，Step Crush 支架术可以通过 6F 的指引导管进行，适用于桡动脉路径介入治疗。

Step Crush 支架术缺点：与经典 Crush 支架术相似，完成最终球囊对吻术可能有一定的困难。如果主支血管内的球囊挤压分支血管支架突出部分不充分，主支血管支架通过可能有一定的困难。

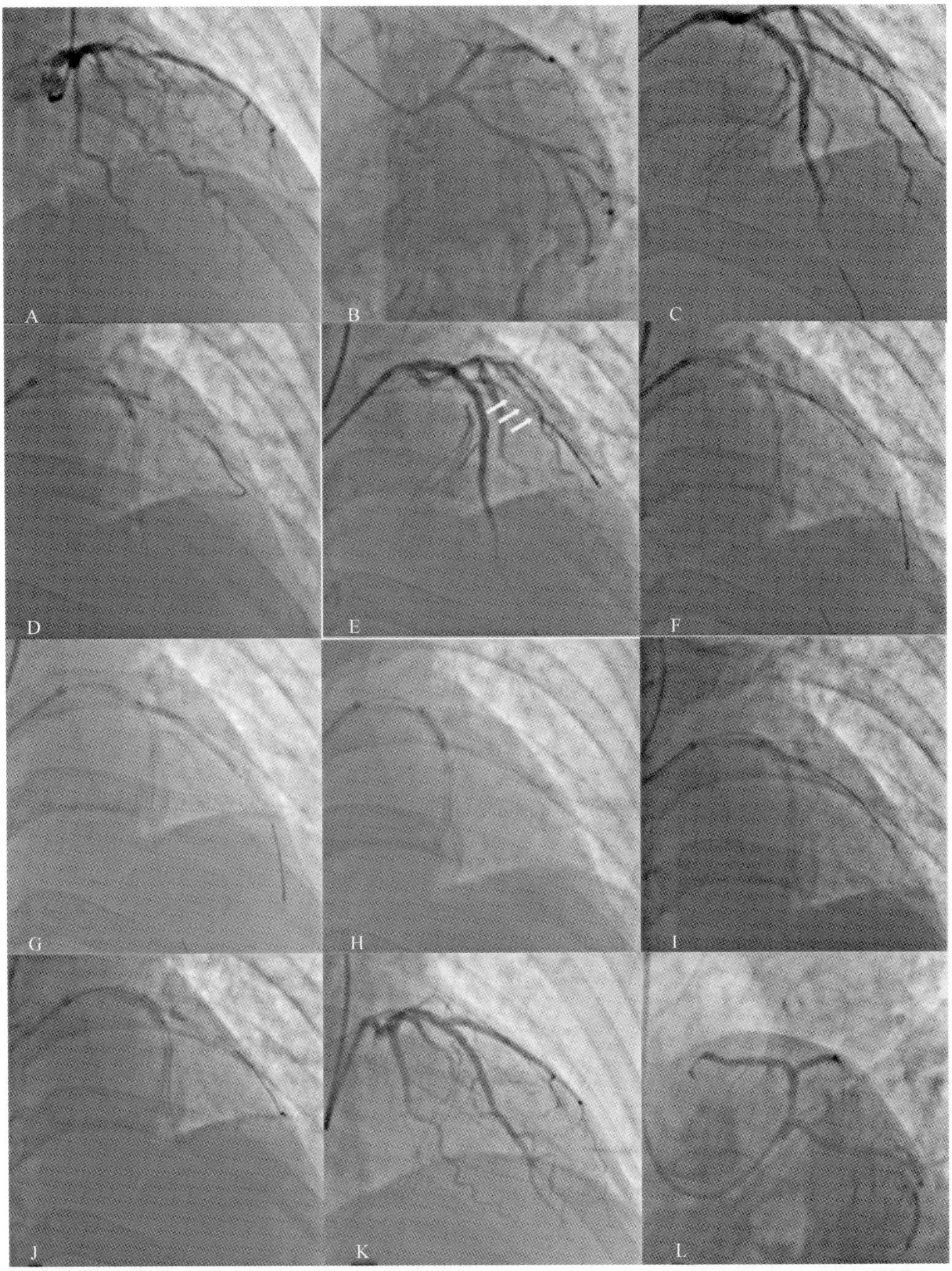

图 3-15　Reverse Crush 支架术治疗前降支中段分叉病变　A，B. 前降支中段完全闭塞，第一对角支近端 80%狭窄；C. Crosswire NT 导引钢丝通过闭塞病变，Runthrough 导引钢丝置于对角支内，球囊预扩张前降支后于前降支中段置入 Excel 支架（3.0 mm×36 mm）；D. 重置对角支导引钢丝后，前降支内使用 Quantum 3.0 mm×12 mm 球囊以 16～20 atm扩张前降支支架，然后与对角支内 Sprinter 2.5 mm×15 mm 球囊进行对吻术；E. 对角支近中段形成螺旋夹层，TIMI 1 级（箭头所示）；F，G. 采用 Reverse Crush 技术：前降支支架内预置 Quantum 3.0 mm×12 mm 球囊，通过该支架侧孔于对角支内置入 Excel 2.5 mm×36 mm 支架，该支架突出于前降支血管内 2 mm；H. 确认对角支支架远端无夹层后，撤出对角支内的支架球囊和导引钢丝，然后以 14 atm 充盈前降支内预置球囊；I. 重置第一对角支导引钢丝，使用 Sprinter 2.5 mm×15 mm 球囊以 16 atm 扩张对角支支架侧孔；J. Quantum 球囊（3.0 mm×12 mm）与 Sprinter 球囊（2.5 mm×15 mm）以 12 atm 进行最终球囊对吻术；K，L. 最终手术结果。

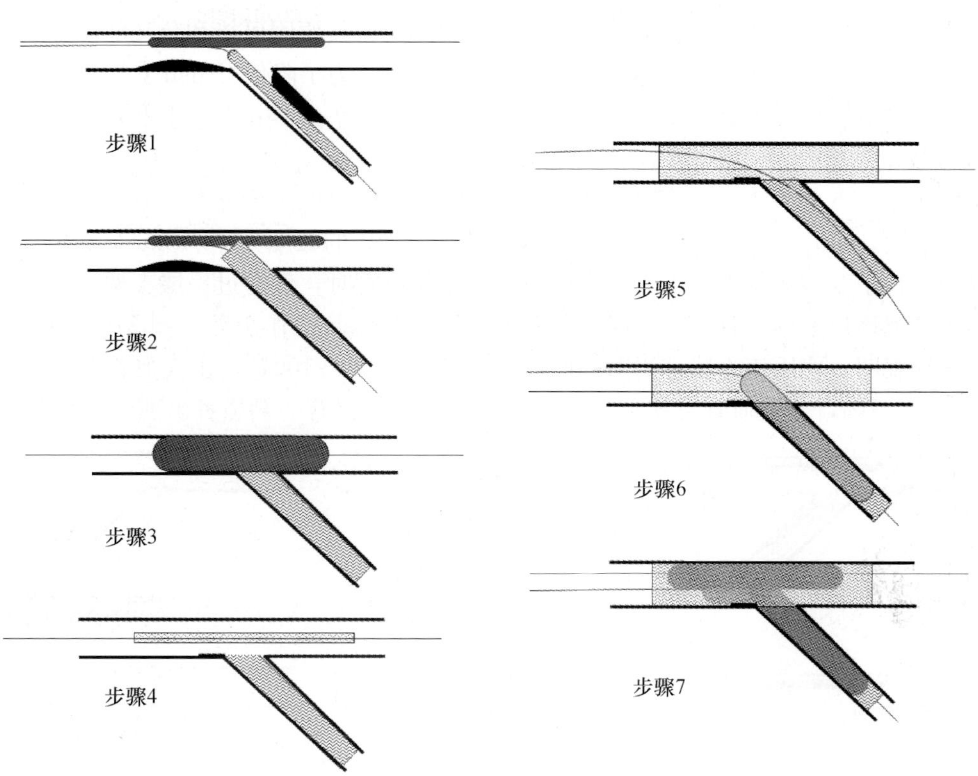

图 3-16 Step Crush 支架术示意图 步骤 1：首先在分支血管内放入支架（突出于主支血管内 2～3 mm），在该支架未释放之前，在主支血管内放入球囊；步骤 2：释放分支血管支架；步骤 3：确认分支血管支架远端无夹层，撤出分支血管内的导引钢丝和支架球囊，主支血管内的球囊挤压（>12 atm）分支血管支架的突出部分；步骤 4：在主支血管内置入支架；步骤 5：再次通过支架侧孔把导引钢丝放入分支血管内；步骤 6：使用至少和分支血管支架直径一致的球囊高压扩张分支血管支架（12～16 atm）；步骤 7：最终球囊对吻（主支球囊直径亦应和主支支架直径一致）。

6. Mini Crush 和双对吻（Double Kissing，DK）支架术

无法对所有的患者进行最终球囊对吻是 Crush 支架术共同的缺点。为了提高 Crush 支架术最终球囊对吻率，陈绍良教授提出了双对吻 Crush 支架术（DK-Crush 支架术）。与经典 Crush 支架术相比，DK-Crush 支架术可以使最终球囊对吻概率由 70%提高至 97%～100%，因而也进一步改善了 Crush 支架术的长期临床疗效（表 3-2）。

表 3-2 经典 Crush 支架术和 DK-Crush 支架术 2 年临床疗效比较

	经典 Crush 支架术（n=107）	DK-Crush 支架术（n=105）	P 值
心源性死亡	2（1.9%）	2（1.9%）	0.985
心肌梗死	5（4.7%）	5（4.8%）	0.976
靶病变血运重建率	25（23.4%）	12（11.4%）	0.022
靶血管血运重建率	26（24.3%）	14（13.3%）	0.041
支架内血栓	4（3.7%）	2（1.9%）	0.421
累计严重心脏不良事件	32（29.9%）	19（18.1%）	0.044

Crush 支架术支架内血栓发生率为 2.8%～4.3%，其原因可能和分叉部位金属重叠部分较多、分支开口部位支架不均匀扩张等因素有关。为了降低 Crush 支架术后支架内血栓发生率，同时为了进一步提高最终球囊对吻的成功率，Mini Crush 和双对吻支架术应运而生。

Mini Crush 和双对吻支架术的操作步骤类似于 Step Crush 技术，但与 Step Crush 支架术不同，Mini Crush 和双对吻支架术分支支架受压的长度为 1～2 mm，在整个操作过程中进行了双对吻技术。因为每次球囊进入分支血管时，仅通过一层支架网孔，因此有学者又把该技术称为袖套（Sleeve）技术，Mini Crush 操作步骤见图 3-17、图 3-18。初步研究表明，使用该方法球囊对吻的成功率高达 96%～100%，主支血管再狭窄率为 4.7%～12.2%，分支血管再狭窄率为 2.0%～2.4%，仅有一例患者出现亚急性血栓。

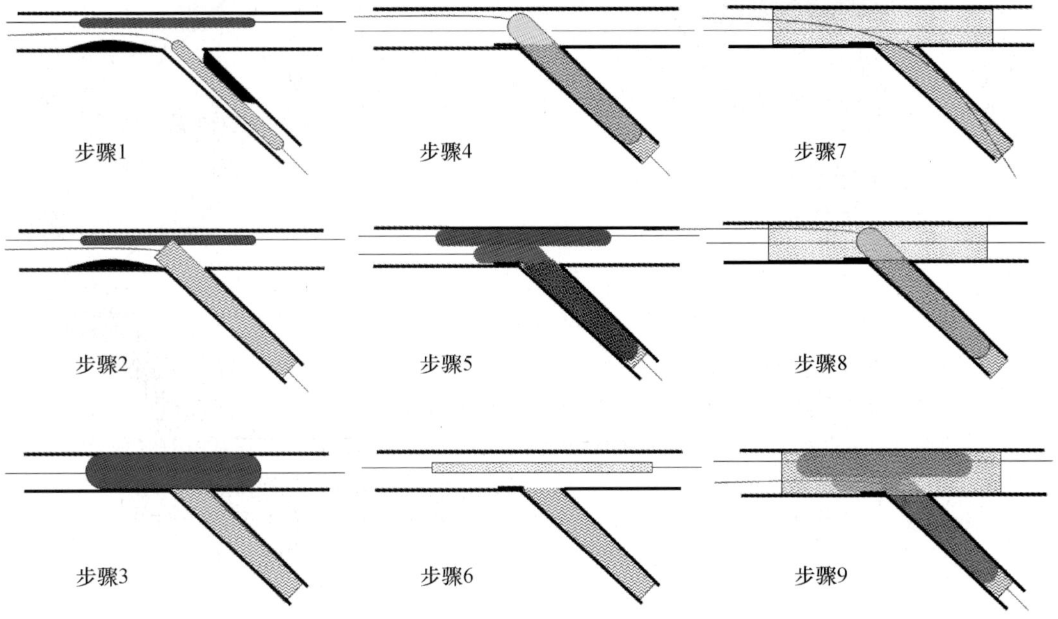

图 3-17 Mini Crush 和双对吻支架术（袖套技术）操作示意图 步骤 1：分支血管内置入支架，其近端突出于主支管腔内 1～2 mm，主支血管内预留球囊；步骤 2：释放分支血管内的支架；步骤 3：撤出分支血管内的支架球囊和导引钢丝，使用主支血管内的球囊高压扩张挤压突出于主支血管内的分支血管支架，撤出分支血管导引钢丝之前，必须确保分支血管支架远端无夹层；步骤 4：再次在分支血管内放置导引钢丝，高压扩张分支血管支架（12～16 atm）；步骤 5：第一次球囊对吻；步骤 6：撤出分支血管的导引钢丝，于主支血管内放入支架并释放；步骤 7：再次在分支血管内放入导引钢丝；步骤 8：重复进行“两步法”，先高压扩张分支血管支架；步骤 9：最终球囊对吻术。

（1）Mini Crush 和双对吻 Crush 支架术优点：提高最终球囊对吻成功率，减少球囊的使用量和对比剂用量，与经典 Crush 支架术相比，该技术进一步改善了其长期临床疗效。

（2）Mini Crush 和双对吻 Crush 支架术缺点：类似于 Step Crush 支架术，如果主支血管内的球囊挤压分支血管支架突出部分不充分，送入主支血管支架时可能有一定的困难。

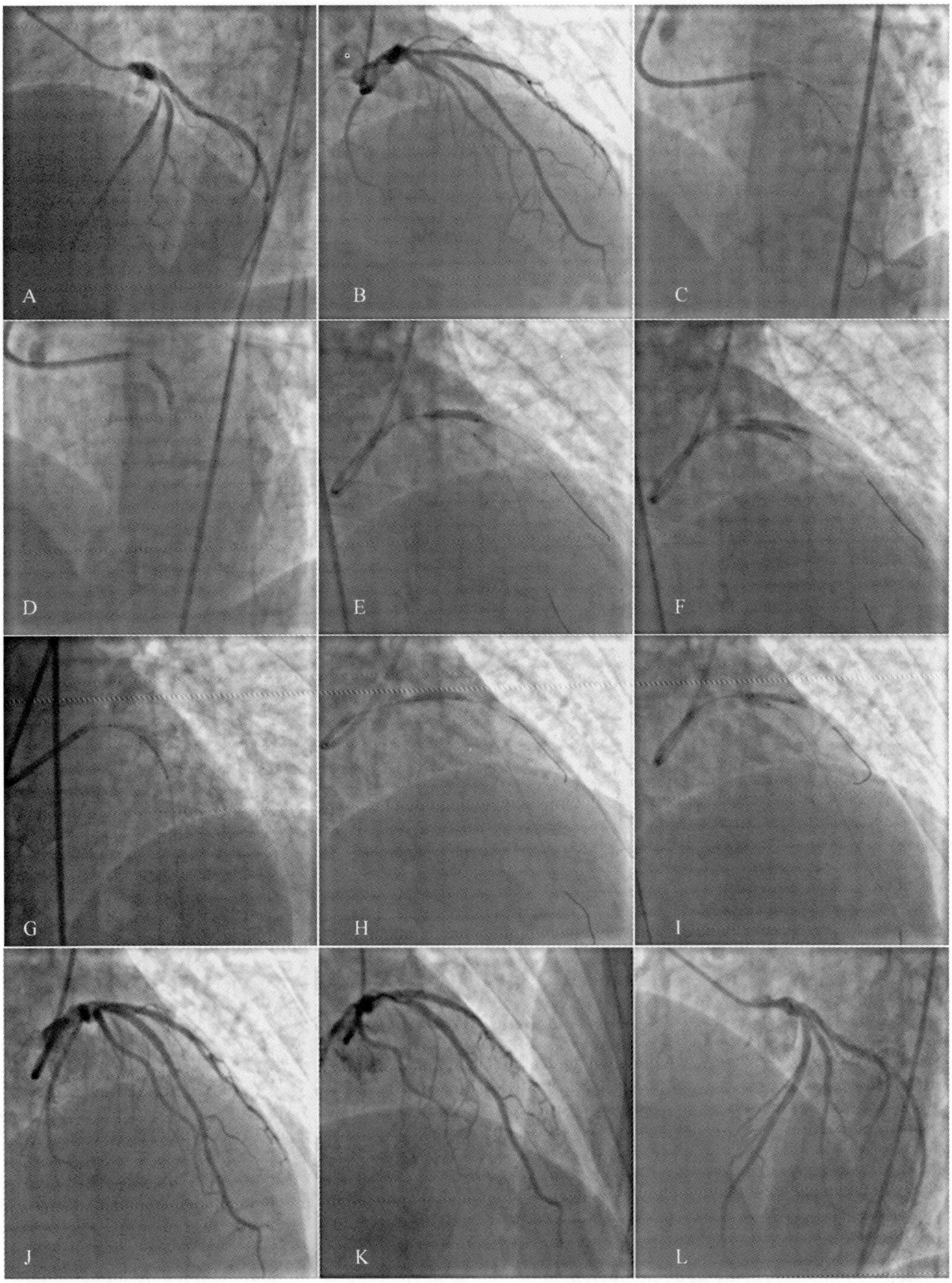

图 3-18 Mini Crush 支架术和双对吻 Crush 技术治疗前降支分叉病变及 8 个月临床随访结果 A，B. 前降支近中段 90％狭窄，第一对角支近端 80％狭窄；C. Runthrough 和 Rinato 导引钢丝置于前降支和对角支内，用球囊预扩张前降支和对角支病变后，第一对角支内置入 Excel 支架（2.5 mm×14 mm），支架近端约 2 mm 突出于前降支内，同时 Maverick 球囊（2.5 mm×15 mm）预置在前降支内，该球囊完全覆盖突出于前降支内的对角支支架；D. 释放对角支支架后，确认支架远端无夹层，即撤出对角支内导引钢丝，用 Maverick 球囊（2.5 mm×15 mm）14 atm挤压突出于前降支内的对角支支架；E. 通过支架侧孔重置导引钢丝于对角支内，Maverick 球囊（2.5 mm×15 mm）16 atm 扩张对角支支架；F. Maverick 球囊与 Excel 支架球囊以 12 atm 进行第一次球囊对吻术；G. 撤出对角支内的导引钢丝，于前降支内置入 Excel 3.0 mm×24 mm 支架（16 atm）；H. 再次通过支架侧孔重置导引钢丝于对角支内，Maverick 球囊（2.5 mm×15 mm）以 16 atm 扩张对角支支架；I. Quantum 球囊（3.0 mm×8 mm）与 Maverick 球囊（2.5 mm×15 mm）以 12 atm 进行第二次球囊对吻术；J. 最终手术结果；K，L. 8 个月冠状动脉造影随访结果。

7. V 支架术和对吻支架术（simultaneous kissing stents，SKS）

V 支架术是指在主支血管和分支血管内同时放入支架，两支架的近端在主支血管内互相接触，呈 V 字形（图 3-19），如果两支架互相接触部分较长（通常超过 5 mm），则称为对吻支架术（图 3-20）。V 支架术通常用于分叉病变近段血管无病变，且其血管直径>2/3（主支血管直径+分支血管直径），例如左主干分叉病变的介入治疗中，如果左主干近段血管无病变，前降支和回旋支的角度<90°时，则可采用 V 支架术。

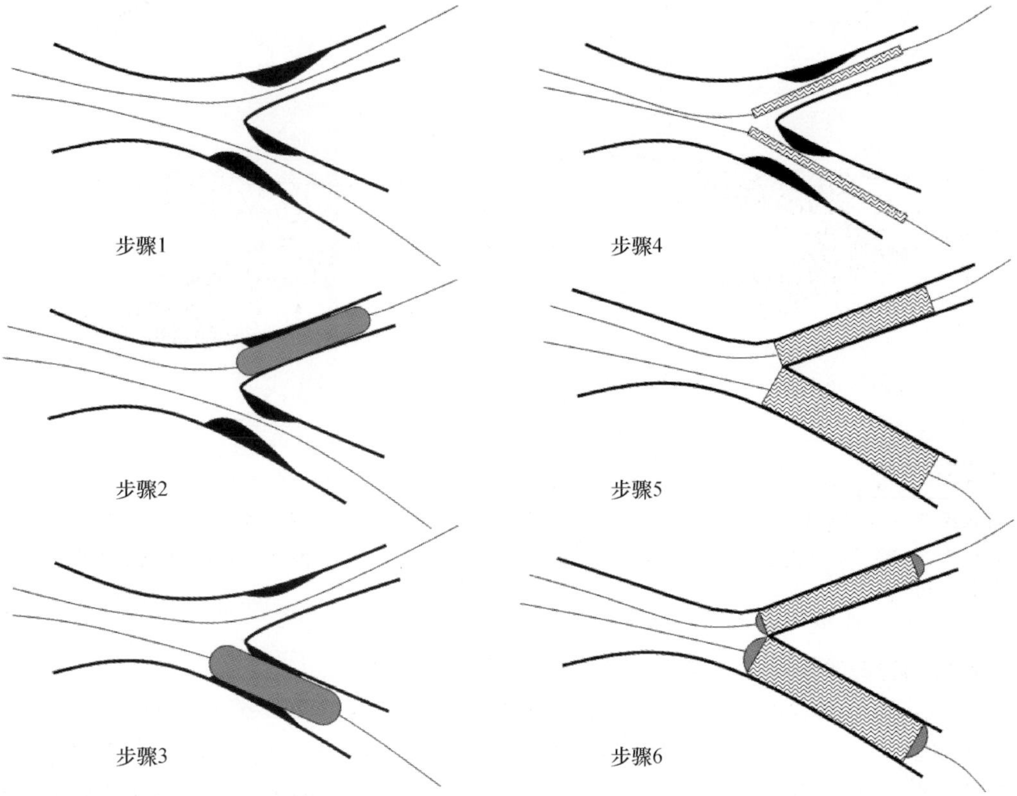

图 3-19　V 支架术示意图　步骤 1 至 3：主支血管和分支血管内分别放入导引钢丝，应用球囊预扩张主支血管和分支血管；步骤 4：主支血管和分支血管内放入支架，两支架顶端接触部分较短，呈“V”字形；步骤 5：分别释放主支血管和分支血管内支架；步骤 6：最终球囊对吻。

（1）V 支架术的优点：V 支架术操作相对比较简便，可以在较短的时间内完成手术，较少导致患者出现血流动力学不稳定状态；该技术可以确保主支血管和分支血管不会闭塞。另外，当进行最终球囊对吻时，V 支架术不需要重置导引钢丝和通过支架侧孔送入球囊。

（2）V 支架术的缺点：该技术需要通过 7F 指引导管进行，因此不太适用于经桡动脉介入治疗；V 支架术后形成新的“管嵴”，有可能对冠状动脉血流产生影响，导致再狭窄或支架内血栓，最近荷兰一项小样本研究发现，使用 V 支架术后 30 天内三例患者死亡，另有两例患者明确发生了支架内血栓；V 支架术后有可能导致近端主支血管过度扩张，部分患者可能出现血管夹层，此时如果需要在“V 支架”的近端置入第三个支

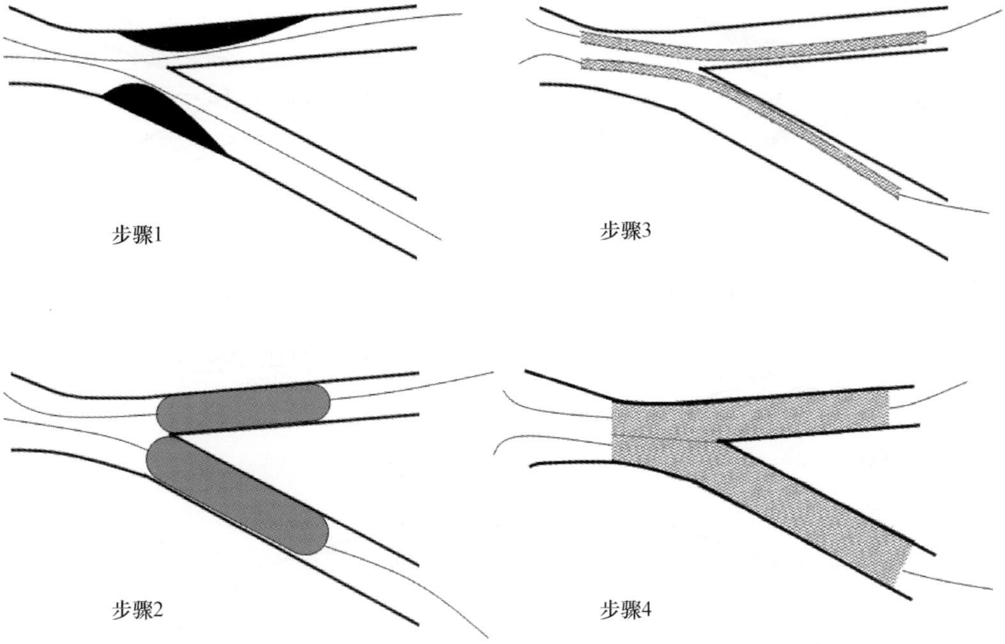

图 3-20 SKS 支架术示意图 步骤 1：主支血管和分支血管内分别放入导引钢丝；步骤 2：用球囊预扩张主支血管和分支血管，为防止斑块移位，也可进行球囊对吻扩张；步骤 3：主支血管和分支血管内放入支架，两支架顶端接触部分较长，超过 5 mm；步骤 4：同时释放主支血管和分支血管内支架。

架，则很难避免第三个支架与“V 支架”之间存在空隙。

8. Y 支架术和裙裤（skirt）支架术（图 3-21、图 3-22）

V 支架术后，如果分叉病变的近端血管出现夹层或者斑块移位，需要在近端置入第三个支架时，可以采用 Y 支架术。在置入第三个支架时，可以把该支架预装在两个球囊之上，然后同时充盈两个球囊释放支架。也可以通过常规方法释放支架，然后进行最终球囊对吻（图 3-21）。

（1）Y 支架术优点：采用该技术可以确保两支血管通畅。

（2）Y 支架术缺点：Y 支架术最大的缺点就是需要手工把支架预装在两个球囊上。当使用药物涂层支架时，该操作有可能损害药物涂层支架的涂层。除此之外，采用 Y 支架术时，很难避免近端支架与远端两个支架之间存在空隙。

9. Culotte 支架术

为了完全覆盖分支血管病变，术者除了采用 Crush 技术之外，还可采用 Culotte 支架术。采用该技术时，通常首先在角度较大的血管内释放支架，然后通过该支架的侧孔放入导引钢丝，用球囊扩张该支架侧孔后，在另一支血管内置入支架，然后进行最终球囊对吻（图 3-23、图 3-24）。

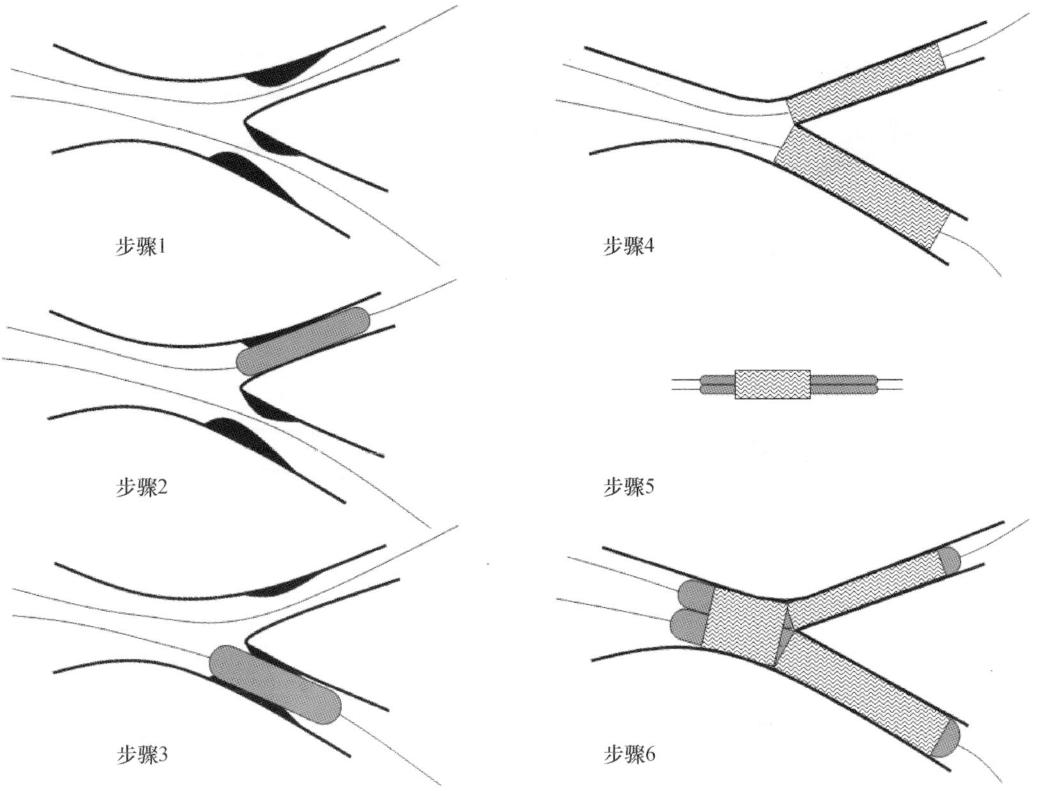

图 3-21　Y 支架术示意图　步骤 1 至 3：主支血管和分支血管内分别放入导引钢丝，球囊预扩张主支血管和分支血管；步骤 4：主支血管和分支血管内放入支架，分别或者同时释放两支架；步骤 5：分叉病变的近端血管出现夹层或者斑块移位，需要在近端置入第三个支架时，把该支架预装在两个球囊之上；步骤 6：充盈两个球囊释放支架。

（1）Culotte 支架术优点：该技术可通过 6F 指引导管进行，确保完全覆盖分支血管病变，适用于大部分真性分叉病变。

（2）Culotte 支架术缺点：类似 Crush 支架术，Culotte 支架术在分叉病变近端的血管金属比例较高。通过支架侧孔重置导引钢丝和置入支架时可能比较困难。当分叉病变的角度较大时（>75°），不宜使用 Culotte 支架术，研究表明，分叉病变的角度每增加 10°，预测该技术的界定再狭窄率的 OR 为 1.53（$P<0.03$）。

为了获得最佳的治疗效果，降低支架内血栓的风险，减少支架对冠状动脉血流的影响，同时有利于药物的最佳释放，分叉病变治疗时所使用的支架的单元周长应至少和分支血管开口部位的周长一致。研究表明，分支血管开口部位的周长和分支血管的直径及主支血管和分支血管的夹角有关。随着主支血管和分支血管夹角的增大，分支血管开口的周长逐渐变小（图 3-25）。体外测量显示，目前最大单元周长和直径的药物涂层支架为 Endeavor 支架（表 3-3）。分叉病变介入治疗（尤其是采用 Culotte 支架术）选择支架时，应当考虑到支架单元周长和分支血管开口周长之间的关系（图 3-26、图 3-27）。

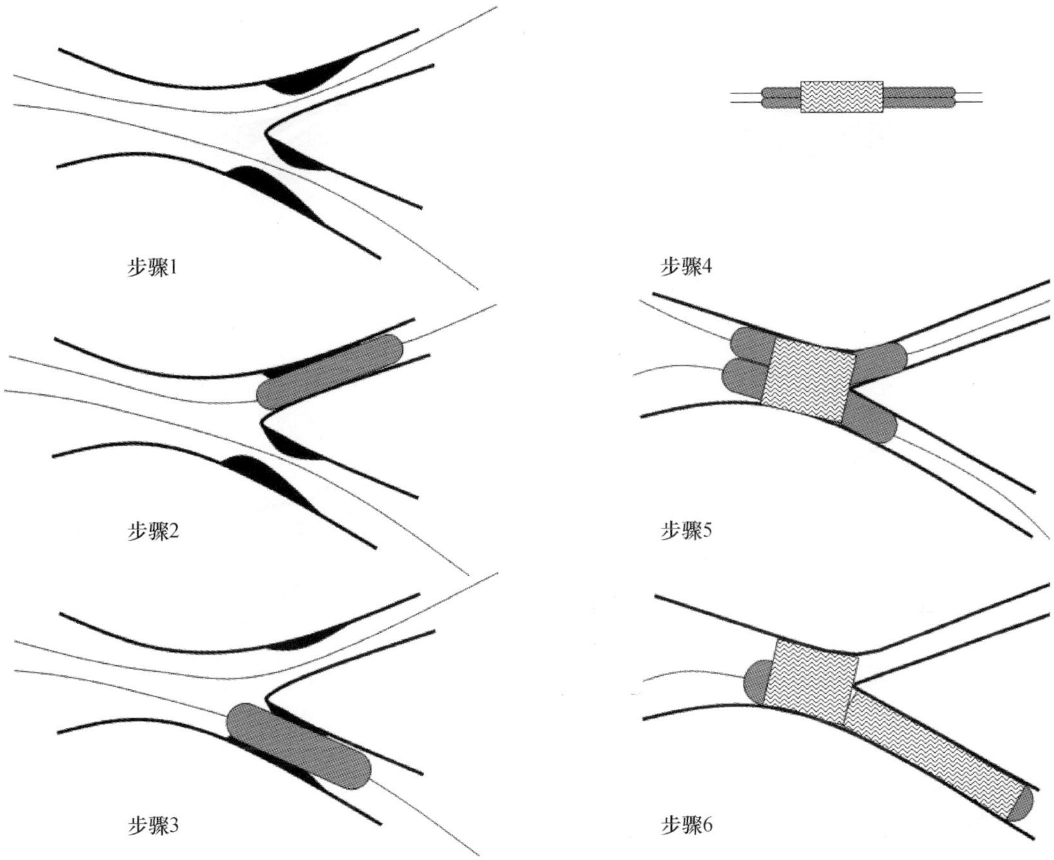

图 3-22　裙裤支架术示意图　步骤 1 至 3：主支血管和分支血管内分别放入导引钢丝，球囊预扩张主支血管和分支血管；步骤 4：支架预装在两个球囊之上；步骤 5：沿两个导引钢丝把该支架送至分叉病变近端，然后同时充盈两个球囊，释放支架；步骤 6：如果需要在该支架以远部位置入支架，可以通过该支架在两支血管内串联置入支架。

五、特殊类型的分叉病变治疗

对于病变仅位于血管开口部位的分叉病变（如 Medina 0,1,0 型或 0,0,1 型），由于①冠状动脉造影时血管重叠或呈轴向缩短；②随着心脏的收缩，支架前后移动，因此这类病变支架的定位比较困难。为了准确定位支架，术者可以适度深插指引导管，同时把导引钢丝稍稍回撤，以减少心脏收缩对支架定位的影响，或者采用在其他血管放入导引钢丝的“锚定”技术。但是在很多情况下，这些操作并不能完全确保支架的准确定位。此时可以采用 Szabo 技术（图 3-28）：①分别送入两根导引钢丝至分叉病变的两支血管内，其中一根导引钢丝位于病变血管，另一根位于正常血管；②通过一钝性器械将支架最近端的节杆撬开，或者用手指捏住支架的远端，然后缓慢充盈支架球囊（一般压力为 2～4 atm），当支架最近端节杆翘起时，马上保持球囊负压，然后将位于正常血管内导引钢丝的尾端通过该翘起的支架杆送入；③用手指把翘起的支架节杆紧捏在球囊上；④沿两根导引钢丝前送支架至病变处，直至无法前送为止；⑤释放支架。

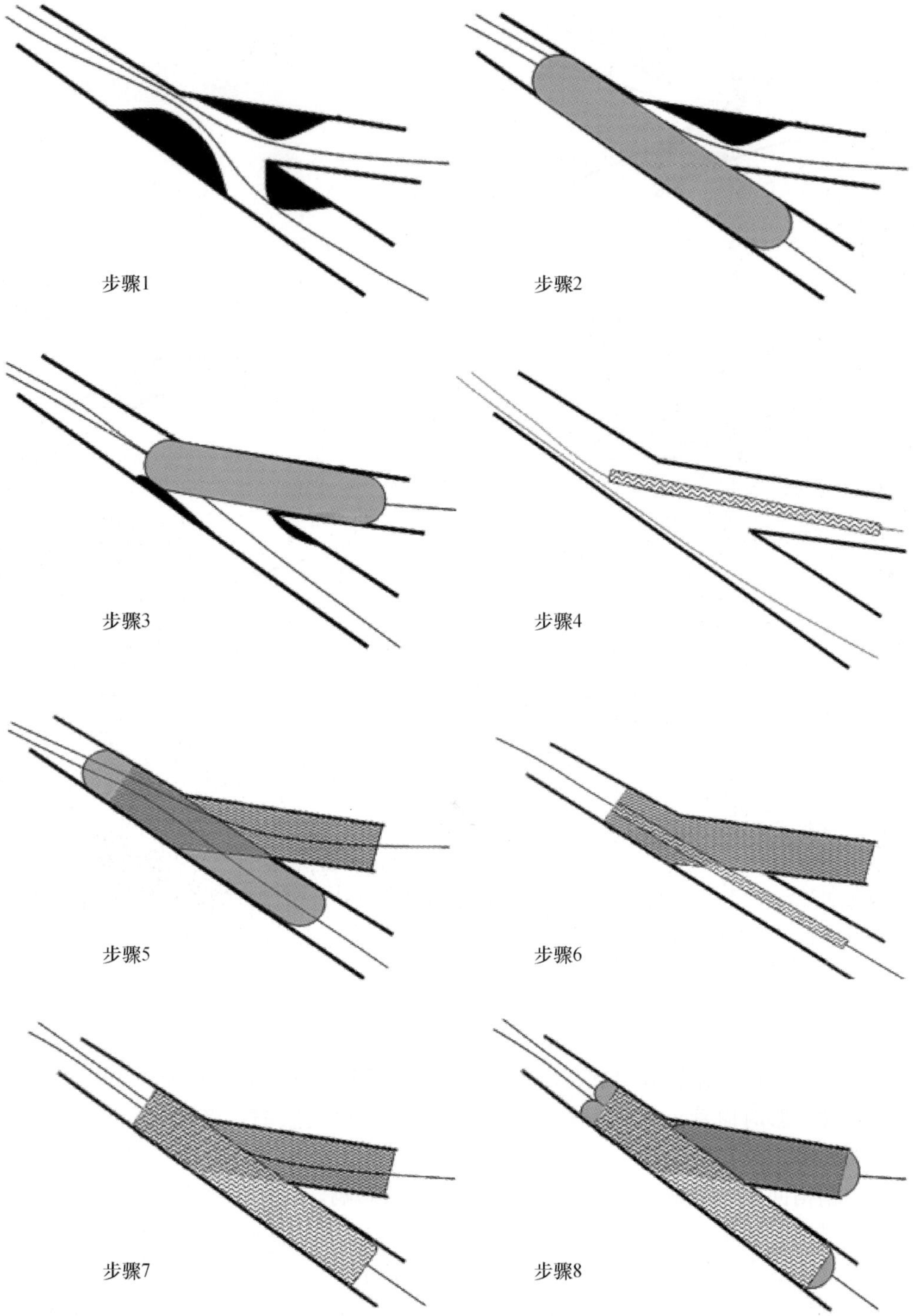

图 3-23 Culotte 支架术示意图 步骤 1 至 3：主支血管和分支血管内分别放入导引钢丝，球囊预扩张主支血管和分支血管；步骤 4：于角度较大的一支血管内置入支架；步骤 5：交换导引钢丝，通过该支架的侧孔对其进行扩张；步骤 6：撤出支架内的导引钢丝，通过支架侧孔释放另一支架；步骤 7：再次将导引钢丝放入第一个支架内；步骤 8：最终球囊对吻。

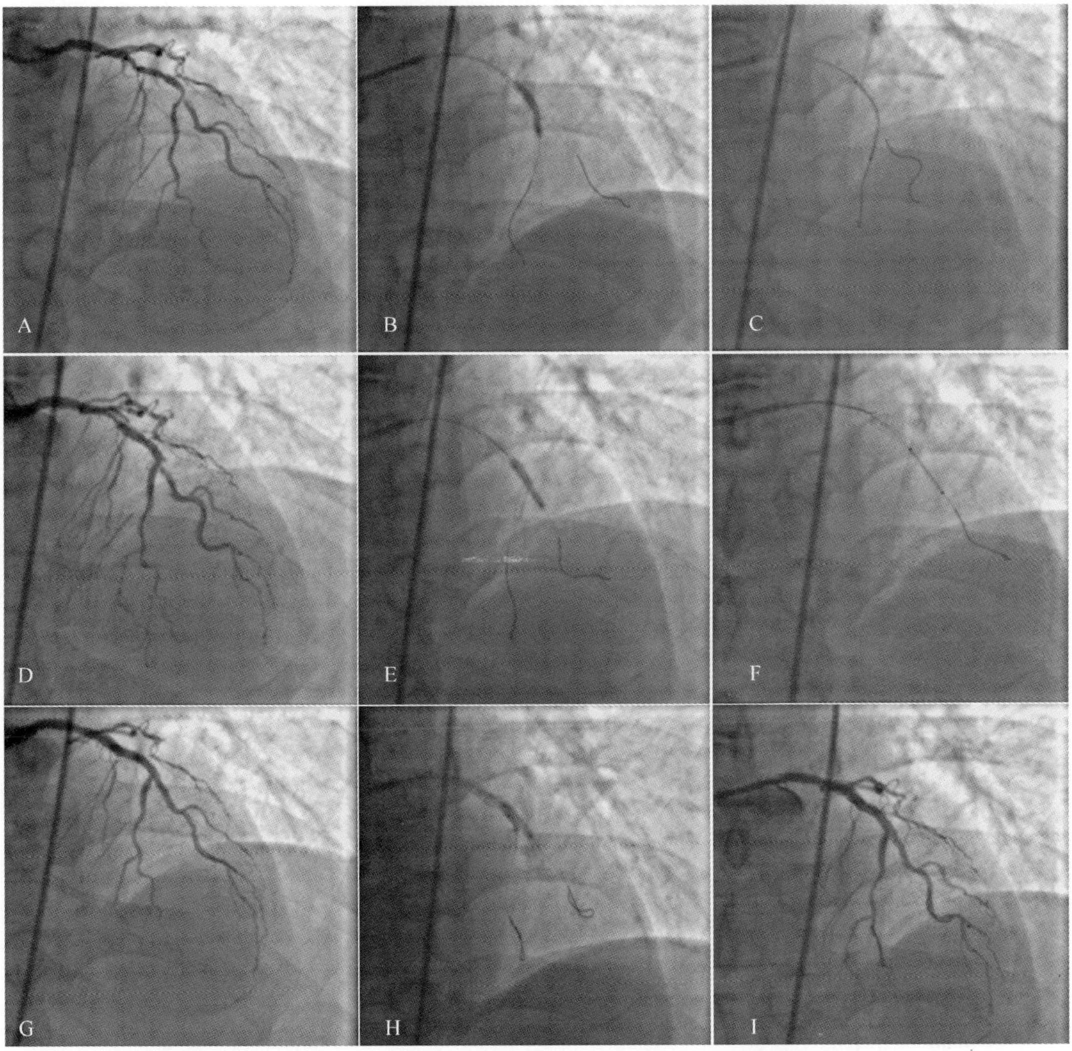

图 3-24　Culotte 支架术治疗前降支中段分叉病变　A. 前降支中段血管迂曲，狭窄 70%，第一对角支近段狭窄 80%；B. 前降支和对角支内分别置入 Runthrough 和 Rinato 导引钢丝，用 Ryujin 球囊（2.5 mm×20 mm）预扩张前降支中段和第一对角支近段病变；C. 于前降支中段置入 Firebird 3.0 mm×33 mm 支架；D. 交换导引钢丝；E. Ryujin 球囊（2.5 mm×20 mm）扩张支架侧孔；F. 通过支架侧孔，在第一对角支内置入 Firebird 2.5 mm×18 mm 支架，在释放该支架前，撤出前降支内导引钢丝；G. 于前降支内重置导引钢丝；H. 球囊对吻术；I. 最终手术结果。

表 3-3　药物涂层支架最大单元周长和直径

支架名称	公司	单元周长（mm）	最大单元直径（mm）
Cypher	J & J（Cordis）	9.5	3.0
Endeavor	Medtronic	19.8	6.3
Xience V	Abbott	12.6	4.0
Promus	BSC	12.6	4.0
Taxus Liberte	BSC	12.6	4.0

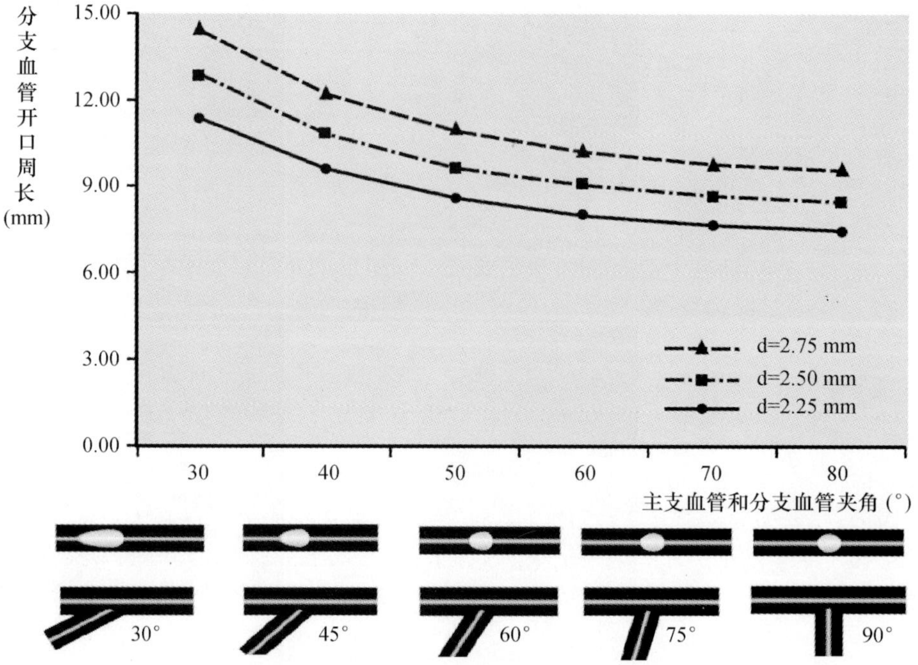

图 3-25　分支血管开口周长（d）与主支血管-分支血管夹角的关系

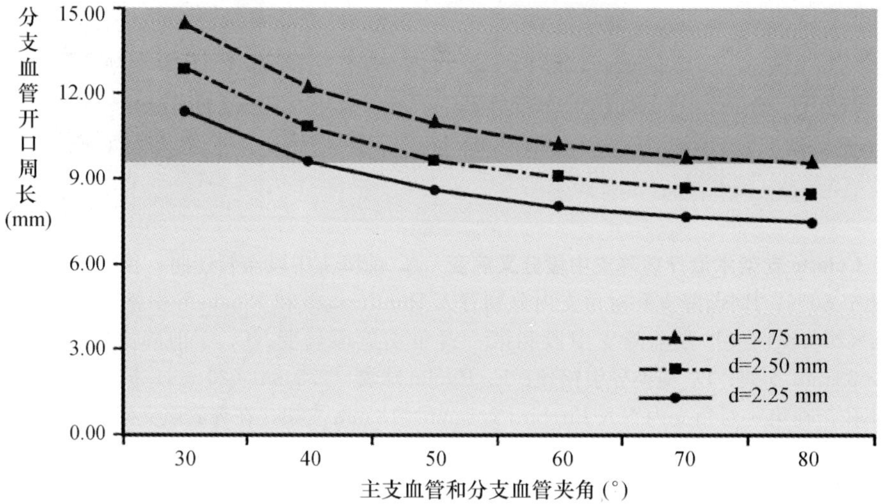

图 3-26　Cypher 支架分支血管开口周长（d）和主支血管-分支血管夹角的关系　图中深色区域表示主支血管支架直径为 3 mm，分支血管开口周长大于支架单元周长。此时，即使使用球囊扩张支架侧孔，也有可能无法使支架节杆完全贴壁。例如主支血管 Cypher 支架的直径为 3 mm，分支血管直径为 2. 5 mm，主支血管和分支血管的夹角为 40°，此时分支血管开口直径为 10. 8 mm，大于 Cypher 支架单元周长（9. 5 mm）。

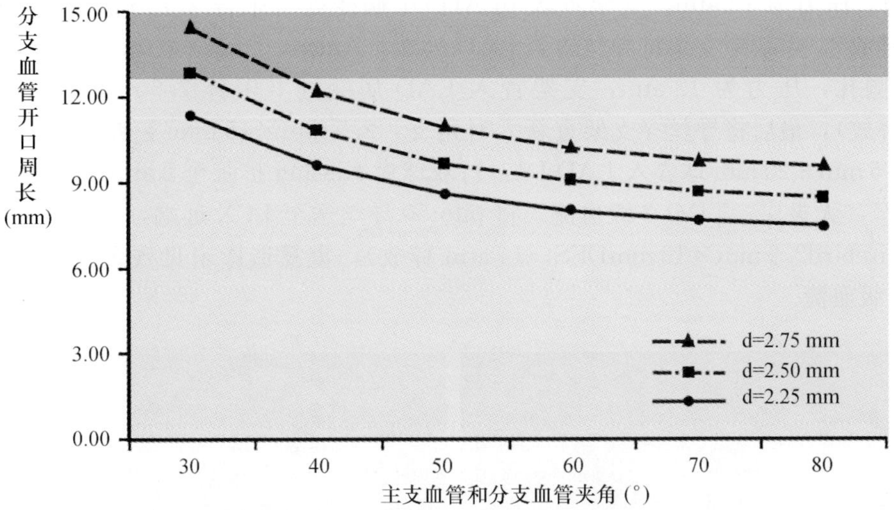

图 3-27　Taxus Liberte 支架分支血管开口周长（d）和主支血管-分支血管夹角的关系　图中深色区域表示主支血管支架直径为 3 mm，分支血管开口周长大于支架单元周长。如果主支血管内 Taxus Liberte 支架的直径为 3 mm，分支血管直径为 2.5 mm，主支血管和分支血管的夹角为 40°，此时分支血管开口直径为 10.8 mm，小于 Taxus Liberte 支架单元周长（12.6 mm）。

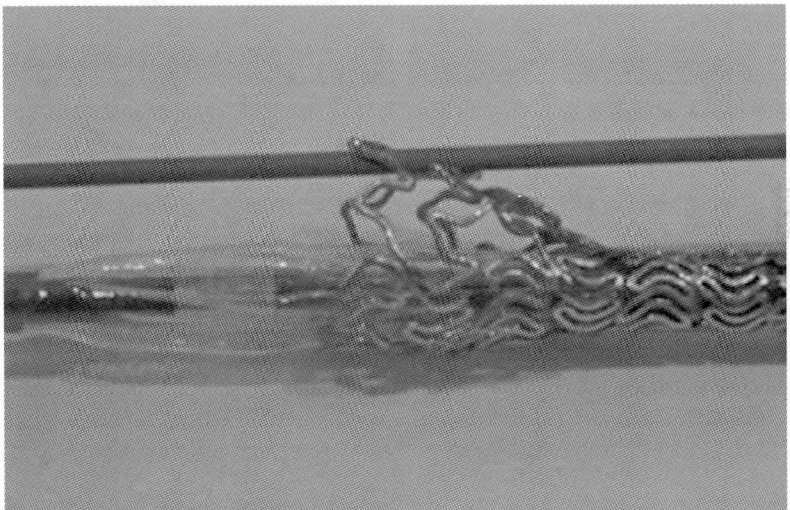

图 3-28　Szabo 技术　用手指紧捏支架远端，缓慢充盈支架球囊，使支架最近端节杆翘起，使位于正常血管内导引钢丝的尾端穿过翘起的支架杆。

六、病例精选

（1）病例概况：双支血管病变，其中前降支为真性分叉病变。

（2）手术过程（图 3-29 至图 3-39）：经右侧桡动脉入径，6F XB 3.0 指引导管，Pilot50 导丝送至 LAD 远端，Runthrough 导丝入对角支，Apex2.0 mm×20 mm 球囊扩张

LAD-D1，压力为 12 atm，支架置入 pLAD-D1 病变处（乐普 2.75 mm×36 mmDES，14 atm释放），重新穿支架将导丝送至 LAD 远端，Apex2.0 mm×20 mm 球囊扩张 LAD 及支架侧孔，压力为 12 atm，支架置入 LAD 病变处（乐普 2.5 mm×15 mmDES，14 atm释放），最后将导丝穿支架重新入对角支，2.5 mm×15 mm 支架球囊位于 LAD，ryujin2.5 mm×20 mm 球囊入 LAD-D1，行双球囊 Kissing 扩张至 8 atm，重复造影未见残余狭窄，无夹层，TIMI 3 级血流。将 pilot50 导丝送至 LCX 远端，支架置入 LCX 病变处（firebird2.5 mm×13 mmDES，14 atm 释放），重复造影未见残余狭窄，无夹层，TIMI 3 级血流。

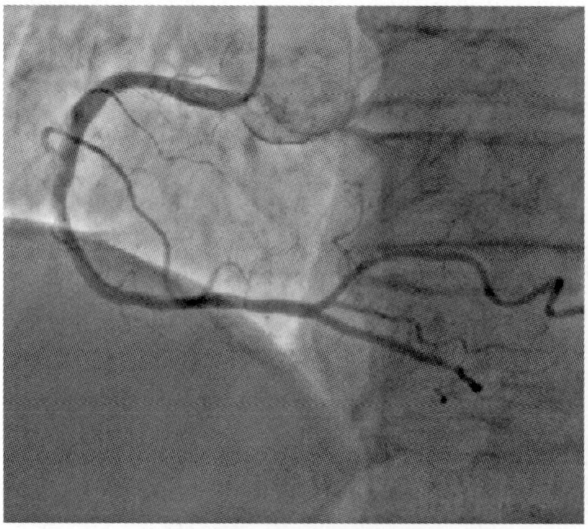

图 3-29　右冠状动脉造影

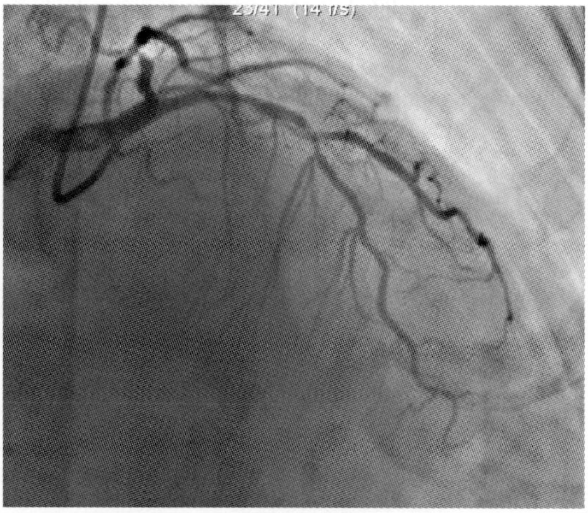

图 3-30　左冠状动脉造影（右头位）

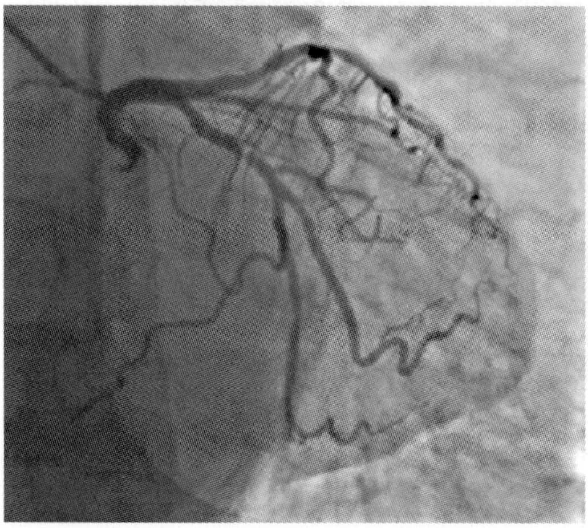

图 3-31　左冠状动脉造影（足位）

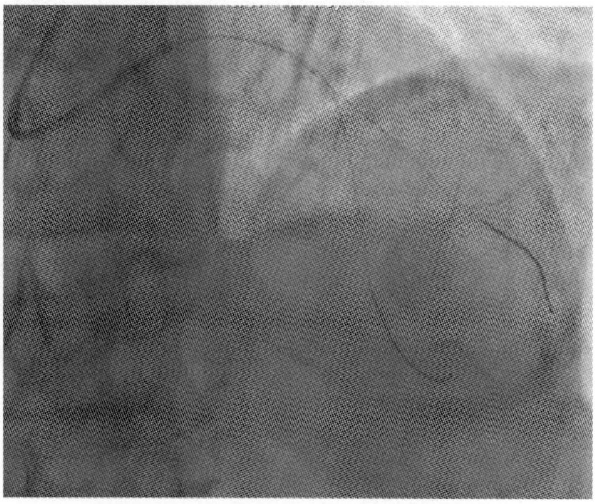

图 3-32　双导丝分别进入 LAD 及对角支，球囊进入对角支

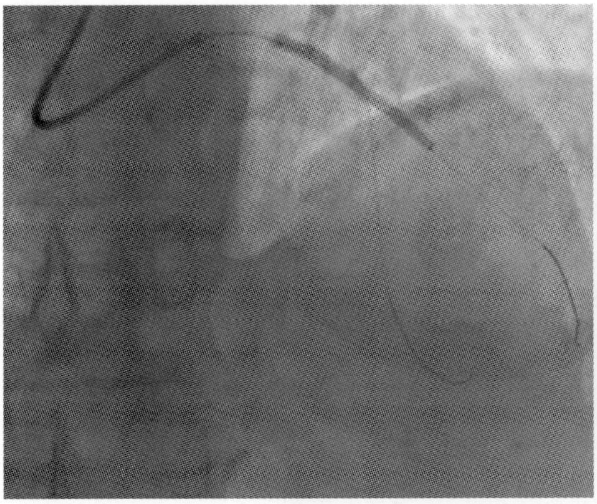

图 3-33　于 LAD-D1 置入支架

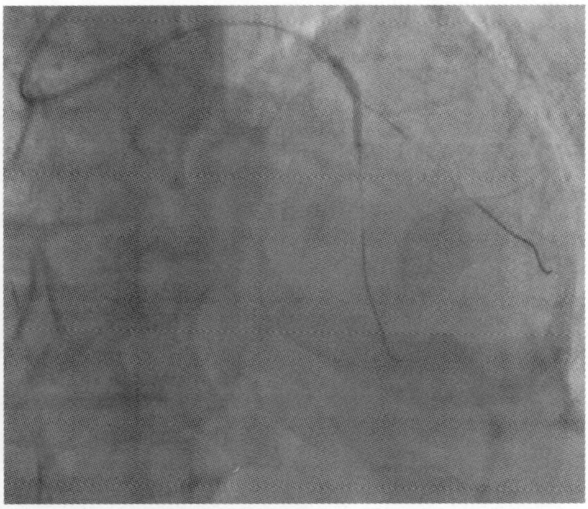

图 3-34　重新置入 LAD 导丝，球囊扩张支架侧孔

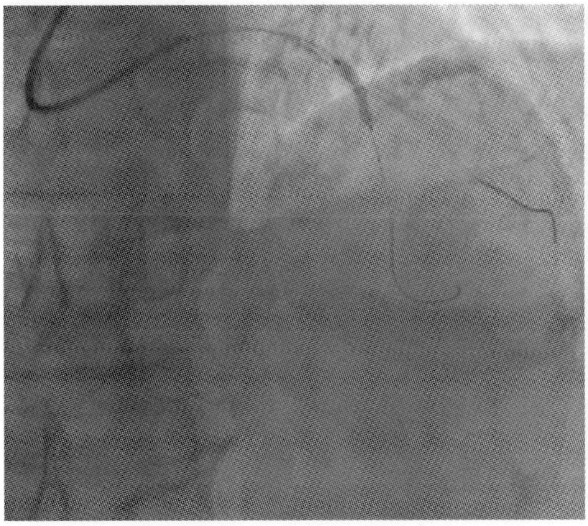

图 3-35　LAD 支架释放

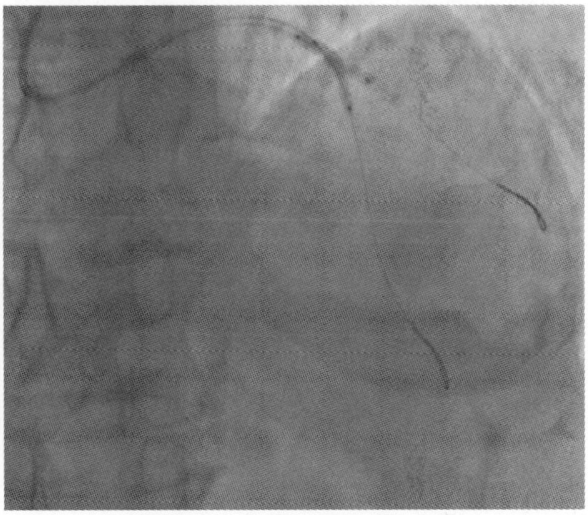

图 3-36　双球囊 Kissing 扩张

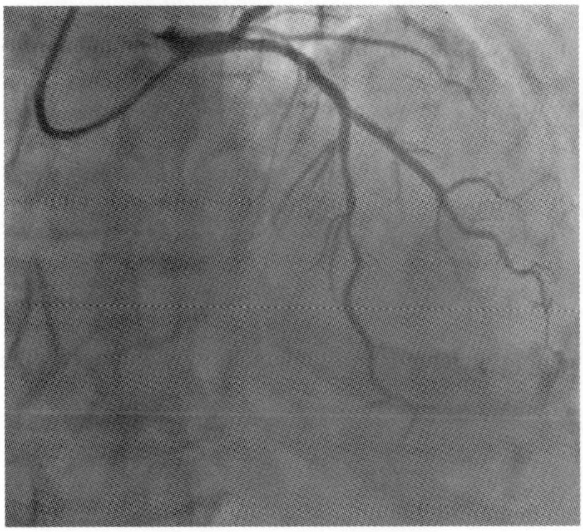

图 3-37　LAD 最终造影

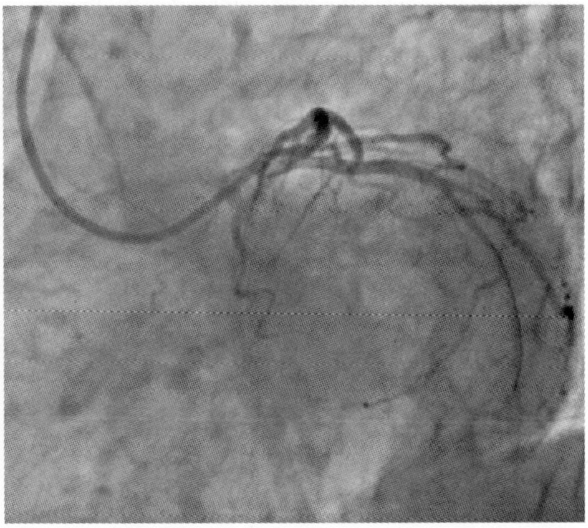

图 3-38　LCX 支架置入后造影

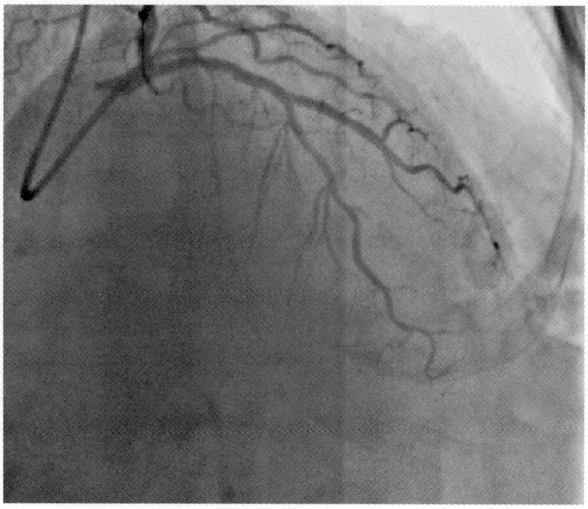

图 3-39　最终造影

（3）介入策略分析：该病例为双支血管病变，其中前降支为真性分叉病变。由于对角支直径大，开口处有严重狭窄，故设计策略为双支架，拟予 Cullote 技术。考虑对角支直径比前降支远端直径大，且病变程度重，采用反向 Cullote 技术远期临床效果较好。

（葛　雷　葛均波）

参考文献

1. Medina A，Suarez de Lezo J，Pan M. A new classification of coronary bifurcation lesions. Rev Esp Cardiol，2006，59：183.
2. Movahed MR. Coronary artery bifurcation lesion classifications，interventional techniques and clinical outcome. Expert Rev Cardiovasc Ther，2008，6（2）：261-274.
3. Iakovou I，Ge L，Colombo A. Contemporary stent treatment of coronary bifurcations. J Am Coll Cardiol，2005，46：1446-1455.
4. Yamashita T，Nishida T，Adamian MG，et al. Bifurcation lesions：two stents versus one stent—immediate and follow-up results. J Am Coll Cardiol，2000，35：1145-1151.
5. Colombo A，Moses JW，Morice MC，et al. Randomized study to evaluate sirolimus-eluting stents implanted at coronary bifurcation lesions. Circulation，2004，109：1244-1249.
6. Steigen TK，Maeng M，Wiseth R，et al. Randomized study on simple versus complex stenting of coronary artery bifurcation lesions：the Nordic bifurcation study. Circulation，2006，114：1955-1961.
7. Pan M，de Lezo JS，Medina A，et al. Rapamycin-eluting stents for the treatment of

bifurcated coronary lesions: a randomized comparison of a simple versus complex strategy. Am Heart J, 2004, 148: 857-864.

8. Ferenc M, Gick M, Kienzle RP, et al. Randomized trial on routine vs. provisional T-stenting in the treatment of de novo coronary bifurcation lesions. European Heart Journal, 2008, 29, 2859-2867.
9. Colombo A, Bramucci E, Saccà S, et al. Randomized study of the crush technique versus provisional side-branch stenting in true coronary bifurcations: the CACTUS (Coronary Bifurcations: Application of the Crushing Technique Using Sirolimus-Eluting Stents) Study. Circulation, 2009, 119 (1): 71-78.
10. Latib A, Colombo. Bifurcation Disease: What Do We Know, What Should We Do? J Am Coll Cardiol, 2008, 1: 218-226.
11. Lefevre T, Louvard Y, Morice MC, et al. Stenting of bifurcation lesions: classification, treatments, and results. Catheter Cardiovasc Interv, 2000, 49: 274-283.
12. Ge L, Airoldi F, Iakovou I, et al. Clinical and angiographic outcome after implantation of drug-eluting stents in bifurcation lesions with the crush stent technique: importance of final kissing balloon post-dilation. J Am Coll Cardiol, 2005, 46: 613-620.
13. Hoye A, Iakovou I, Ge L, et al. Long-term outcomes after stenting of bifurcation lesions with the "crush" technique: predictors of an adverse outcome. J Am Coll Cardiol, 2006, 47: 1949-1958.
14. Moussa I, Costa RA, Leon MB, et al. A prospective registry to evaluate sirolimus-eluting stents implanted at coronary bifurcation lesions using the "crush technique." Am J Cardiol, 2006, 97: 1317-1321.
15. Sharma SK. Simultaneous kissing drug-eluting stent technique for percutaneous treatment of bifurcation lesions in large-size vessels. Catheter Cardiovasc Interv, 2005, 65: 10-16.
16. Galassi AR, Colombo A, Buchbinder M, et al. Long-term outcomes of bifurcation lesions after implantation of drug-eluting stents with the "mini-crush technique." Catheter Cardiovasc Interv, 2007, 69: 976-983.
17. Jim MH, Ho HH, Ko RL, et al. Long-term clinical and angiographic outcomes of the sleeve technique on non-left-main coronary bifurcation lesions. EuroIntervention, 2009, 5 (1): 104-108.
18. Burzotta F, Gwon HC, Hahn JY, et al. Modified T-stenting with intentional protrusion of the side-branch stent within the main vessel stent to ensure ostial coverage and facilitate final kissing balloon: the T-stenting and small protrusion technique (TAP-stenting). Report of bench testing and first clinical Italian-Korean two-centre experience. Catheter Cardiovasc Interv, 2007, 70: 75-82.
19. Ormiston JA, Webster MWI, Webber B, et al. The "Crush" Technique for Coronary Artery Bifurcation Stenting: Insights From Micro-Computed Tomographic Im-

aging of Bench Deployments. J Am Coll Cardiol Intv, 2008, 1: 351-357.

20. Chen SL, Yei F, Zhang JJ, et al. DK crush technique: modified treatment of bifurcation lesions in coronary artery. Chin Med J, 2005, 118: 1746-1750.
21. Chen SL, Zhang JJ, Ye F, et al. DK crush (double-kissing and double-crush) technique for treatment of true coronary bifurcation lesions: illustration and comparison with classic crush. J Invasive Cardiol, 2007, 19: 189-193.
22. Chen SL, Zhang JJ, Yei F, et al. Comparison of DK crush with classic crush technique with drug-eluting stents for the treatment of coronary bifurcation lesions from DKCRUSH-1 study. Chin J Cardiol (Chin), 2008, 36: 100-107.
23. Zhang JJ, Chen SL, Ye F, et al. Double kissing crush technique for treatment of true coronary bifurcation lesions: two-year clinical outcomes from DKCRUSH-1 study. Chin Med J, 2009, 122 (6): 736 : 736-740.
24. Girasis C, Onuma Y, Wong CK, et al. Long term outcome after the V stenting technique in de novo bifurcation lesions using drug eluting stents. Eurointervention, 2009, 5 (2): 197-205.
25. Adriaenssens T, Byrne RA, Dibra A, et al. Culotte stenting technique in coronary bifurcation disease: angiographic follow-up using dedicated quantitative coronary angiographic analysis and 12-month clinical outcomes. Eur Heart J, 2008, 29 (23): 2868-2876.
26. Ge L, Iakovou I, Cosgrave J, et al. Treatment of bifurcation lesions with two stents: one year angiographic and clinical follow up of crush versus T stenting. Heart, 2006, 92: 371-376.
27. Kaplan S, Barlis P, Dimopoulos K, et al. Culotte versus T-stenting in bifurcation lesions: immediate clinical and angiographic results and midterm clinical follow-up. Am Heart J, 2007, 154: 336-343.
28. Erglis A, Kumsars I, Niemela M, et al. Randomized Comparison of Coronary Bifurcation Stenting With the Crush Versus the Culotte Technique Using Sirolimus Eluting Stents. The Nordic Stent Technique Study. Circ Cardiovasc Intervent, 2009, 2: 27-34.
29. Costa RA, Mintz GS, Carlier SG, et al. Bifurcation coronary lesions treated with the "crush" technique: an intravascular ultrasound analysis. J Am Coll Cardiol, 2005, 46: 599-605.
30. Mortier P, Van Loo D, De Beule M, et al. Comparison of drug eluting stent cell size using micro CT: important data for bifurcation stent selection. EuroIntervention, 2008, 4: 391-396.
31. Wong P. Two Years Experience of a Simple Technique of Precise Ostial Coronary Stenting. Catheter Cardiovasc Interv, 2008, 72: 331-334.
32. Applegate RJ, Davis JM, Leonard JC. Treatment of Ostial Lesions Using the Szabo Technique: A Case Series. Catheter Cardiovasc Interv, 2008, 72: 823-828.

第四章　冠状动脉开口病变的介入治疗

一、概述

开口部位较其他部位有更丰富的胶原纤维，故对开口病变进行介入治疗时，其弹性回缩的程度明显高于冠状动脉其他部位。在球囊扩张时代，经皮介入治疗自身冠状动脉或静脉移植血管（saphenous vein graft，SVG）的开口病变时手术操作成功率较低，缺血并发症相对较高，导致了切割球囊、斑块旋磨等辅助技术在开口病变介入治疗中的应用。伴随着支架的引入，尤其是药物洗脱支架（drug eluting stent，DES）的应用，开口病变的介入治疗发生了重要的变化，但与非开口病变相比，开口病变的再狭窄率及靶病变血运重建率（target lesion revascularization，TLR）仍然较高。

二、开口病变的分类

开口病变通常定义为距离血管根部 3 mm 以内的病变。开口病变可分为主动脉开口、非主动脉开口和分支开口病变[1]。主动脉开口病变位于左主干的开口、右冠状动脉（right coronary artery，RCA）的开口及隐静脉移植血管的开口。非主动脉开口病变指主要冠状动脉开口的病变如前降支（left anterior descending，LAD）和回旋支（left circumflex artery）的开口病变。分支开口病变是主要冠状动脉较大分支开口的病变，如前降支的对角支开口、回旋支的钝缘支开口、右冠状动脉的后降支或后侧支开口。非主动脉开口病变和分支开口病变实际上属于分叉病变的范畴。

三、器械选择、操作技术和方法

1. 主动脉开口病变

自身冠状动脉或隐静脉移植血管在主动脉的开口起源处暴露在涡流的切应力作用下，容易形成动脉粥样硬化，其斑块形成特殊的组织病理学特征，如局部纤维成分增加、常常存在钙化等，使主动脉开口病变有高度的弹性回缩力，介入治疗时常存在“西瓜籽”效应（图 4-1），加之常常伴有钙化，因此需要较高的技术策略。

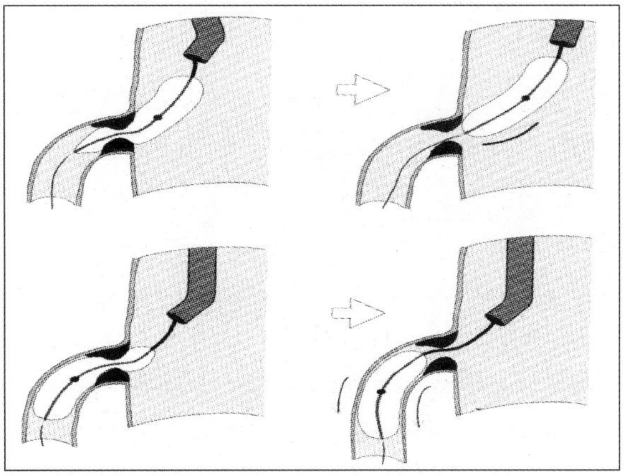

图 4-1　“西瓜籽”效应

在不了解斑块特征的情况下，主动脉开口病变采用直接支架置入术常存在支架贴壁不良或膨胀不全的风险或支架释放不到位的问题（“西瓜籽”效应），建议在处理主动脉开口病变时在血管内超声（intravascular ultrasound，IVUS）的指导下进行。IVUS可以为我们提供相关的解剖学信息并对支架置入后状况进行评价。主动脉开口常常存在解剖变异，有时造影导管与血管开口不同轴，在造影时出现狭窄性病变，而IVUS检查结果显示并无明显的狭窄性病变，如左主干开口病变中只有50%的开口病变是真正的开口病变；另一方面，开口病变经常是偏心性的，且可能会发生不同程度的正性重构或负性重构，造影常常低估病变的严重程度，而IVUS可以帮助我们更加准确地判断开口病变的狭窄程度，更全面地判断病变性质（图4-2、图4-3）。主动脉开口病变的处理策略在很大程度上取决于病变的钙化程度，当表面钙化超过180°时可能需要斑块旋磨术来预处理病变，而纤维性或中度钙化病变可能需要使用切割球囊或与管腔直径相当的非顺应性球囊来处理。IVUS还可以指导支架的置入，帮助选择合适尺寸的支架、了解支架贴壁情况、是否需要高压后扩张等，帮助评价置入支架后的疗效，以获得最佳结果。

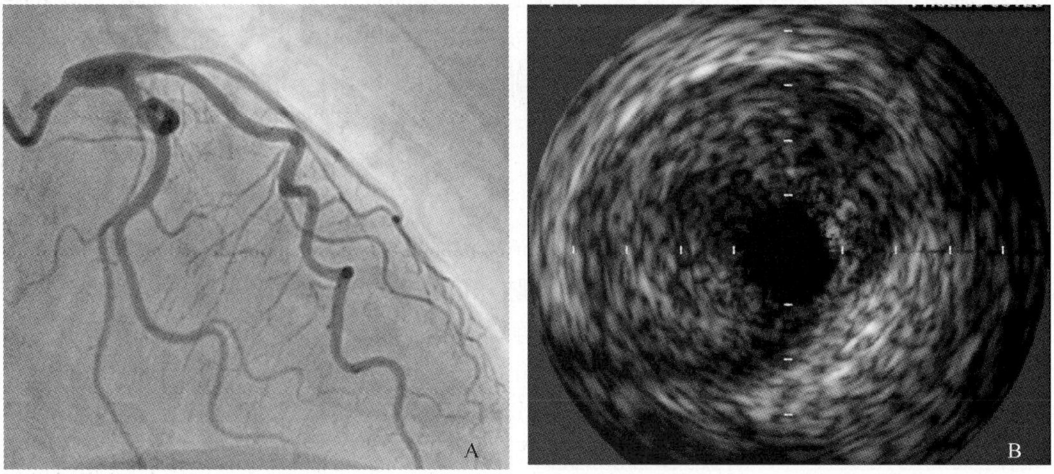

图4-2　左主干开口病变　A. 冠状动脉造影显示60%狭窄，B. IVUS检查显示严重狭窄。

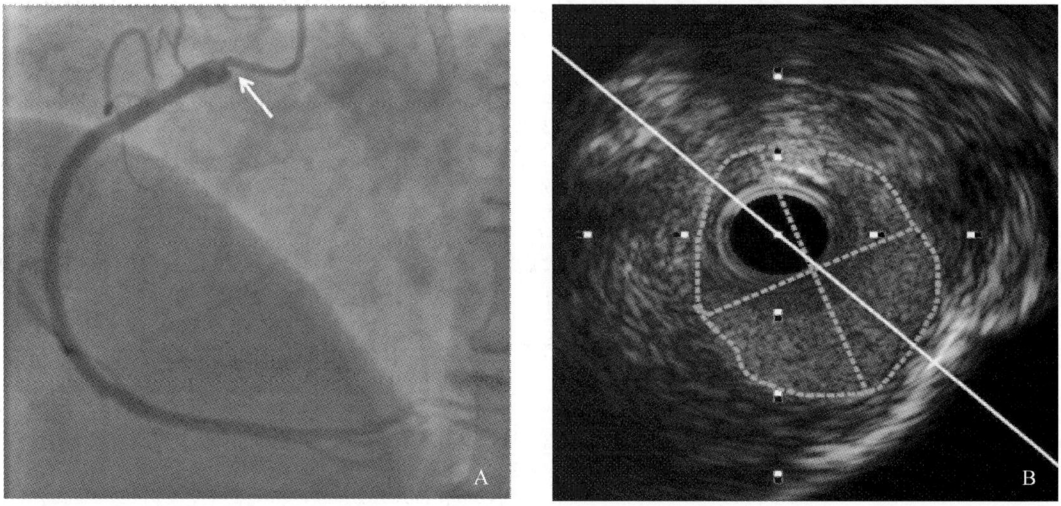

图4-3　A. 右冠状动脉造影提示开口显著狭窄（箭头所指），B. IVUS检查提示右冠状动脉开口纤维性斑块，最小管腔面积（MLA）为5.92 mm^2。

主动脉开口病变介入治疗时要使病变充分暴露。左主干开口病变通常采用肩位，可暴露左主干开口与主动脉壁的切线位（图 4-4），而右冠状动脉开口病变通常采用常规的左前斜位即可（图 4-5）。

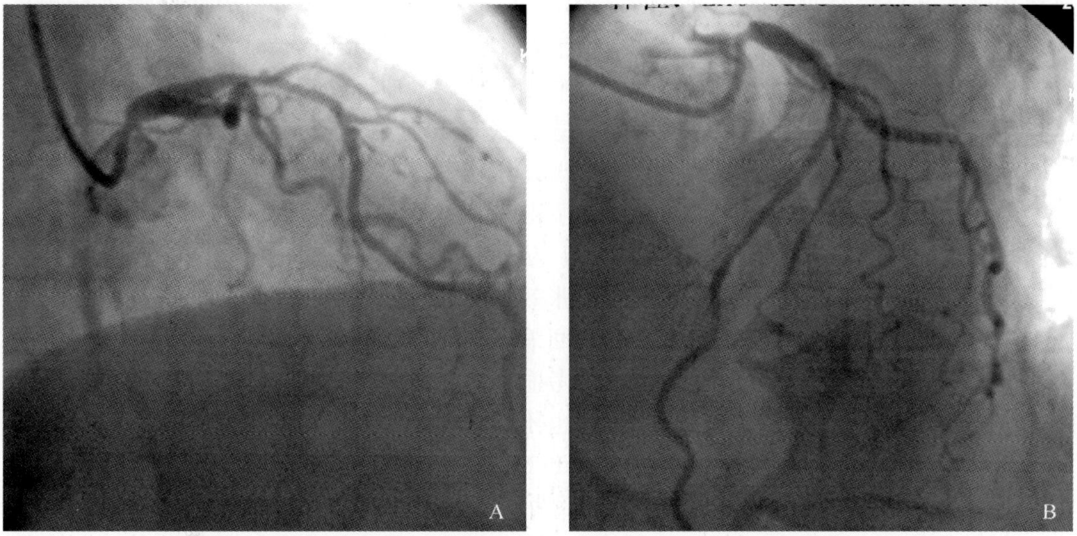

图 4-4　右前斜＋肩位（A）和左前斜＋肩位（B）暴露左主干开口病变

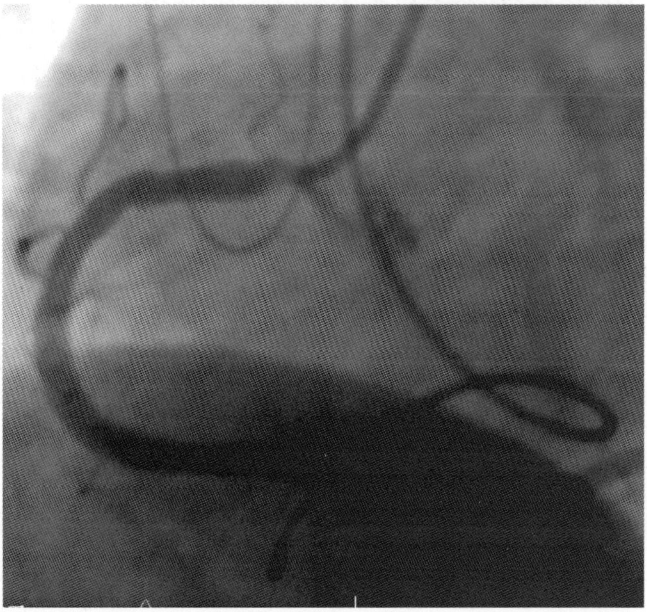

图 4-5　左前斜位暴露右冠状动脉开口病变

主动脉开口病变进行介入治疗时指引导管的选择和操作非常重要。一般不选择超支撑指引导管，左主干开口病变选用 JL4ST 指引导管；右冠状动脉开口病变选用 JR4 指引导管；在冠状动脉压力明显嵌顿时可选择带侧孔的指引导管。指引导管操作成功的关键是保持同轴性，提供良好的支撑力，才能保证准确的支架定位和清晰的冠状动脉显影。

开口病变进行介入治疗时往往需要更多地对病变进行预处理。由于血管较大、纤维斑块较硬，开口病变通常需要球囊预扩张，可选择低顺应性或非顺应性球囊进行预扩张，不宜选择小直径球囊、短球囊进行预扩张。球囊直径过小易造成预扩张不充分，球囊过短容易引起“西瓜籽”效应。在球囊准确到位后，应回撤指引导管至主动脉，避免在指引导管完全扩张球囊（图 4-6）。在球囊扩张时要注意球囊的形态变化，切忌在预扩张不满意时置入支架。非明显钙化斑块可以使用切割球囊（cutting balloon）或 SafeCut 球囊。切割球囊是一种具有切割功能的球囊装置，当球囊扩张时其表面的 3～4 个刀片暴露并沿着血管壁纵向切开冠状动脉内膜，从而减少了球囊扩张时对血管壁产生的环状压力，因而可用较小的压力达到最大的扩张效果。这种控制性损伤可以减少内膜的严重撕裂，减少“西瓜籽”效应及血管的弹性回缩。在使用切割球囊时，需要特别注意球囊大小的选择，在操作过程中应正确评估参考血管的直径大小，一般选择直径略大于参考血管直径的切割球囊，但切割球囊的直径也不能过大，以降低主动脉夹层的风险。Gao 等[2]比较了切割球囊＋金属裸支架（bare metal stent，BMS）（n=50）与 DES（n=51）治疗 LAD 开口病变的结果，随访结果显示两组患者病变再狭窄率、靶病变血运重建率及 MACE 相似。钙化程度影响着球囊预扩张的成功率和整体介入治疗策略的选择，钙化严重需要先进行斑块旋磨（图 4-7）；对球囊预扩张不满意的病变或严重狭窄使球囊不能通过时也可以进行斑块旋磨预处理。斑块定向旋切术也是一种预处理病变的方法，主要适合明显偏心开口病变，Chung 等[3]比较了斑块定向旋切术＋支架术（n=34）与单纯支架术（n=31）治疗前降支开口病变的结果，3 个月随访时前者的再狭窄率为 9％，明显低于后者的再狭窄率（33％）。

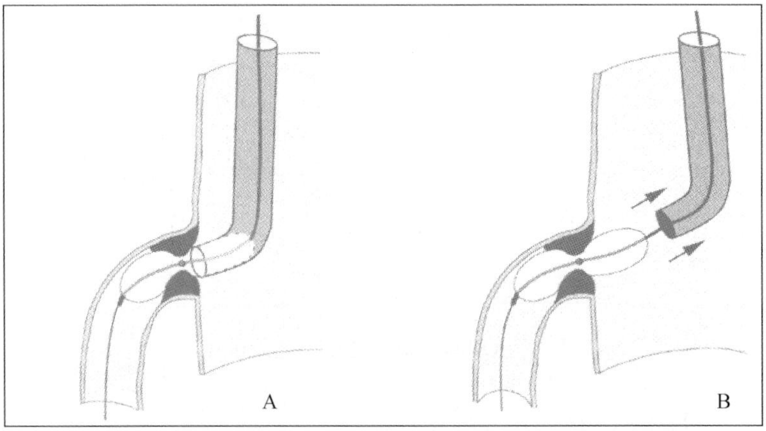

图 4-6　主动脉开口病变不正确（A）与正确（B）的球囊扩张

由于主动脉开口病变的特殊性，几乎所有主动脉开口病变均需要置入支架，为改善长期疗效，大多数开口病变选择 DES。在支架置入过程中，支架的精确定位是开口病变介入治疗成功的关键，此时需要选择能充分暴露开口病变的最佳体位，以确认最佳的支架置入部位。支架直径的选择依照病变远端参考血管或根据 IVUS 测量的血管直径来

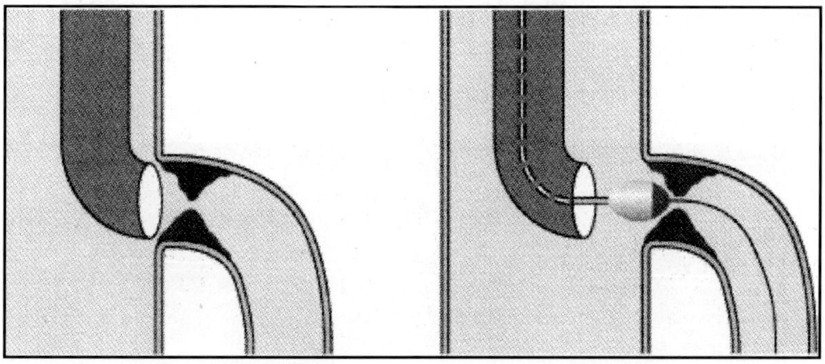

图 4-7　主动脉开口病变的斑块旋磨

定。支架长度应完全覆盖病变，支架太短则不能伸入主动脉，支架太长可能会覆盖左主干分叉。许多术者在球囊伸入主动脉后以大于 20 atm 的压力扩张球囊，使支架完全贴壁。如果操作是在 IVUS 的指导下进行，可在 IVUS 评价支架置入后再决定是否进行后扩张。

治疗 SVG 主动脉开口病变时，尽管远端栓塞的风险较低，仍推荐使用滤网或远端闭塞装置。

主动脉开口病变的支架置入过程：①将支架输送球囊伸出主动脉约 1 mm。支架释放前回撤指引导管 1～2 cm（图 4-8A）。②支架释放后，撤出支架球囊，仍将指引导管保持在回撤状态防止其进入开口破坏支架（图 4-8B）。③用高压球囊后扩张，如前所述最好使用 IVUS 以保证支架膨胀和贴壁良好，用一个稍大的球囊扩张支架近端（图 4-8C）。④最终结果（图 4-8D）。

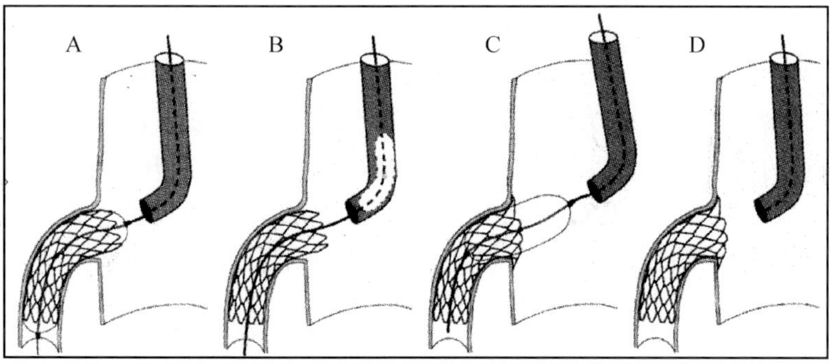

图 4-8　主动脉开口病变支架置入过程

2. 非主动脉开口病变或分支开口病变

非主动脉开口病变或分支开口病变置入支架时需考虑两方面的问题：最佳地覆盖开口和防止斑块移位。置入支架时需要完全覆盖开口，同时避免伸入主支过多。左前降支开口病变支架置入时通常采用精确定位，此时要考虑到左前降支与回旋支之间的夹角（图 4-9）和左前降支支架置入时斑块的移位，而左前降支与回旋支的成角是左前降支开口支架置入后回旋支狭窄的主要因素，有学者提出，左前降支与回旋支的夹角≤80°时，由于“铲雪”效应和支架的机械挤压作用，左前降支开口支架置入会直接影响回旋支的开口。在左前降支开口病变支架置入时，由于心脏相对于指引导管的移动，可导致支架不能精确释放，此时深插指引导管、使用大的指引导管、应用硬度较大的导丝，可使介入器械和心脏同步运动，以便达到支架的精确释放。

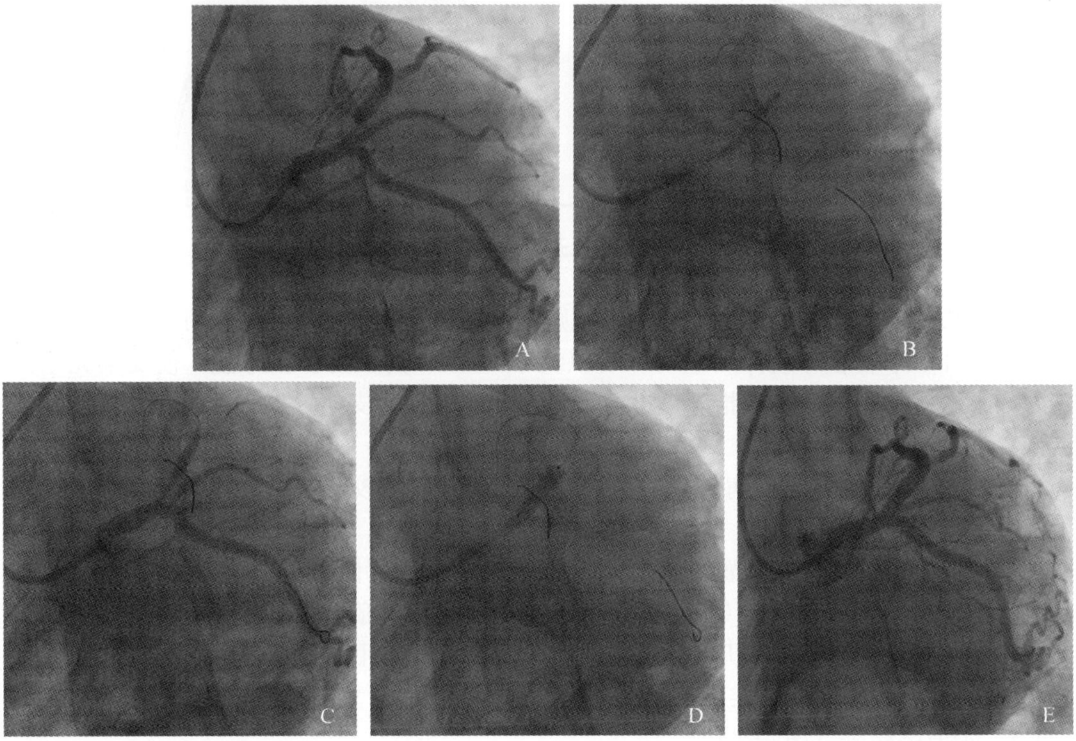

图 4-9　左前降支与回旋支的夹角接近 90°　A. 斑块移位较小；B. 球囊预扩张开口病变；C. 支架精确定位；D. 支架释放；E. 最终结果。

对角支开口病变的处理较为特殊，过度积极治疗这些病变可能会导致左前降支的损伤，引起血管新的狭窄，有时采用简单的切割球囊扩张对角支开口或许是可取的方法。国内报道对 47 例对角支开口病变进行切割球囊治疗的结果[4]，除 1 例对角支病变经切割球囊扩张后发生明显撕裂需置入支架外，其余病例无并发症发生。

四、结果与预后

使用球囊血管成形术、金属裸支架或其他器械治疗分支开口病变一直存在较大的问题并伴有较高的再狭窄率[5,6]，因此早期大多数临床试验都排除此类病变。

Rocha-Singh 等[7]报告冠状动脉及静脉桥开口病变置入支架的早期成功率为 93%，6 个月的再狭窄率为 27.8%。Seung 等[8]报告冠状动脉前降支开口病变置入支架的早期成功率为 96%，6 个月的再狭窄率为 26.1%。与单纯经皮腔内冠状动脉成形术和（或）置入裸支架相比，应用药物洗脱支架使急性并发症减少，再狭窄率相对降低[9,10]，但开口病变仍是再狭窄的预测因素之一。Iakovou 等[11]评价了 30 例主动脉开口病变患者置入西罗莫司洗脱支架（sirolimus eluting stent，SES）和 52 例主动脉开口病变患者置入 BMS 的临床及造影结果，10 个月随访时，SES 组 2 例患者（6.3%）和 BMS 组 14 例患者（28%）进行了靶病变血运重建（$P=0.01$）。SES组的MACE发生率低于BMS组（19% *vs*. 44%，$P=0.02$）。造影随访显示SES组较低的再狭窄率（11% *vs*. 51%，$P=0.001$）。Seung等[12]在68例患者中评价了SES治疗左前降支开口病变的有效性，对照组为使用BMS治疗的77例患者。在SES组，23例（34%）左主干中度狭窄的患者支架伸入左主干远端。两组患者手术操作成功率均为100%。SES组6个月造影显示再狭窄率明显低于BMS组（5.1% *vs*. 32.3%，$P<0.001$）。在1年随访期间，两组均未发生死亡或心肌梗死，但靶病变血运重建率（TLR）在SES组较BMS组更少见（0% *vs*. 17%，$P<0.001$）。Tsagalou等[13]评价了置入DES（43例患者）和BMS（43例患者）治疗左前降支开口病变的早期和中期临床及造影随访结果，两组主要住院并发症发生率无显著差异，DES组2例患者（4.7%）发生非Q波心肌梗死，BMS组1例患者（2.3%）发生非Q波心肌梗死。9个月随访时，DES组3例患者（7%）、BMS组11例患者（25.6%）进行靶病变血运重建（$P=0.038$），DES组的MACE发生率较BMS组少（9.3% *vs*. 32.6%，$P=0.015$），DES组82%患者、BMS组75%患者进行了造影随访，显示DES组有较低的再狭窄率（5.7% *vs*. 31.3%，$P=0.01$）和晚期管腔丢失（0.30 mm *vs*. 1.23 mm，$P=0.0001$）。最近，Capranzano等[14]评价了DES治疗左前降支开口病变的有效性和安全性，162例前降支开口病变患者接受DES治疗，2年随访时心源性死亡、非致死性心肌梗死、靶病变血运重建的发生率分别为2.6%、2.1%和8.3%，提示DES治疗前降支开口病变是安全可行的。

五、手术并发症及处理和围术期药物治疗

开口病变如出现并发症，可造成开口处夹层、血管急性闭塞而致急性缺血事件[15]，左主干和右冠状动脉开口部夹层可延及主动脉。分叉开口病变易使斑块移位，导致另一支血管开口变窄，如发生夹层可累及左主干和另一支血管。因此开口病变介入操作的风险和难度较大，首先应排除导管操作或外界因素导致的冠状动脉开口痉挛现象，尤其是单纯右冠状动脉开口病变，可于冠状动脉内注射硝酸甘油100～200 μg后进行造影明确。开口病变对术者的技术要求较高，主动脉-冠状动脉开口病变的介入治疗要求操作迅速、准确，加压时间要短，否则会因球囊、支架或指引导管堵塞开口时间过长，增加手术风险。处理开口病变时一定要充分地预处理病变，而且最好是在IVUS的指导下进行开口病变的支架置入。术后要多个体位造影，评价开口病变的治疗结果。

开口病变围术期药物治疗与常规PCI相似，因开口病变发生亚急性或晚期血栓的后果更为严重，更需要强调双重抗血小板治疗。

总之，对介入医师来讲开口病变仍是很大的挑战，在处理开口病变时，术者应熟练掌握开口病变和分叉病变的分类和各种病变类型的治疗策略，结合患者的具体情况选择合适的手术方式，以获得最满意的结果。

（王伟民）

参考文献

1. Jokhi P，Curzen N. Percutaneous coronary intervention of ostial lesions. Eurointervention，2009，5：511-514.
2. Gao LJ，Chen JL，Chen J，et al. Long-term clinical efficacy of cutting balloon angioplasty followed by bare metal stent implantation for treating ostial left anterior descending artery lesions. Clinical Cardiology，2009，32：E31-E35.
3. Chung CM，Nakamura S，Katoh O. Comparison of directional coronary atherectomy-based intervention and stenting alone in ostial lesions of the left anterior descending artery . Chang Gung Med J，2005，28：689-698.
4. 宋丹，王人彭，苏啼，等. 切割球囊经皮腔内冠状动脉血管成形术治疗对角支开口病变 47 例. 岭南心血管病杂志，2005，11：190-191.
5. Mavromatis K，Ghazzal Z，Veledar E，et al. Comparison of outcomes of percutaneous coronary intervention of ostial versus nonostial narrowing of the major epicardial coronary arteries. Am J Cardiol，2004，94：583-587.
6. Park SJ，Lee CW，Hong MK，et al. Stent placement for ostial left anterior descending coronary artery stenosis：Acute and long-term（2-year）results. Catheter Cardiovasc Interv，2000，49：267-271.
7. Rocha-Singh K，Morris N，Wong SC，et al. Coronary stenting for treatment of ostial stenosis of native coronary artery or aortocoronary saphenous venous grafts. Am J Cardiol，1995，75：26-29.
8. Seung JP. Stent placement for ostial the left anterior descending coronary artery stenosis：acute and long-term（2-year）results. Catheter Cardiovasc Interv，2000，49：267-271.
9. Moses JW，Leon MB，Popma JJ，et al. Sirolimus-eluting stents versus standard stents in patients with stenosis in a native coronary artery. N Engl J Med，2003，349：1315-1323.
10. Stone GW，Ellis SG，Cox DA，et al. A polymer-based，paclitaxel eluting stent in patients with coronary artery disease. N Engl J Med，2004，350：221-231.
11. Iakovou I，Ge L，Michev I，et al. Clinical and angiographic outcome after sirolimus-eluting stent implantation in aorto-ostial lesions. J Am Coll Cardiol，2004，44：967-971.
12. Seung KB，Kim YH，Park DW，et al. Effectiveness of sirolimus eluting stent implantation for the treatment of ostial left anterior descending artery stenosis with intravascular ultrasound guidance. J Am Coll Cardiol，2005，46：787-792.
13. Tsagalou E，Stankovic G，Iakovou I，et al. Early outcome of treatment of ostial de novo left anterior descending coronary artery lesions with drug-eluting stents. Am J Cardiol，2006，97：187-191.

14. Capranzano P，Sanfilippo A，Tagliareni F，et al. Long-term outcomes after drug-eluting stent for the treatment of ostial left anterior descending coronary artery lesions. Am Heart J，2010，160：973-978.
15. Park SJ，Lee CW，HongMK，et al. Stent placement for ostial left anterior descending coronary artery stenosis：acute and long term (22-year) results. Catheter Cardiovasc Interv，2000，49：272- 273.

第五章　冠状动脉长、弥漫性病变的介入治疗

一、概述

1. 长病变的定义

根据美国 AHA/ACC1988 年《经皮腔内冠状动脉成形术指南》，单个≥50％狭窄的冠状动脉病变长度达到 10～20 mm 定义为长病变，亦称为“管状病变”，属于 B 型病变；病变长度＞20 mm 定义为弥漫性病变，属于 C 型病变。

一支冠状动脉存在多处病变时，如每个病变间非病变血管之间的距离＜20 mm 则定义为一处病变，测量病变长度时应包括这些病变的总长度；如病变间非病变血管之间的距离≥20 mm 则定义为两处病变，此时应分别测量两处病变长度。由于冠状动脉病变长度影响着冠状动脉的血流量，根据 Poisseuilles 血流动力学定律，冠状动脉血流量与狭窄血管直径呈正比，与狭窄长度呈反比。静态时一个冠状动脉 50％的局限性狭窄不引起心肌缺血，但病变长度在 15 mm 以上时，则与 90％的局限性狭窄缺血程度相同，此外有研究表明，以 50％狭窄作为临界值是长病变急性血管闭塞的预测因素之一，故以 50％狭窄作为弥漫性长病变的长度测量标准，通常认为至少 1/3 血管长度存在 3 处或 3 处以上 75％狭窄病变即为弥漫性冠状动脉病变。

近年来 SYNTAX 评分系统更侧重于病变的功能意义，该系统对弥漫性病变的定义为：病变远端血管节段至少 75％的血管直径小于 2 mm。

2. 长病变的特点

长病变和弥漫性病变目前仍是 PCI 中的难题和挑战，有以下几个原因。

（1）长病变多见于糖尿病和老年患者，糖尿病患者 PCI 操作难度增加，并发症增加，远期再狭窄率高，老年患者合并症多，均属于 PCI 高危患者。

（2）长病变往往涉及边支血管（回旋支和前降支的边支较多，闭塞后可引起临床后果，右冠状动脉边支血管少，闭塞后较少引起严重的临床后果）。

（3）长病变往往涉及成角病变，增加操作难度和并发症。

（4）长病变管径逐渐变细导致选择球囊和支架困难，病变近端和远端直径相差较大，与长度＜10 mm 的短病变相比，在介入治疗术中发生内膜撕裂、弹性回缩和急性闭塞的概率较高。

（5）长病变斑块负荷重，易导致撕裂和夹层，相应地再狭窄率也随之增加，长度大于 10 mm 的病变再狭窄率明显高于 10 mm 以下病变的再狭窄率。

（6）长病变往往合并钙化病变，钙化会增加操作难度，并发症发生率也较高。

二、长、弥漫性病变的临床治疗评价

1. 经皮腔内冠状动脉成形术（PTCA）

标准 20 mm 长球囊出现之后，单纯 PTCA 治疗长病变成功率接近 90%，急性闭塞发生率在 2%之内，但长病变的再狭窄率较高，可高达 58%。因此单纯球囊扩张术并不推荐在长病变中应用。

2. 裸金属支架（BMS）

BMS 的出现大大降低了很多病变的再狭窄率，但对于长病变的获益却不明显，置入 BMS 可明显减少长病变急性闭塞的发生率，有较好的即刻效果，但再狭窄率仍较高，长病变置入 BMS 再狭窄率虽低于单纯 PTCA，但仍接近 30%。而支架长度是预测长病变再狭窄发生的重要因素。BMS 时代有学者因此提出“点支架策略”，即仅在狭窄最严重处置入短支架，在 IVUS 指导下的“点支架策略”可降低长病变支架再狭窄的发生率，是 BMS 时代处理长病变的优选策略之一。

3. 药物涂层支架（DES）

在过去的几年里药物涂层支架（DES）在临床上的广泛应用，DES 在长病变治疗中的优越性也得以体现。

SIRIUS、C-SIRIUS 和 E-SIRIUS 亚组研究表明，长病变使用 DES 能明显降低再狭窄率。SIRIUS 研究中病变长度范围在 15～30 mm [Cypher（DES）组 18.2 mm，裸金属支架（BMS）组 18.1 mm]，置入支架长度分别为 28.3 mm 和 27.9 mm。分析表明，Cypher 组 8 个月后晚期管腔丢失明显低于 BMS 组；再狭窄率及主要不良事件（MACE）发生率也明显低于 BMS 组；而随着 DES 长度的增加，再狭窄率轻度增加，而 BMS 组显著增加，在 BMS 支架长度达到 40 mm 时，再狭窄率高达 50%。C-SIRIUS 研究共入选 100 例患者，病变长度 15～32 mm，直径 2.5～3.0 mm，分别置入西罗莫司（雷帕霉素）药物涂层支架（SES）和 BMS，结果发现，SES 组 8 个月支架内最小血管腔径（MLD）增加 65%（$P<0.001$），8 个月造影显示再狭窄率明显降低。E-SIRIUS 研究共入选 352 例病变长度 15～32 mm、直径 2.5～3.0 mm 的患者，结果发现，SES 组 8 个月支架内 MLD 更大，而再狭窄率更低，SES 组的 9 个月 MACE 发生率也明显降低，其中靶病变血运重建率（TLR）的降低更加明显。

与 FMI 研究、RAVEL 研究相比，C-SIRIUS 和 E-SIRIUS 研究入选病变的长度明显增加，但是该长度仍小于经典意义上的弥漫性长病变（>20 mm）。2004 年，Degertekin 等[4]对 RESEARCH 注册研究进行亚组分析，针对 96 例病变长度>36 mm 的患者，所有患者至少使用 2 个或 2 个以上的 Cypher 支架，支架平均长度 61.2 mm（41～134 mm），对 71%患者进行 6 个月的造影随访，再狭窄率为 11.9%，支架内管腔丢失为 0.13 mm±0.47 mm；临床随访 11 个月，MACE 发生率为 8.3%，1 例术中出现无复流现象。在该研究中，MACE 发生率的降低主要是因为 Cypher 支架显著降低了 TLR（4.2%），而以往文献报道 BMS 治疗长病变的晚期管腔丢失为 0.79～1.41 mm，MACE 发生率为 23%～25%。

紫杉醇药物涂层支架（PES）在长病变中也是安全有效的，TAXUS Ⅵ研究是评价 PES 和未涂层的 Express 支架在较长病变（长度 18～40 mm，平均 20.6 mm）治疗中效果的随机、双盲试验，44 个中心 446 例患者随机分组，平均支架长度 33.4 mm，其中 55.6%为复杂病变（C 型）。结果显示，9 个月时靶血管血运重建率（TVR）PES 组明显降低；MACE 发生率两组相似，包括心脏死亡率和心肌梗死发生率。

SES 和 PES 治疗长病变的对比研究中，韩国冠状动脉长病变药物涂层支架（long DES）研究（527 例）及 LON-GDES Ⅱ 研究（250 例）均显示 SES 组再狭窄发生率（包括节段内及支架内）低于 PES 组。认为在冠状动脉长病变的介入治疗中，Cypher（DES）支架在改善患者临床预后，降低再狭窄率方面均优于 PES，对冠状动脉弥漫性长病变的患者采用介入治疗时应优先选用 Cypher 支架。

尽管上诉诸多研究显示出 DES 在处理长病变时较 BMS 更具优势，但真实世界中长病变即使置入了 DES，再狭窄率仍偏高，SIRIUS 研究中，病变长度大于 20 mm 的再狭窄率为 12.2%，高于中等长度病变和短病变的 5.3%和 9.2%（$P<0.001$）。而支架长度增加，DES 再狭窄率也随之增加，Lee 等进行的一项研究表明，DES 长度超过 40 mm 时，再狭窄率可高达 17.4%，显著高于其他病变（$P<0.001$）。长、弥漫病变在 DES 时代，尽管再狭窄率已远低于 BMS 时代，但仍高于局限病变。

长、弥漫病变置入 DES 后发生的再狭窄病变形态与 BMS 引起的再狭窄有所不同，DES 再狭窄倾向于局限和简单，也更易于再次干预，因此，目前主张对于弥漫长病变置入 DES 支架。

4. 其他治疗手段

早年有人应用激光旋切治疗斑块负荷较重的长病变，该方法与传统球囊扩张术相比，成功率和再狭窄率相仿，但冠状动脉穿孔发生率可达 1%，支架问世特别是药物涂层支架出现之后，目前已不主张对长病变进行激光旋切治疗。

冠状动脉旋磨术对于合并钙化的长病变有益：可增加病变的顺应性，减少内膜撕裂，增加管腔内径，保证长支架可充分扩展，适用于对合并钙化的长病变置入支架前应用，目前不主张常规使用。

三、长、弥漫性病变血运重建策略的取舍

长、弥漫性病变介入治疗所面临的常见问题为是否需要处理所有造影所见之显著病变，近年来公布的 FAME 研究结果提出了“功能性完全血运重建”的全新概念，即根据血管功能性检查（如冠状动脉血流储备分析）结果，确定造影影像学显示的狭窄病变是否会引起心肌缺血，仅对引起心肌缺血的病变进行 PCI，而对非缺血性狭窄病变给予药物干预。FAME 研究在美国和欧洲 20 个医学中心纳入 1005 例冠状动脉多支病变患者，随机分为冠状动脉血流储备分析（FFR）指导的 PCI 组和常规造影指导的 PCI 组。分组前根据造影和临床资料确定有干预指征的所有狭窄≥50%的病变。对 FFR 组患者的所有靶病变进行 FFR 检查，对 FFR≤0.80 的病变置入支架，而对造影组患者所有已确定的病变置入支架。主要终点为死亡、心肌梗死和再次血运重建的复合终点。随访 1 年的结果显示，尽管两组患者死亡、心肌梗死及再次血运重建的发生率均无显著差异，但 FFR 组上述三者的复合终点事件发生率显著低于常规造影组（13.2% *vs.* 18.3%，$P=0.02$）。基于该研究的结果，对于狭窄处于临界水平的弥漫性病变，如果不确定是否为引起症状的罪犯血管，介入时可行 FFR 评价，确定可引起缺血的病

变并进行干预。

四、长病变支架术的操作技巧

（1）由于通过区域成分复杂，球囊和支架与血管壁之间摩擦大，通过较为困难。手术时应选择支撑力强、同轴性好的指引导管，尤其在桡动脉路径时，往往需要使用long-tip型指引导管以保证支撑力，必要时需要双导丝技术、深插技术辅助球囊和支架通过病变；也可选用7F指引导管以提供更好的被动支撑；选用导丝宜选择推送杆支持力较好的导丝为长球囊、长支架的通过提供较好的支持力，导丝尖端不宜过硬，以免损伤长病变内膜，如病变扭曲钙化明显时，选用亲水涂层的导丝更易通过长病变；应选择外形小、推送力好、跟进能力强的球囊，并需要对血管狭窄全程进行充分的扩张，以保证支架的通过，扩张时应注意避免损伤正常血管内膜，扩展时应采用中等压力缓慢扩张以减少内膜损伤。

（2）弥漫性长病变多累及边支血管，涉及成角和钙化病变，PCI术中在保证主支的基础上需尽量减少边支的损失。目前对于小血管的分叉治疗策略多主张简单处理，仅对主支血管安放支架，对边支根据情况给予保护和单纯行PTCA，研究证实该方法远期再狭窄率和靶病变再次血运重建率较双支架术式有所降低。

（3）弥漫性长病变由于管径逐渐变细，所以选择球囊和支架时有一定困难，要注意选择支架时应使其与血管本身口径充分匹配，必要时可以应用IVUS测量管腔直径以选择支架，相邻支架直径相差不宜过大，支架之间应适当重叠以保证病变完全覆盖，重叠处应加以扩张以减少支架结合部的空隙，减少支架内血栓发生。对于病变近、远端直接相差超过1 mm的病变，如经济条件允许，首选置入两个不同内径的支架，并先置入远端支架，后置入近端支架，重叠部分一般在2～4 mm，重叠段应先行后扩张以保证支架贴壁，但应避免在分支起始处重叠，如选用一个长支架覆盖病变时，可先以命名压释放支架，后选用内径与近端血管内径相仿的后扩张球囊，对长支架的近端部分进行后扩张，操作时应避免将长球囊回撤进行近端病变后扩张，这样会导致近端内膜的损伤而增加远期再狭窄发生率。

（4）弥漫性长病变再狭窄发生率高，应尽可能选用DES。与BMS时代操作不同，DES时代更着重尽可能将病变完全覆盖，DES应覆盖整个病变段，支架两端都应位于无病变区，建议位于病变边缘3～5 mm以外，长病变DES贴壁不良发生率较高，应尽可能高压后扩张以保证支架段充分贴壁。对于弥漫性病变血管直径偏小时，支架难以完全覆盖病变，这时应根据病变的解剖、特征和球囊扩张结果合理化置入DES，对于内径在3.0 mm以下节段，如球囊扩张后残余狭窄小于30％且远端血流好，可不放置支架。

五、长病变支架术后不良事件的预测

（1）支架术后最小管腔直径（MLD）是急性并发症和再狭窄的重要预测指标，对长病变尤其重要，要保证全部长病变内的MLD达到理想程度。

（2）血管内超声（IVUS）测量MLD较定量冠状动脉造影分析（QCA）准确，有较重要的预测作用。

(3) 高压球囊扩张的应用明显减少了 IVUS 的必要性，并且对于直径＞3.0 mm 的血管 QCA 的判断结果较可靠。

(4) 冠状动脉血流生理性指标 CFR 和 FFR 等对预测支架术后不良事件也有一定作用。

六、结论

总之，弥漫性长病变是 PCI 治疗的难点之一，术前通过多种方式对病变进行充分的评估，根据病变特点预测手术中可能出现的困难，并制订相应的应对措施对于顺利实施 PCI 手术非常重要。每位术者一定要记住，治疗的目的不仅是针对病变，更重要的是患者的生活质量，过去追求完美往往是冠状动脉导管介入手术的弊病。

七、病例精选

1. 病例 1

(1) 病例特点

患者，女性，63 岁。活动性胸痛 5 年。合并高血压、糖耐量异常和高三酰甘油（甘油三酯）血症。心电图：V_4～V_6 导联 ST 段压低 0.5 mm。

(2) 造影结果

左主干（LM）轻微不规则，左前降支（LAD）近中段弥漫性病变伴中重度扭曲，最窄处 90%，左回旋支（LCX）最窄处 80%，右冠状动脉（RCA）弥漫性病变（图 5-1）。

(3) 介入过程

6F XB 3.5 指引导管，runthrough 导丝，Ryujin 2.0 mm×15 mm 球囊 8 atm 预扩张 LCX 病变，12 atm 释放 Parnter 2.5 mm×29 mm 支架于 LCX（图 5-2）。

用 Ryujin 2.0 mm×15 mm 球囊 8～10 atm 2 次预扩张 LAD 病变，顺次自远及近释放 Parnter 2.5 mm×29 mm、3.0 mm×12 mm 支架于 LAD 近中段，释放压力分别为 14 atm、16 atm，后以 Parnter 3.0 mm×12 mm 支架球囊 16 atm 后扩张支架重叠处，最终造影结果满意，术后恢复良好（图 5-3）。

(4) 介入技术和策略

①该例患者 LAD 病变为弥漫长病变伴中重度扭曲，桡动脉途径干预需选择支持力好的指引导管，选择支持力尚可且头端保持性佳的导丝。

②支架置入前充分预扩张病变有利于支架通过。

③病变近、远端直径相差较大，选择置入 2 枚不同内径的支架而非置入一枚长支架。

④支架释放后充分后扩张以保证支架贴壁。

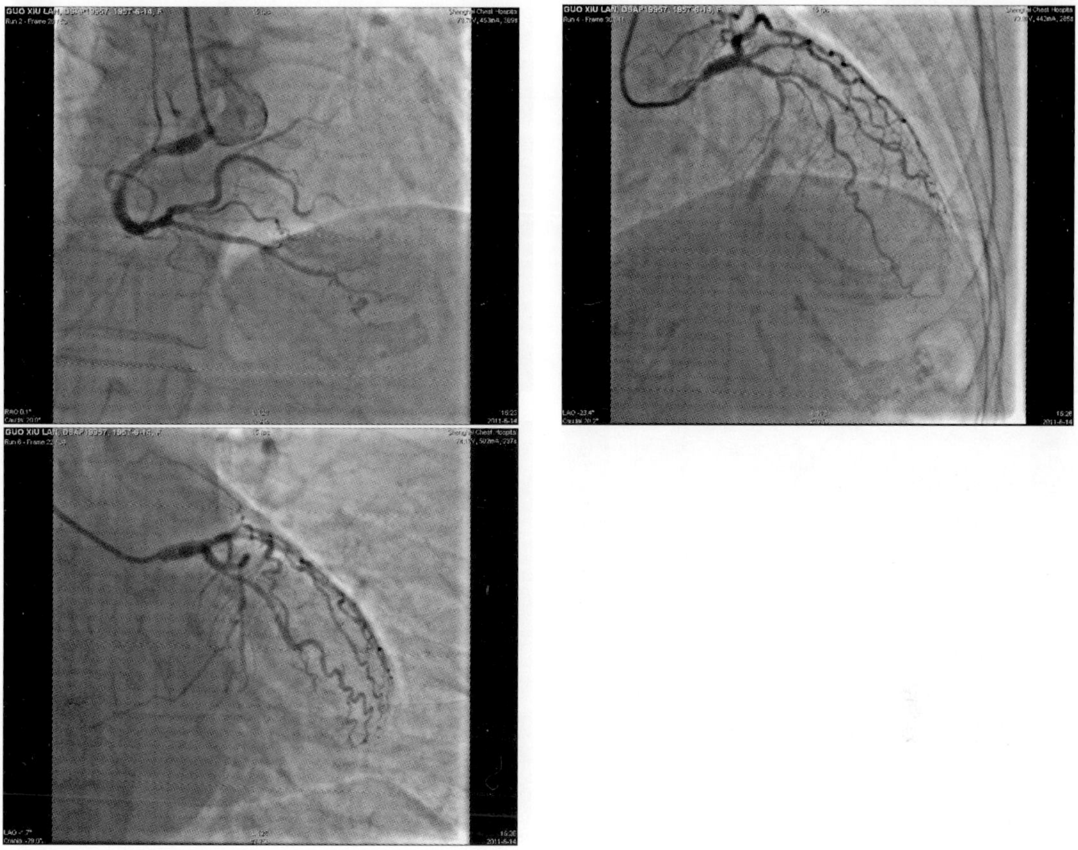

图 5-1　造影结果

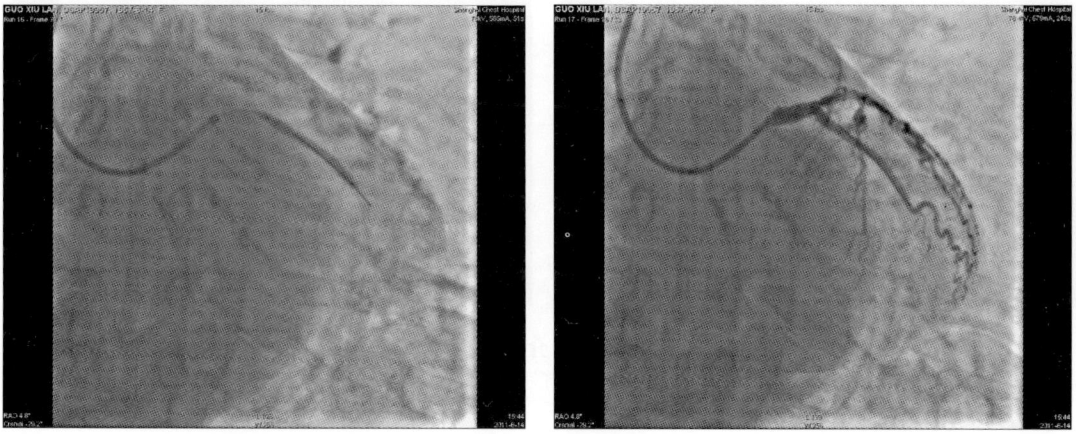

图 5-2　介入过程

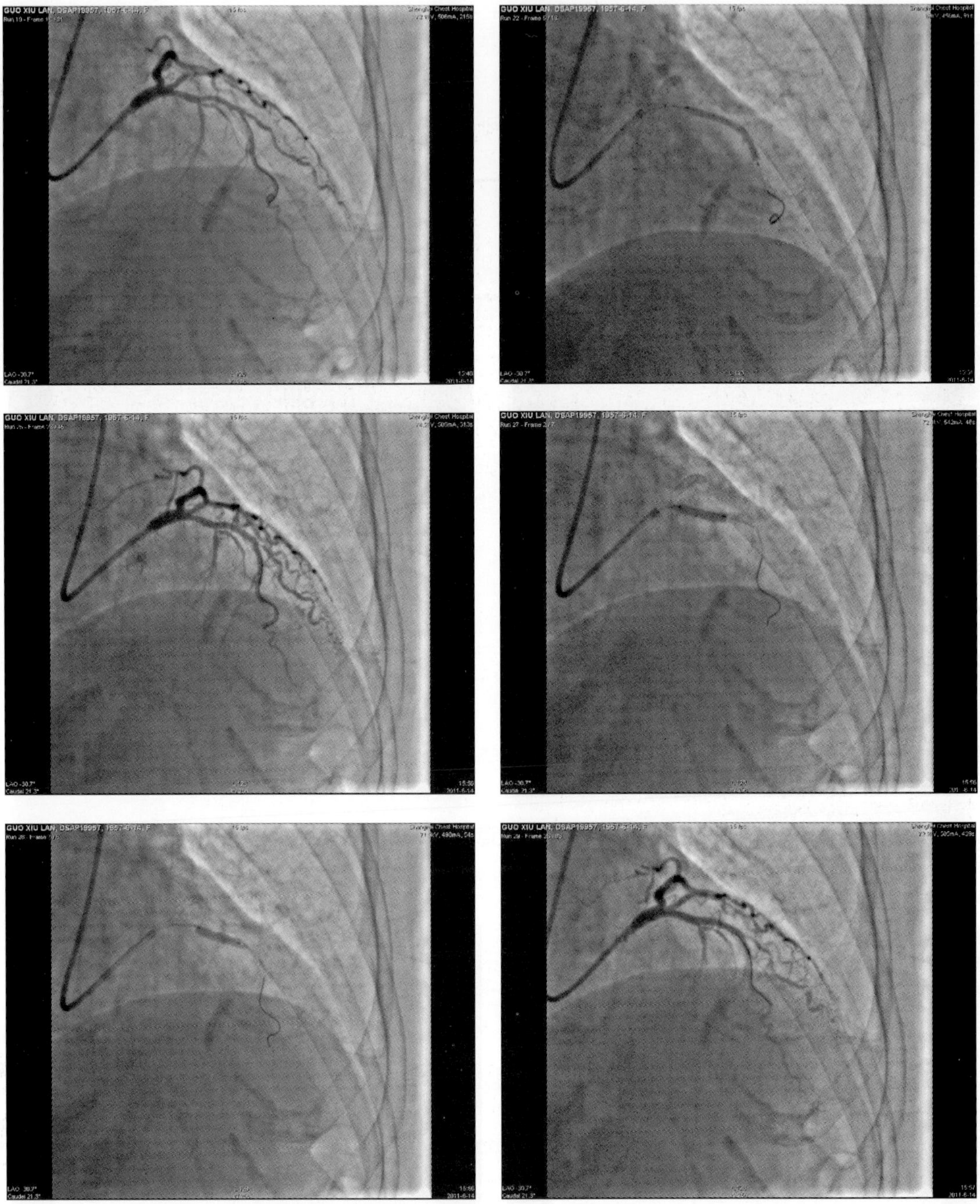

图 5-3　介入过程

2. 病例 2

（1）病例特点

患者，男性，83 岁。发作性胸闷气促 2 个月。合并高血压，慢性肾功能不全，血肌酐 160 μmol/L，心电图：弥漫性 ST 段压低 0.5～1 mm。超声心动图：左心室增大，左心室射血分数 40%。

（2）造影结果

LM 正常，LAD 开口最窄处 95%，中远段弥漫性病变最窄处 90%，LCX 开口最窄处 70%，远段细小，最窄处 70%，RCA 最窄处 80%，细小（图 5-4）。

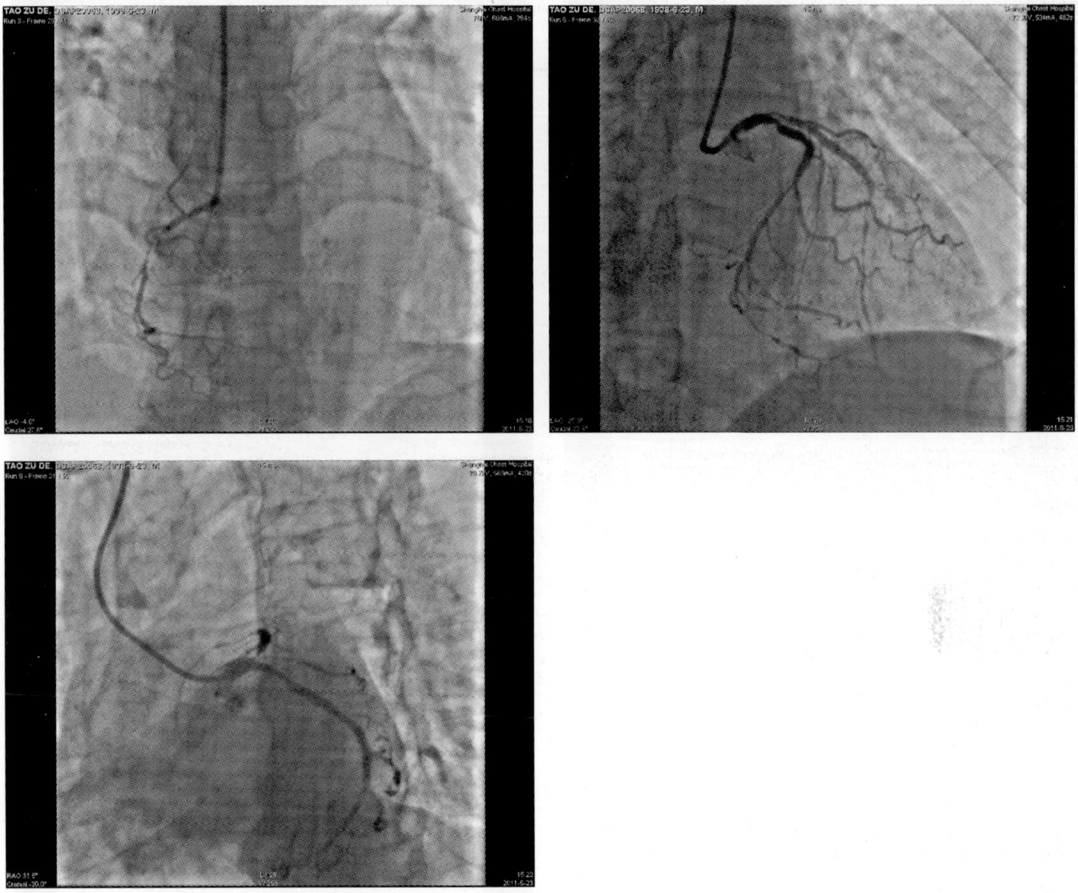

图 5-4　造影结果

（3）介入过程

选择 6F XB 3.0 指引导管，runthrough 导丝入 LAD，Pilot 50 导丝入 LCX 保护，Apex 2.0 mm×20 mm 球囊 8～12 atm 4 次预扩张 LAD，自 LAD 远段自 LM 体部依次置入 Tivoli 2.5 mm×25 mm、2.75 mm×25 mm、3.5 mm×25 mm 支架，压力分别为 12 atm、14 atm、14 atm，后以 Quatumn 2.5 mm×15 mm 对支架段进行后扩张，术后效果满意，症状明显改善（图 5-5）。

（4）介入技术和策略

①该患者为高龄患者，合并心、肾功能不全，选择部分血运重建策略，并尽可能减少术中对比剂应用，故选择处理最严重的 LAD。

②LAD 病变为弥漫长病变累及 LAD 开口，桡动脉途径干预需选择支持力好的指引导管，选择支持力尚可且头端保持性佳的导丝并保护边支。

③支架置入前需对弥漫性病变进行充分预扩张。

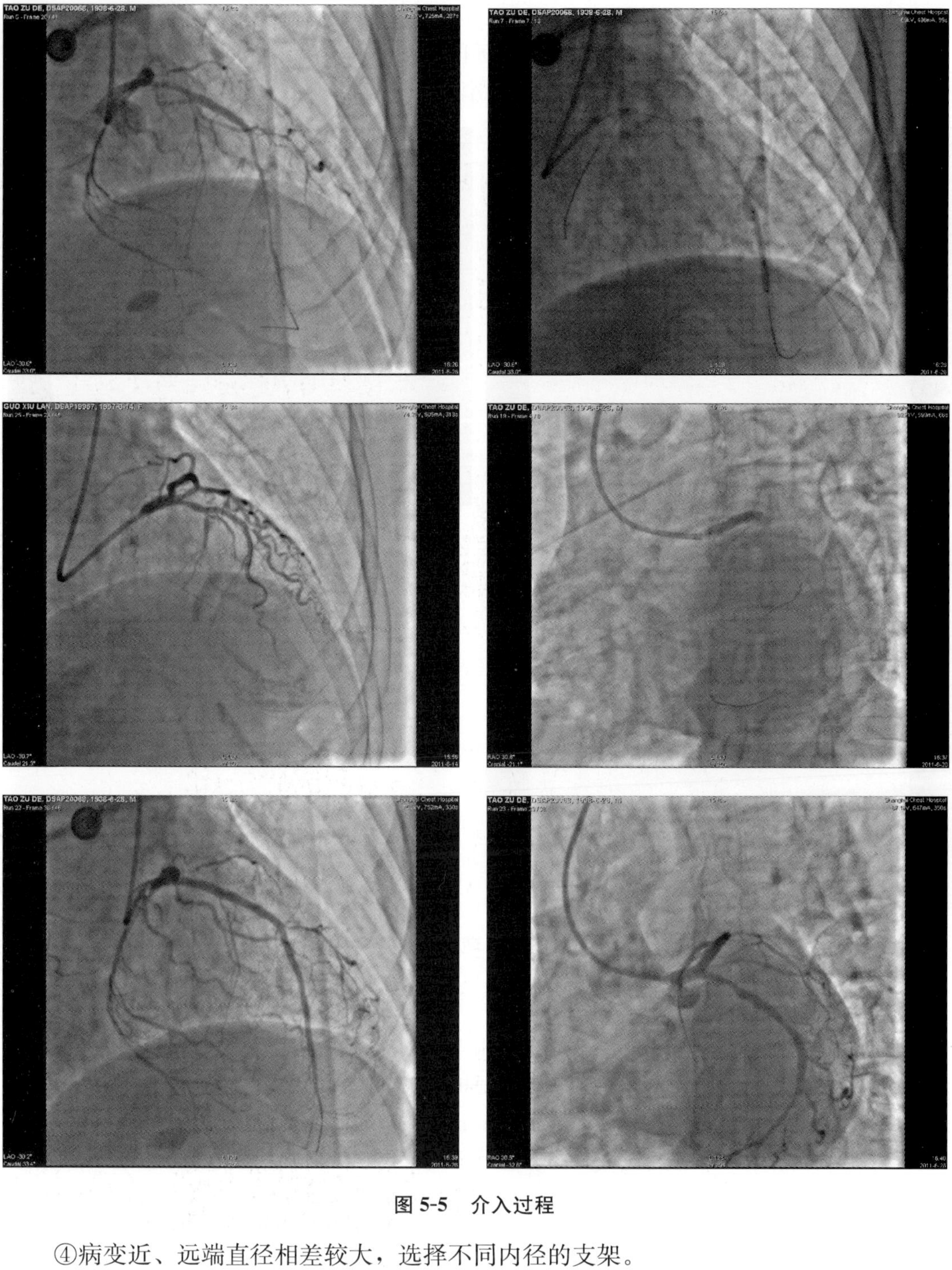

图 5-5　介入过程

④病变近、远端直径相差较大，选择不同内径的支架。

⑤病变累及 LAD 开口，支架应保证完全覆盖病变，支架释放近端应跨过 LAD 开口，置于 LM。

⑥充分进行后扩张以保证支架贴壁。

（李国庆　王　钊）

参考文献

1. Popma JJ, Leon MB, Moses JW, et al. Quantitative assessment of angiographic restenosis after sirolimus-eluting stent implantation in native coronary arteries [J]. Circulation, 2004, 110 (25): 3773-3780.
2. Schampaert E, Cohen EA, Schluter M, et al. The Canadian study of the sirolimuseluting stent in the treatment of patients with long denovo lesions in small native coronary arteries (C-SIRIUS) [J]. J Am Coll Cardiol, 2004, 43 (6): 1110-1115.
3. Schofer J, Schluter M, Gershlick AH. Sirolimus eluting stents for treatment of pa tients with long atherosclerotic lesions in small coronary arteries: double-blind, randomised controlled trial (ESIR IU S) [J]. Lancet, 2003, 362 (9390) : 1093-1099.
4. Degertekin M, A rampatzis CA, Lemos PA, et al. Very long sirolimus-eluting stent implantation for de novo coronary lesion s [J]. Am J Cardiol, 2004, 93 (7): 826-829.
5. Dawkin s KD, Grube E, Guaglium G, et al. Clinical efficacy of polymerbased paclitaxel-eluting stents in the treatment of complex, long coronary artery lesions from a multicenter, randomized trial [J]. Circulation, 2005, 112 (21): 3306-3313.
6. Kim YH, Park SW, Lee CW, et al. Comparison of sirolimus-eluting stent, paclitaxel eluting stent, and bare metal stent in the treatment of long coronary lesions [J]. Catheter Cardiovasc Interv, 2006, 67 (2): 181-187.
7. Tonino PA, Fearon WF, De Bruyne B, et al. Angiographic versus functional severity of coronary artery stenoses in the FAME study fractional flow reserve versus angiography in multivessel evaluation. J Am Coll Cardiol, 2010, 55 (25): 2816-2821.

第六章　冠状动脉多支血管病变的介入治疗

一、概述

自从经皮冠状动脉介入术（PCI）用于治疗冠心病以来，有关 PCI 和外科冠状动脉旁路移植术（CABG）治疗多支血管病变的疗效孰优孰劣的争论始终存在。裸金属支架（bare metal stent，BMS）时代的大量研究显示，PCI 与 CABG 的死亡发生率相当，CABG 组脑血管事件高于 PCI 组，但 PCI 的再次血运重建率高于 CABG。随着 PCI 治疗的飞速进展，不断出现的新型介入装置和技术，拓宽了介入治疗的适应证及范围，特别是药物涂层支架（drug eluting stent，DES）的出现，多支血管病变和长病变、弥漫性病变的 PCI 显示出很高的成功率，较低的并发症发生率，以及良好的远期效果。DES 的出现为高危复杂的冠心病患者带来了益处，多支血管病变和长节段、弥漫性病变的 PCI 也进入了一个新时代。因此，越来越多的患者选择以 PCI 为主的治疗措施。

即使多支血管病变的 PCI 标志着技术的不断成熟和成功率的不断提高，冠心病的介入治疗依然存在着挑战。在临床上，诸如糖尿病、支架内血栓和再狭窄依然困扰我们；在技术上尚存在很多并未完全解决的问题，比如分叉病变、慢性闭塞性病变、左主干病变和多支病变、弥漫长病变。尤其是多支血管病变（multi-vessel disease，MVD）、弥漫长病变（long & diffuse lesion）的 PCI，因其手术成功率较低，急性并发症发生率高，再狭窄率高，一直处于争论中。

冠状动脉多支病变（MVD）定义为至少两支主要心外膜冠状动脉或其主要分支直径狭窄超过 50%以上。不同临床试验采用的定义不尽相同。冠状动脉 MVD 是临床心脏介入医生在工作中最常见的情况，约占全部冠状动脉造影的 50%～60%，由于我国医疗分配区域的不平衡、患者接受造影意识差等原因，我国的具体情况更加严重。“真实世界”（real world）中对冠状动脉 MVD 患者，选择 PCI 还是选择 CABG 是学术界争论的热点问题之一。随着近年来该领域一些具有里程碑意义的循证医学试验的公布，给我们带来了新的理念与新的思考。

二、多支血管病变介入治疗循证医学证据更新

多支血管病变治疗领域进入 21 世纪后，随着一些具有里程碑意义的临床试验的问世与新型 DES 的上市，ARTS Ⅱ研究、SYNTAX 研究和 FAME 研究等，为这一领域注入了新的活力和新的理念。

2005 年的 ARTS Ⅱ试验将置入西罗莫司（雷帕霉素）涂层支架的多支血管病变患者与 ARTS Ⅰ试验中置入 BMS 或接受 CABG 的患者进行非随机对比，结果显示[1]，雷帕霉素涂层支架组（SES）的 1 年主要不良心脑血管事件发生率与 CABG 相当，而 1 年死亡、脑血管意外与心肌梗死（MI）的发生率低于 CABG 组。而且，ARTS Ⅱ试验入选的患者与 ARTS Ⅰ研究相比包含更多的糖尿病、高血压、弥漫性病变和 ACC/AHA

C 型病变的高危患者，因而，最后的结果可能更利于 CABG 组。最近，ARTS Ⅱ试验公布了 5 年的随访结果[2-3]，SES 组的无事件（死亡、卒中、再梗死）发生率为 87.1%与 CABG 组的 86%无统计学差异（P=0.1），但明显好于裸支架组（BMS）的 81.9%（P=0.007），但主要不良心脏事件（MACE）发生率，SES 组与 CABG 组两组存在差异（27.5%*vs*. 21.1%，P=0.02）。其中 SES 组支架内血栓发生率为 3.8%，约 2/3 的 MACE 事件考虑与支架内血栓相关。

2008 年欧洲心脏病学会（ESC）公布的 CARDia 研究[4]是迄今为止规模最大的一项在糖尿病及多支血管病变患者中对比 CABG 与 PCI 的随机对照临床试验。该试验共入选 510 例患者，随机分入 CABG 组或 PCI 组。1 年的初期结果显示，CABG 与 PCI 两组间复合终点（死亡、非致死性心肌梗死及脑卒中）发生率无显著差异（10.5%*vs*. 13.0%，P=0.39）。并且，每个单项终点发生率两组间也无显著差异：死亡 3.3%*vs*. 3.2%（P=0.83），非致死性心肌梗死 5.7%*vs*. 9.8%（P=0.25），非致死性卒中 2.8%*vs*. 0.4%（P=0.09）。但 PCI 组再次血运重建率仍高于 CABG 组。179 例接受药物涂层支架（Cypher）的患者与 CABG 组患者相比，复合终点（死亡、非致死性心肌梗死及非致死性卒中）发生率仍无显著差异（10.2%*vs*. 10.1%，P=0.98）。

CARDia 试验结果令人欣喜。在此之前，BARI 试验[5]和 ARTS Ⅰ试验[6]的结果都显示，在糖尿病人群中 CABG 与 PCI 相比具有明显的生存优势。但经过 10 余年的发展，在现代抗栓治疗和 DES 的共同作用下，PCI 终于可以在糖尿病人群中和 CABG 并驾齐驱了。尽管在过去数年间 PCI 和 CABG 技术都取得了显著进步，但与早期的血运重建研究相比，PCI 与 CABG 相比在糖尿病人群中的劣势已明显改善。在 ARTSⅠ研究的糖尿病亚组分析中，CABG 与 PCI 患者 1 年的无事件生存率分别为 84.4%和 63.4%，而在 CARDia 研究中，CABG 和 PCI 患者的无事件生存率分别为 89.0%和 84.9%，绝对差距由 21.0%降低为 4.1%。

同年公布 12 个月随访结果的 SYNTAX 研究（The Synergy between Percutaneous coronary Intervention with TAXUS and Cardiac Surgery ）是在 DES 时代比较 PCI 和 CABG 治疗冠状动脉多支血管病变的里程碑式研究[7]。该研究在欧洲的 62 个中心及美国的 23 个中心进行，首次针对三支病变和（或）左主干病变的患者进行使用 DES 的 PCI 和 CABG 治疗的随机、对照研究，并采用“来者即入选”的方式而非特定选择患者，旨在最大限度地反映“真实世界”的临床情况。SYNTAX 研究由负责 PCI 的内科医生和负责 CABG 的外科医生共同讨论，可以接受 PCI 或 CABG 且患者同意接受随机者作为随机队列研究入组标准，仅可行 CABG 或 PCI 的患者进入注册研究。该研究的 PCI 组均使用紫杉醇药物涂层支架（TAXUS Express）。随机试验组的 1800 例患者中 CABG 组有 897 例（其中三支病变 66.3%，左主干病变 33.7%，糖尿病患者占 28.5%），PCI 组有 903 例（其中三支病变 65.4%，左主干病变 34.6%，糖尿病患者占 28.5%）。注册研究组共纳入 1275 例，其中 CABG 组 1077 例，PCI 组 198 例。研究的一级临床终点为 12 个月的主要心脑血管事件发生率（MACCE），包括全因死亡、非致死性脑血管意外、非致死性 MI 和再次血运重建术。SYNTAX 研究中 PCI 组平均每例患者置入 4.6 枚支架，平均支架长度 86 mm，1/3 的患者支架长度超过 100 mm。CABG 组至少移植 1 根动脉桥的比率为 97.3%。

SYNTAX 研究随机组的 12 个月结果显示，CABG 组与 PCI 组比较，包括全因死亡、脑血管意外、非致死性 MI 在内的联合安全终点发生率（7.7%*vs*.7.6%）的差异无统计学意义，其中全因死亡率（3.5%*vs*.4.3%，*P*=0.37）、非致死性 MI 发生率（3.2%*vs*.4.8%，*P*=0.11）、移植血管闭塞或支架内血栓发生率（3.4%*vs*.3.3%）的差异也均无统计学意义（*P*>0.05）；但非致死性脑血管意外发生率 CABG 组高于 PCI 组（2.2%*vs*.0.6%，*P*=0.003），不过再次血运重建率（5.9%*vs*.13.7%，*P*<0.001）和主要终点即 MACCE 的发生率（12.1%*vs*.17.8%，*P*=0.002）均是 CABG 组显著低于 PCI 组。对左主干亚组，MACCE 发生率在 CABG 组和 PCI 组差异无统计学意义（13.7%*vs*.15.8%）。

对于左主干和三支血管病变患者，更长时间的随访是重要的。SYNTAX 研究 2 年随访结果在 2009 年予以公布[8]。结果显示，CABG 组与 PCI 组比较，包括全因死亡、脑血管意外、非致死性 MI 在内的联合安全性终点发生率（9.6%*vs*.10.8%，*P*=0.44）两组的差异仍无统计学意义，其中全因死亡率的差异无统计学意义（4.9%*vs*.6.2%，*P*=0.24），但非致死性脑血管意外发生率仍是 CABG 组高于 PCI 组（2.8%*vs*.1.4%，*P*=0.03），而 2 年的非致死性 MI 发生率在 CABG 组低于 PCI 组（3.3%*vs*.5.9%，*P*=0.01），主要是 1 年后非致死性 MI 的发生率 CABG 组低于 PCI 组所致（0.1%*vs*.1.2%，*P*=0.008）。2 年总的再次血运重建率仍是 CABG 组低于 PCI 组（8.6%*vs*.17.4%，*P*<0.001），其中 1 年后发生的再次血运重建率 CABG 组有低于 PCI 组的趋势（3.7%*vs*.5.6%，*P*=0.06）。

三支血管病变组，PCI 组和 CABG 组的死亡、脑血管意外、MI 的总发生率分别为 8.2%与 11.1%（*P*=0.11），再次血运重建率分别为 7.5%与 17.4%（*P*<0.001）MACCE 发生率分别为 14.4%与 23.8%（*P*<0.001），左主干组死亡、脑血管意外、MI 的总发生率分别为 11.8%与 10.2%（*P*=0.48）。

SYNTAX 研究中开发出一套新的病变评分系统，即 SYNTAX 积分，对病变的复查程度进行定量评价（参考 www. syntaxscore. com）。该系统采用冠状动脉树 16 分段法，结合冠状动脉的优势分布、病变部位、狭窄程度与病变特征，对直径≥1.5 mm 的血管进行评分。该评分系统共包括 12 个问题，内容包括优势类型、病变数、累及节段和病变特征（完全闭塞、三分叉、分叉、主动脉-开口病变、严重迂曲、病变长度>20 mm、严重钙化、血栓、弥漫/小血管病变）。对每一病变进行评分后的总分值即为 SYNTAX 积分。采用 SYNTAX 积分进行分层分析显示，在积分较低（0～22）和中等（23～32）的三支血管病变患者中，PCI 组与 CABG 组的 12 个月 MACCE 发生率相当（积分 0～22 组：13.5%*vs*.14.4%，*P*=0.71；积分 23～32 组：16.6%*vs*.11.7%，*P*=0.10）；而 SYNTAX 积分较高（≥33）的患者，PCI 组的 12 个月 MACCE 发生率显著高于 CABG 组（23.3%*vs*.10.7%，*P*<0.001）。

SYNTAX 研究 2 年的结果显示，CABG 仍是复杂病变患者（如 SYNTAX 积分高者）的标准治疗，然而，对病变相对不很复杂（SYNTAX 积分低或中等）者，PCI 也是非常好的血运重建术备选方案。

SYNTAX 评分的优势：该评分提供了一种有据可依、精确量化的客观评价指标，一改过去由内科医生根据个人经验和喜好决定血管重建策略的模式。SYNTAX 研究同时传递了重要的信息——随着 SYNTAX 评分分值的增加，PCI 相关 MACCE 发生率及死亡率逐渐递增，而接受 CABG 者的 MACCE 发生率和死亡率并不受病变复杂程度的影响，这导致了在不同亚组人群中两种血运重建策略的效果不相同。根据研究结果，在 SYNTAX 评分<22 分的人群中，我们无疑应该选择 PCI，而在评分≥33 分的高分人群中，CABG 是最佳选择。在评分≥33 分的高分人群以及评分为 23～32 分的冠状动脉三支病变人群中 CABG 优于 PCI，将 CABG 注册研究中的 1275 例患者包括在内后分析显示，在冠状动脉多支血管病变和左主干病变人群中，66%的患者选择 CABG 预后更好，即在 2/3 的人群中 CABG 仍是首选的血运重建方式。但是，我们还应该同时看到，CABG 的优势主要体现在再次血运重建风险的降低方面。只有在高分区的患者中 CABG 的死亡率低于 PCI，而对于低分区和中分区患者，两种血运重建策略的死亡率均无显著差异。

SYNTAX 评分的主要缺点：首先，该评分计算繁琐、复杂，因此在临床决策中实际应用比较困难。其次，对于已经在部分病变血管置入支架的多支病变患者，再次对其余病变血管进行干预前如何进行评分仍有待商榷。另外，SYNTAX 评分仅考虑到冠状动脉病变的情况，因此在实际临床决策中还应该结合冠状动脉以外的其他评估指标（如 Euro SCORE 或 Parsonnet SCORE 等）来综合评估。

三、从完全性血运重建到功能性血运重建

早期 CABG 的实践实现了完全性血运重建术的概念，完全性血运重建指对狭窄≥50%的所有直径>2.0 mm 的冠状动脉均进行旁路血管移植术，可使心绞痛症状、运动耐量及 5～7 年无症状存活率得到改善。完全性血运重建可分成解剖性完全性血运重建及功能性血运重建。完全性血运重建可以达到心肌供血的完全正常化而优于不完全血运重建，可显著增加无事件生存率和降低主要心脏事件（包括死亡、心肌梗死和再次血运重建术）。对多支冠状动脉病变患者，是否对所有冠状动脉病变通过 PCI 进行完全性血运重建，取决于冠状动脉解剖、心功能及临床情况。一部分多支血管病变患者（尤其是老年高龄患者）在对“罪犯血管”或“罪犯病变”进行介入治疗后，临床症状明显改善，而不需要完全性血运重建。然而往往多支血管病变的缺血区域相互掩盖，很难判断“真正”缺血区域，并且大量药物涂层支架（DES）的应用又增加支架内血栓的风险和操作相关的并发症风险。

1992 年 Faxon DP 最早提出 PCI 术中功能性完全再血管化理念，随后的研究表明解剖不完全再血管化但是功能完全再血管化的病例术后远期结果与解剖完全再血管化无差异。尽管研究显示 CABG 术后完全再血管化提高远期生存率，但仍有患者并不能满足进行完全性血管化的条件，特别是对于糖尿病多支病变的患者。随后的研究发现，解剖不完全再血管化但是功能完全再血管化的病例术后远期结果与解剖完全再血管化无差异，功能性完全再血管化的理念逐渐成为主流。ACC/AHA 指南中指出冠心病的治疗目的为缓解心绞痛症状和改善生活质量以及预防死亡/心肌梗死和延长寿命，同时强调了应尽可能减少治疗风险并指出预防死亡是治疗的最高目标，但没有对完全再血管化的指征进行详细说明。

随着介入治疗的发展，目前研究证实，对多支血管病变，完全再血管化和部分血管

化介入治疗的 1 年生存率和临床事件发生率已相当接近。虽然相比部分血运重建存在较高的再次血运重建率，完全血运重建可能有更好的远期效果和无事件发生率，但其花费和手术相关并发症增加。因此，没有必要一味追求完全再血管化治疗，对急性期 ST 段抬高型急性心肌梗死患者、合并严重疾病预计寿命＞10 年的患者、严重肾功能不全患者、高龄老人、CABG 术后发生心肌缺血患者或有经济条件和并发症限制的患者，部分血管化介入治疗都是很好的选择。

然而，对于具有多支冠状动脉病变的患者，决定哪些冠状动脉病变引起了心肌缺血进而合理使用 DES 是较困难的，在这些病人中，无创性显像研究在精确定位引起心肌缺血区域的能力上是有限的。传统的血管造影术为二维影像，往往会高估或低估狭窄程度，且造影仅反映管腔的变化，而对斑块负荷无法作出准确评估。冠状动脉血流储备分数（FFR）是一个评价冠状动脉狭窄病变生理意义的直观指标，被定义为当冠状动脉存在狭窄时获得的最大血流量与冠状动脉正常时最大血流灌注的比值。通过计算由压力测量导丝测得的远端冠状动脉灌注压与由指引导管同步测定的主动脉压力比值，FFR 在冠状动脉造影术（CAG）中可很容易地测定。正常冠状动脉 FFR 值等于 1.0，FFR 值大于 0.8 意味着狭窄可诱导心肌缺血的可能性小（准确性高达 90%以上）。FFR 所提供的信息与心肌灌注研究所得结果相似，但它较后者更为明确且有一个更好的空间分辨率，因为每一支冠状动脉和节段是被单独地分析，避免了一个缺血区域被另一个更为严重的缺血区域掩盖。

2009 年 1 月，FAME 研究［血流储备分数（FFR）与血管造影术指导经皮冠状动脉介入术（PCI）的比较性研究］的最终结果在《新英格兰医学杂志》上发表[9]。结果显示，与传统血管造影术指导的 PCI 相比，FFR 指导的 PCI 可显著降低主要不良心脏事件（MACE）发生率。

FAME 研究在美国和欧洲的 20 个医学中心入组了 1005 名冠状动脉多支病变患者，随机分为 FFR 指导的 PCI 组和造影指导的 PCI 组。分组前根据造影和临床资料确定需干预的靶血管，入 FFR 组者对所有靶血管进行 FFR 检查，FFR≤0.80 者放置药物涂层支架；入造影组者对所有靶血管进行 PCI 术。所有患者在 PCI 术后 12 h、24 h 测定总肌酸激酶及肌酸激酶同工酶的水平。中心实验室根据冠状动脉造影结果计算出 SYNTAX 评分。术后 1 个月、6 个月及 1 年进行随访。支架置入数目两组分别为 1.9 个±1.3 个及 2.7 个±1.2 个，FFR 组明显低于造影组（$P<0.001$）。与 FFR 组相比，单纯血管造影组造影剂使用量显著多于前者（302 ml *vs*. 272 ml；$P=0.001$）。在 1 年随访时总的医疗花费 FFR 组更低（＄ 14 315 *vs*. ＄ 16 700，$P<0.001$）。造影组 78%的患者 1 年内未发生心绞痛，与之相比，FFR 组这一概率为 81%（$P=0.20$）。1 年内事件发生率两组分别为 13.2%（67 人）及 18.3%（91 人），FFR 组主要不良心脏事件的绝对危险降低了 5 个百分点，意味着每 20 名患者行 FFR 测定能够预防 1 起不良事件，Kaplan-Meier 曲线分析显示这种得益早期源于心肌梗死发生率的降低，晚期源自靶血管再次血运重建率较低。

最近 FAME 研究的 2 年随访结果再次给我们带来了信心[10]，约有 93.6%的患者完成了两年的随访。心肌梗死（MI）的发生率在造影组（9.9%）显著高于 FFR 指导组（6.1%）（$P=0.03$）。FFR 指导的 PCI 组的 2 年死亡率和心肌梗死发生率明显更低

(8.4%*vs*.12.9%)，再次血运重建率两组无明显差异。MACE 的发生率两组无差异，造影指导组为 111 例病人（22.4%），FFR 组为 91 例病人（22.4%）（P=0.08）。对于在 FFR>0.80 的病变，2 年后的心肌梗死发生率为 0.2%，再次血运重建率为 3.2%。2 年时的结果证实了 FFR 指导的 PCI 在多支冠状动脉病变受试者中的优越性，FFR 指导进行介入治疗对减少 MI、死亡或联合终点的益处可以持续 2 年，进一步支持缺血病变需要功能性完全血运重建，无缺血病变可以采取药物治疗观察随访。

将 FAME 研究与 SYNTAX 和 CARDia 研究结果进行荟萃分析发现[11]，FAME 研究中造影组患者与 SYNTAX 和 CARDia 研究中 PCI 组患者 MACE 发生率相近（分别为 18.3%、19.1%和 19.3%），而 FAME 研究中 FFR 指导组则与后两个研究中 CABG 组相近（分别为 13.2%、11.2%和 11.0%）。

FAME 研究的结果支持建立“功能性完全血运重建”的全新治疗概念。功能性完全血运重建，是指根据血管功能性检查手段（如 FFR）的结果，确定冠状动脉造影影像学上存在狭窄的病变是否引起心肌缺血，针对引起心肌缺血的病变进行 PCI 治疗，非缺血性狭窄病变给予药物干预。FAME 研究给冠状动脉介入医生带来了许多的震撼、思考和转变，我们是否需要就此重新认识冠心病的介入治疗，特别是在多支血管病变治疗中，可以预计今后 PCI 术的发展趋势会更多地出于生理考虑而非解剖考虑。

四、多支血管病变介入治疗的策略

“真实世界”中的患者可能具有多种临床危险因素：心功能情况、糖尿病、肾功能不全、出血倾向等，以及复杂的冠状动脉解剖病变（慢性完全闭塞病变、分叉病变、钙化、迂曲、成角、长病变以及小血管病变）。多支血管病变血运重建的方案和策略直接影响介入治疗的安全性和效果。对多支血管病变患者的介入治疗策略应综合权衡各种方法的利弊，结合患者的病变范围、左心室功能、年龄、伴随疾病等因素，全面评估患者的手术风险、治疗获益、近期与远期疗效。

选择正确的治疗策略是保证多支病变 PCI 成功的关键。如果多支病变的位置比较局限、复杂程度较低，则可在同一次手术内同时对多处病变处理干预。但如果患者的冠状动脉病变十分复杂或患者存在多种合并疾病，为了手术安全，可进行分期介入治疗，首先处理引起症状、供血面积大的冠状动脉或狭窄程度重的病变。多支血管病变在完全血运重建时基本可遵循以下治疗策略。

1. 对急性冠状动脉综合征（ACS）患者首先处理“罪犯病变”，包括急性心肌梗死（AMI）时的梗死相关动脉靶病变及引起症状的高度狭窄靶病变等，其他病变依据患者症状和左心室功能延期处理，通常在术后 1～6 个月再次进行 PCI 干预其他严重狭窄病变。若无闭塞病变血管，应首先处理导致显著心肌缺血的“罪犯”血管，如造影不能确定“罪犯”血管时，可通过血管内超声（IVUS）、FFR 寻找“真正”罪犯病变进行干预，然后根据结果及临床情况决定下一步的介入治疗，如无法进行 FFR，则可首先处理最狭窄的血管。

2. 主要“罪犯”血管处理结果满意后，可继续处理其他病变；若结果不满意（PCI 后即刻血栓形成、术后 TIMI 血流<3 级、手术时间>3 h 或造影剂总量>400 ml），则中止操作，1～2 周后进行冠状动脉造影复查，并决定进行再次介入治疗或外科手术。

3. 对引起稳定型心绞痛的多支病变，首先处理供血最大面积心肌、功能意义最大且狭窄最严重或有侧支循环形成的慢性完全闭塞病变血管。如果 2 个病变 PCI 的难度相近，应首先扩张供血范围较大的病变，其后扩张干预供血中等至大面积心肌的病变血管。

4. 同一支血管多处病变，应先处理远端病变，除非球囊或支架不能通过近端病变，以防止近端病变置入支架后，远端病变支架置入困难。但当导管等器械可能阻塞近端病变处血流或无法通过近端病变时，可首先扩张近端病变。

5. 对下述情况采取分期 PCI：一次完成多支血管病变 PCI 危险性较大（如 AMI），可先处理“罪犯病变”，其他血管病变留到后期处理；计划一次完成 PCI，但第一支血管病变手术时间较长（>3 h）、造影剂用量较多（>400 ml）或患者不能耐受时，余下的病变可在后期处理；严重心/肾功能不全、病变血管供血范围大的高危患者，宜分期作 PCI。

6. 血运重建方式选择上，主要根据冠状动脉病变解剖特征进行决策，SYNTAX 评分对于多支血管或左主干病变患者血运重建方式的选择有指导意义。SYNTAX 评分>22 的三支病变患者，在术后 1～2 年的观察期内，CABG 术的疗效更优。对于左主干病变且 SYNTAX 评分<33 的患者，PCI 的疗效可能优于 CABG。

AHA 指南认为所有左主干病变的患者均不适宜接受 PCI，而 2010 年 ESC 指南[12]则相对较为宽松（参见表 6-1）。

表 6-1　2010 年 ESC 指南

冠状动脉病变特征	CABG 更优	PCI 更优
不包括前降支近段的单支或双支病变	Ⅱb/C	Ⅰ/C
累及前降支近段的单支或双支病变	Ⅰ/A	Ⅱa/B
简单的三支病变，PCI 能获得完全血运重建，SYNTAX 评分≤22 分	Ⅰ/A	Ⅱa/B
复杂的三支病变，PCI 仅能部分血运重建，SYNTAX 评分>22 分	Ⅰ/A	Ⅲ/A
左主干病变（孤立的或单支病变，左主干病变位于开口或体部）	Ⅰ/A	Ⅱa/B
左主干病变（孤立的或单支病变，左主干病变位于分叉部）	Ⅰ/A	Ⅱb/B
左主干+双支/三支病变，SYNTAX 评分≤32	Ⅰ/A	Ⅱab/B
左主干+双支/三支病变，SYNTAX 评分≥33	Ⅰ/A	Ⅲ/B

7. 国外的多数中心 CABG 技术成熟，在危重复杂的患者中 CABG 术不失为一种有效治疗技术。但目前我国各家医院、中心的具体情况与国外不尽相同，很多医院无良好的 CABG 手术团队，以及在我国很多患者及家属对 CABG 术存在认识的不足和顾虑，因此不考虑 CABG 术。在这种情况下，具备良好 PCI 术的医院仍能通过 PCI 术为患者解决一定的病痛、改善生活质量。

五、PCI 与 CABG 的联合——Hybrid 杂交技术

由于 PCI 与 CABG 均不完美，存在一些缺点，因而，一种有效融合心脏内外科的技术应运而生，这便是 Hybrid 杂交技术。经典 Hybrid 杂交技术是指分期微创 CABG 与 PCI 相结合以治疗冠心病，1996 年由英国学者 Angelini 最早提出，其特点是维系生

命最重要的血管-前降支采用内乳动脉桥，非前降支病变采用 PCI 干预，该技术同时结合外科内乳动脉桥和内科微创的优势，从而给患者带来最大的近期和远期获益。

随着医学影像学设备和介入治疗器械的发展与成熟，提出了“一站式 Hybrid”手术概念，与传统的 Hybrid 杂交技术不同，具备同时进行 CABG 与 PCI 的“一站式 Hybrid”手术室，内外科医生同台手术，避免了患者的反复转运。目前有一些小规模的 Hybrid 杂交技术血运重建的临床试验，其安全性与长期有效性尚需大规模的临床研究证实。同时也应看到，Hybrid 杂交技术也存在一定缺陷，例如术前抗栓、抗凝可导致出血增加，会影响到手术的视野，从而影响移植血管的吻合效果；PCI 围术期抗凝不足会增加支架血栓的风险。总而言之，Hybrid 杂交技术是多支血管病变血运重建的新的选择方向之一。

六、病例精选

1. 病历 1

患者，男性，72 岁。

因“反复胸闷 7 年，加重 2 天”入院。

有高血压史、脑梗死史、糖尿病史。

2010-5-5 CAG＋PCI：左前降支（LAD）近段狭窄 80%～90%，左回旋支（LCX）近段狭窄 80%，右冠状动脉（RCA）中段闭塞（图 6-1 至图 6-7）。

器械选择：

6F JR4 GC，Runthrough GW，2.0 mm×15 mm VOYAGER 球囊，2.75 mm×15 mm Avita HP 球囊；

2.75 mm×18 mm EXCEL 支架，2.75 mm×24 mm EXCEL 支架，2.75 mm×28 mm EXCEL 支架

SYNTAX 评分：32

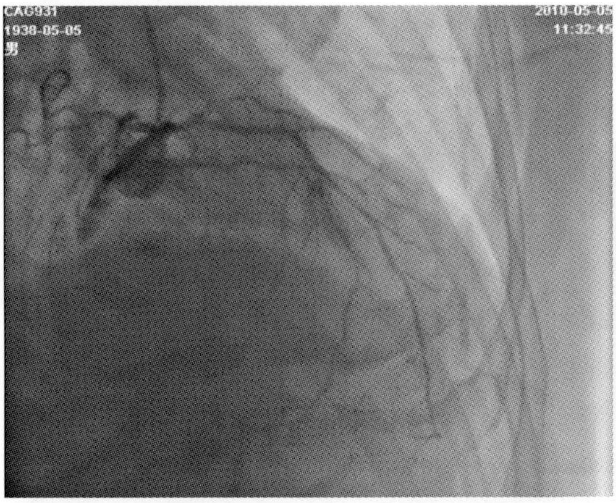

图 6-1 造影示 LAD 开口、近段严重狭窄

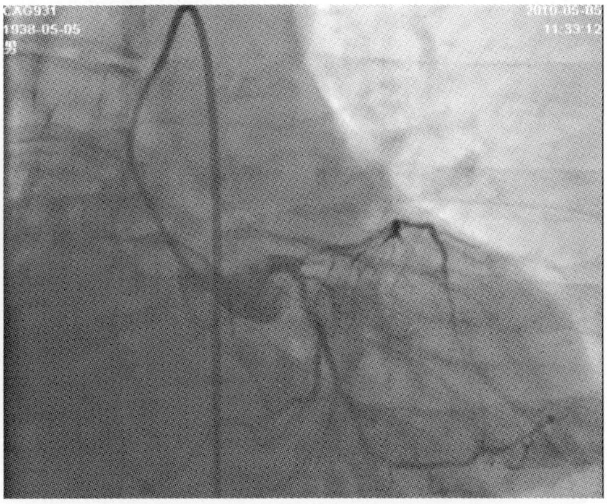

图 6-2 造影示 LCX 近段严重狭窄

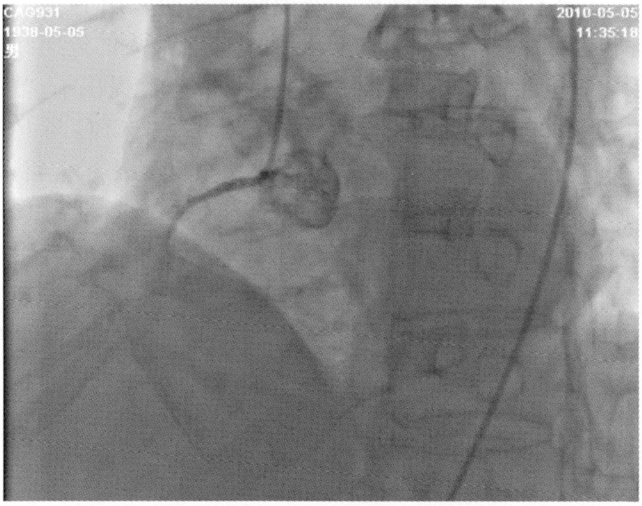

图 6-3　造影示 RCA 中段闭塞

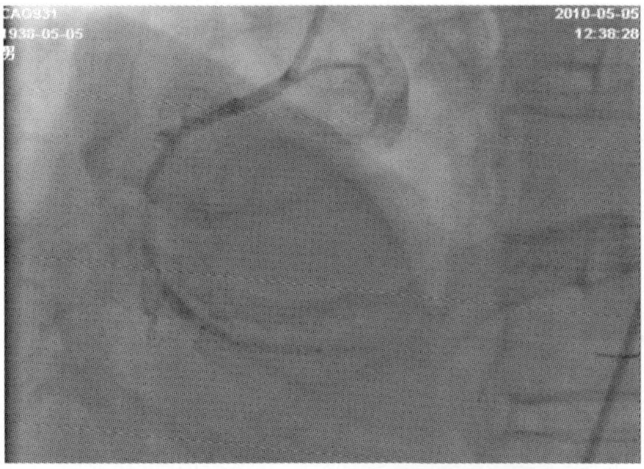

图 6-4　于 RCA 远段置入 DES（2. 75 mm×18 mm）

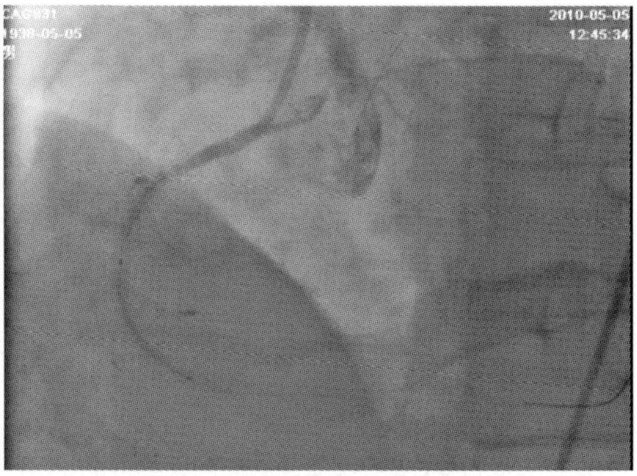

图 6-5　于 RCA 中段置入 DES（2. 75 mm×24 mm）

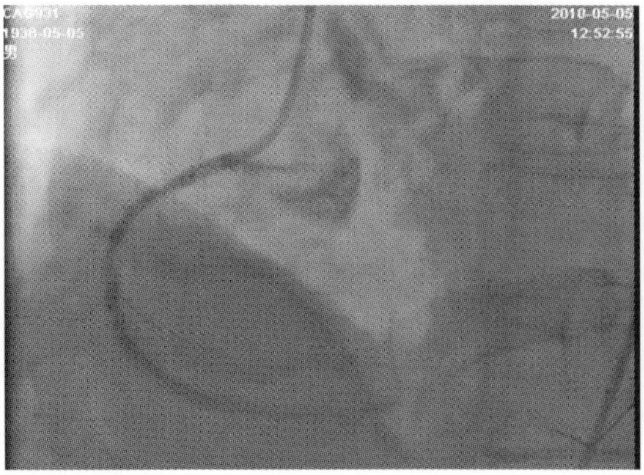

图 6-6　于 RCA 近段置入 DES（2. 75 mm×28 mm）

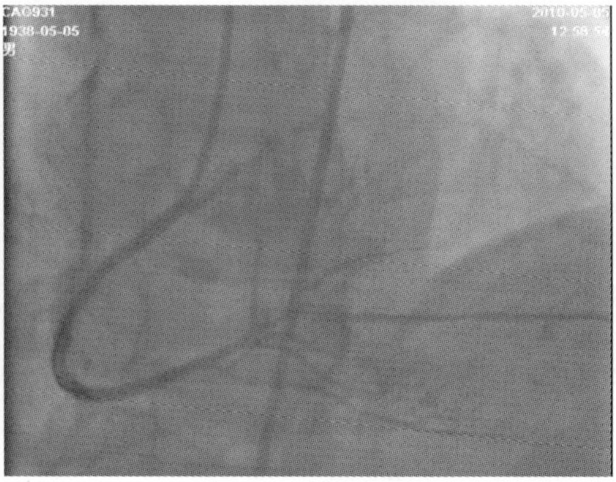

图 6-7　最终结果

2010-5-29 CAG＋PCI：结果见图 6-8 至图 6-11。

器械选择：

7F XB3.5 GC，Runthrough GW，Fielder GW，2.75 mm×13 mm Cypher 支架，2.75 mm×25 mm XIENCE V 支架。

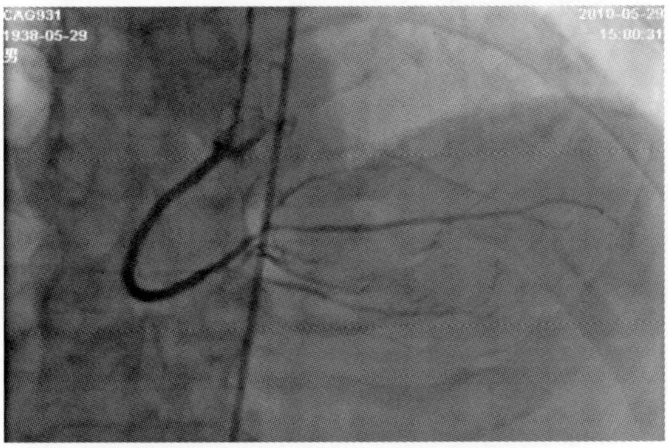

图 6-8　造影示 RCA 内支架通畅

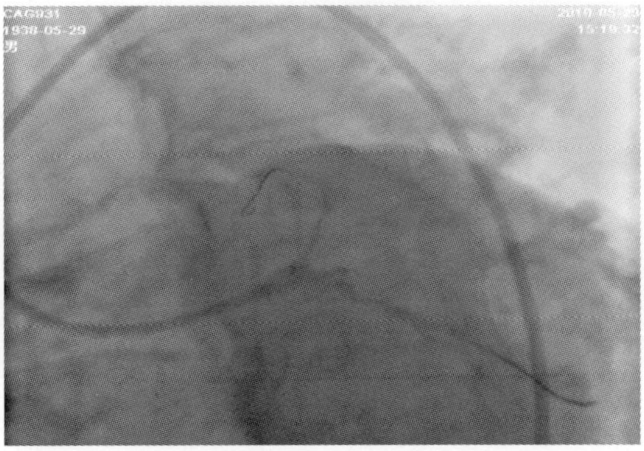

图 6-9　于 LAD 近段置入 DES（2.75 mm×13 mm）

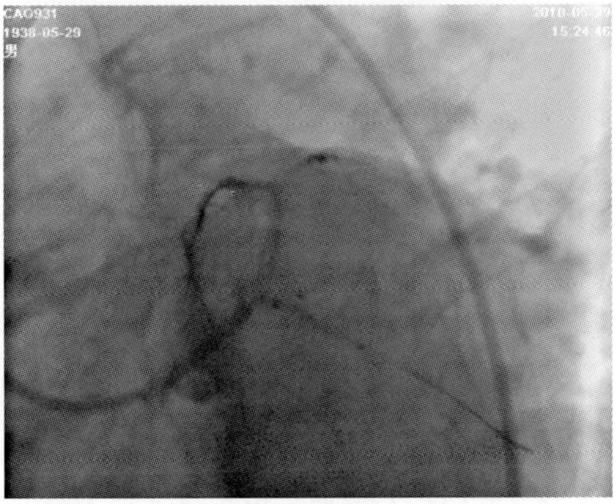

图 6-10　于 LCX 近段置入 DES（2.75 mm×25 mm）

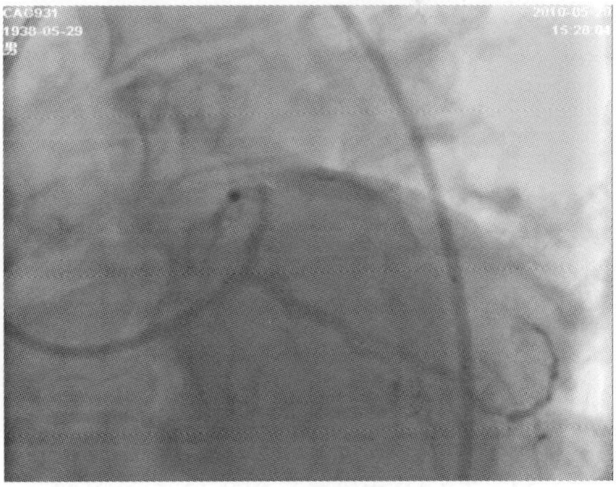

图 6-11　最终结果

2. 病历 2

患者，女性，72 岁。

因“反复胸闷胸痛半年，加重 1 天”入院。

有高血压史，否认糖尿病史。

2010-10-21 CAG＋PCI：左主干（LM）狭窄 50%，LAD 近段狭窄 75%～90%，LCX 近段狭窄 80%～95%，RCA 中段 75%～90%（图 6-12 至图 6-19）。

器械选择：

7F XB3 GC，PILOT 50 GW×2，2.0 mm×20 mm VOYAGER 球囊，2.5 mm×20 mm VOYAGER 球囊，2.5 mm×15 mm VOYAGER 球囊，3.0 mm×15 mm GOODMAN 球囊，2.5 mm×24 mm EXCEL 支架，2.5 mm×23 mm Firebird 支架，2.5 mm×23 mm Firebird 支架，2.5 mm×23 mm Firebird 支架，3.0 mm×23 mm XIENCE V 支架。

SYNTAX 评分：36。

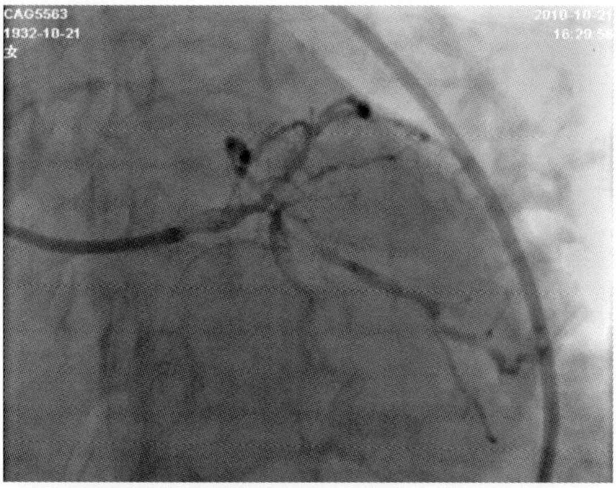

图 6-12　造影示“前三叉”严重狭窄

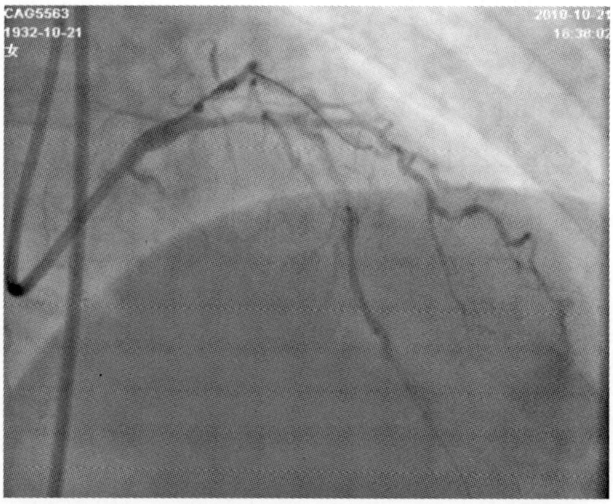

图 6-13　于 LAD 中段置入 DES（2.5 mm×24 mm）

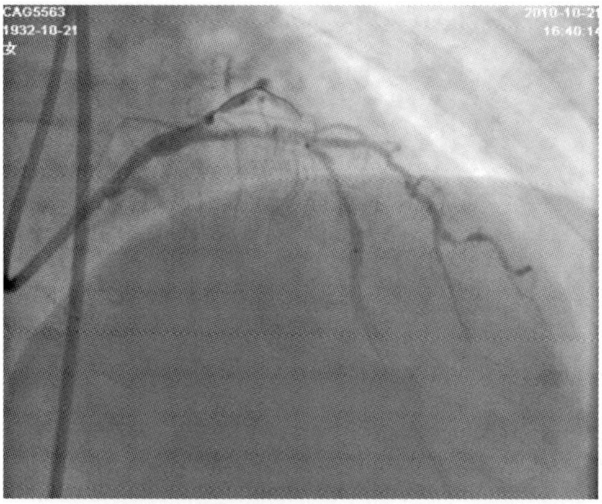

图 6-14　于 LAD 中段置入 DES（2.5 mm×23 mm）

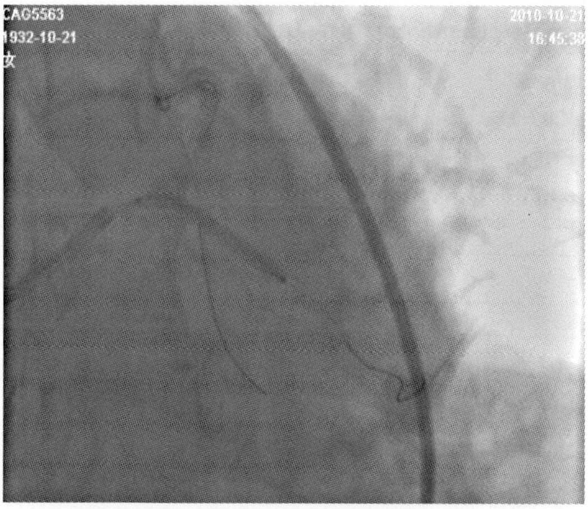

图 6-15　于 LM、LCX 置入 DES（2.5 mm×23 mm）

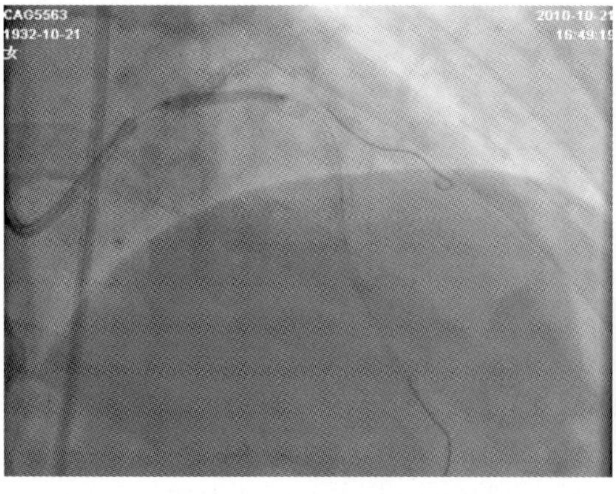

图 6-16　于 LM、LAD 近中段进行球囊扩张

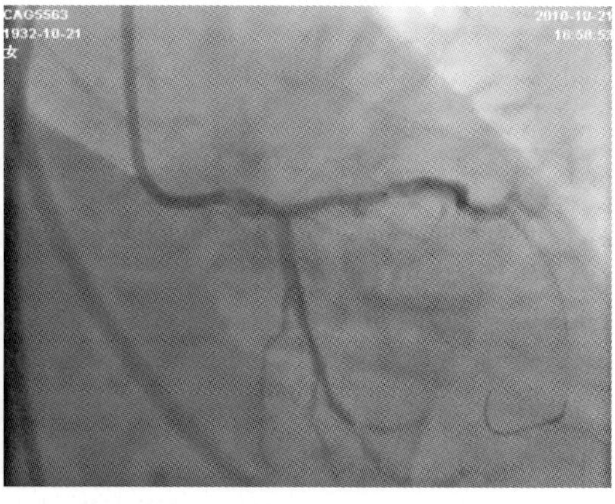

图 6-17　于 LM、LAD 近中段置入 DES（3.0 mm×23 mm）

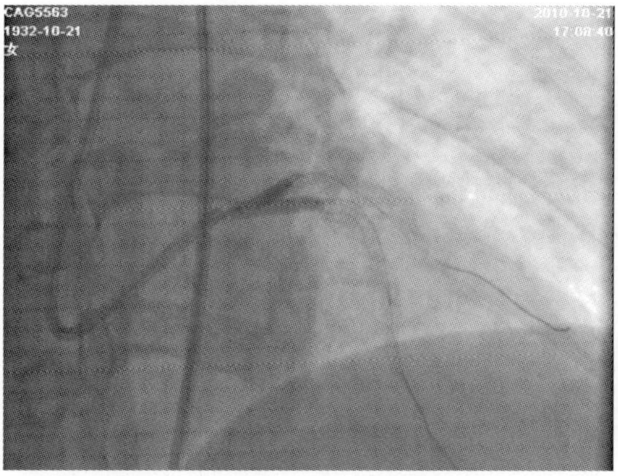

图 6-18　进行“对吻”球囊扩张

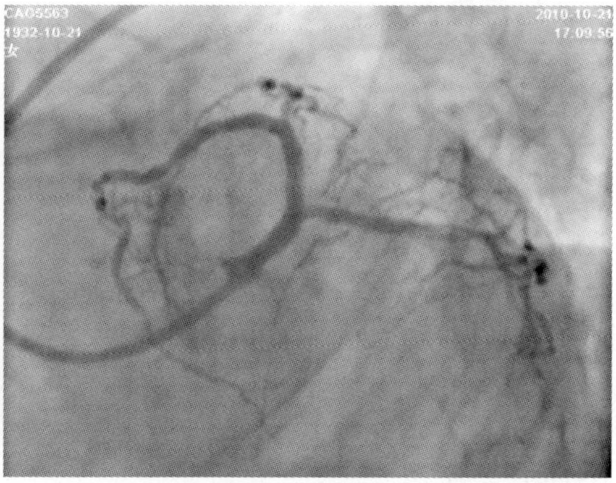

图 6-19　最终结果

2010-11-9　CAG+PCI：见图 6-20 至图 6-22。

器械选择：

7F JR 4.0 GC，BMW GW，3.0 mm×15 mm VOYAGER 球囊，3.5 mm×36 mm EXCEL 支架，3.5 mm×15 mm Avita HP 球囊。

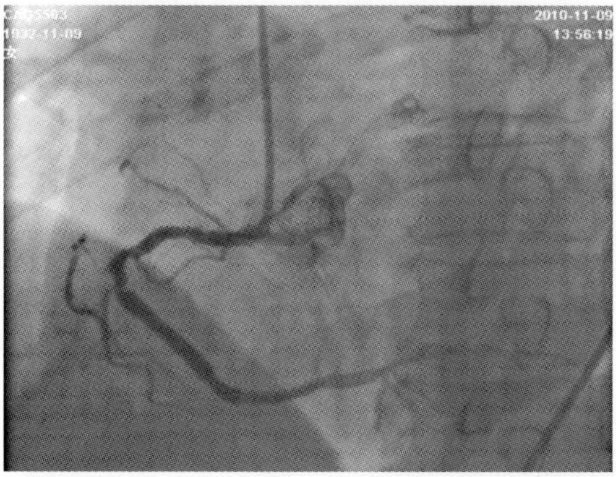

图 6-20　BMW GW 顺利到达 RCA 远端

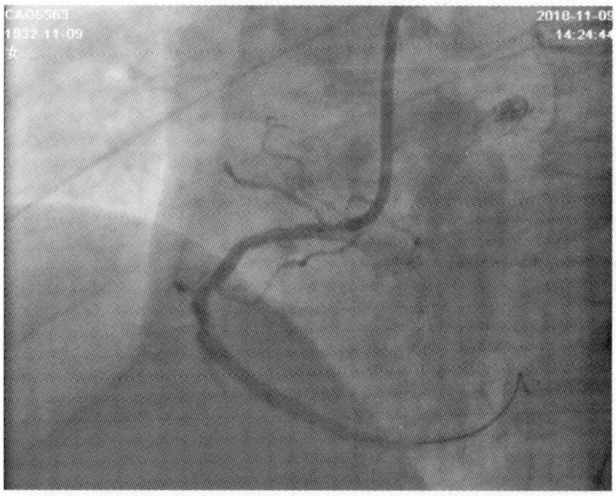

图 6-21　于 RCA 中段置入 DES（3.5 mm×36 mm）

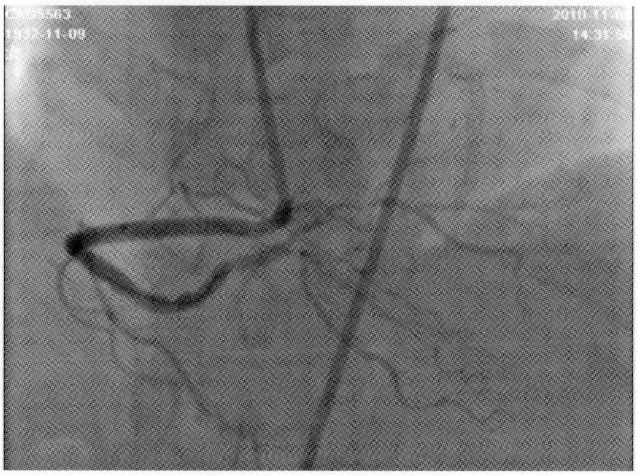

图 6-22　最终结果

3. 病历 3

患者，女性，77 岁。

因“反复胸闷胸痛 30 年，加重 3 天”入院。

有高血压史，有糖尿病史。

2010-8-24 CAG+PCI：LM 未见狭窄，LAD 中段慢性闭塞，LCX 近中段弥漫狭窄 70%～90%，RCA 中段 70%，左室后支 75%局限性狭窄（图 6-23 至图 6-30）。

器械选择：

7F XB 3.5 GC，Runthrough GW，Crosswire NT GW，Miracle 6 GW，1.25 mm×15 mm Ryujin 球囊，2.0 mm×15 mm SPRINTER 球囊，2.5 mm×15 mm GOODMAN 球囊，3.0 mm×10 mm GOODMAN 球囊，2.5 mm×18 mm EXCEL 支架，2.5 mm×28 mm EXCEL 支架。

SYNTAX 评分：33。

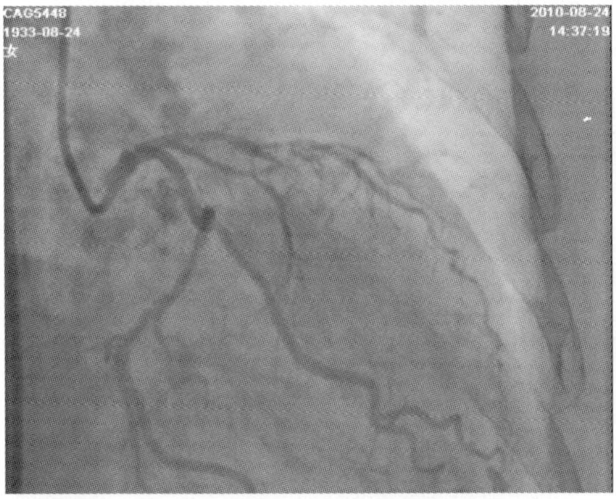

图 6-23 造影示 LAD 为慢性阻塞性病变（CTO），LCX 严重狭窄

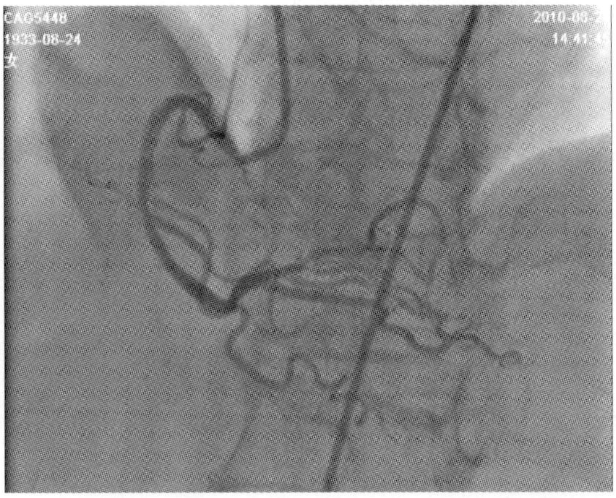

图 6-24 造影示 RCA 中段、左室后支狭窄

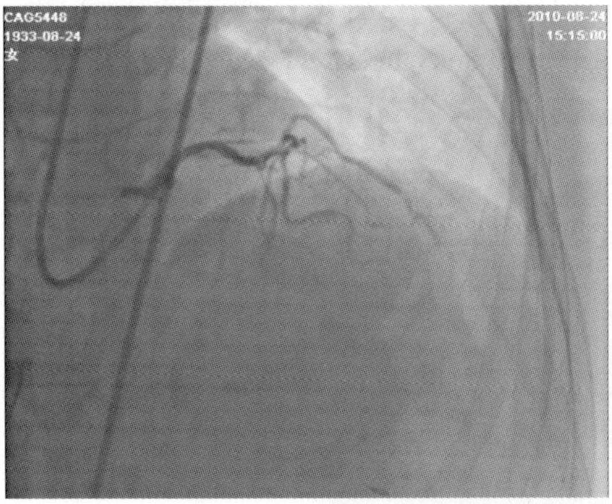

图 6-25 Runthrough 导丝不能通过 CTO 病变

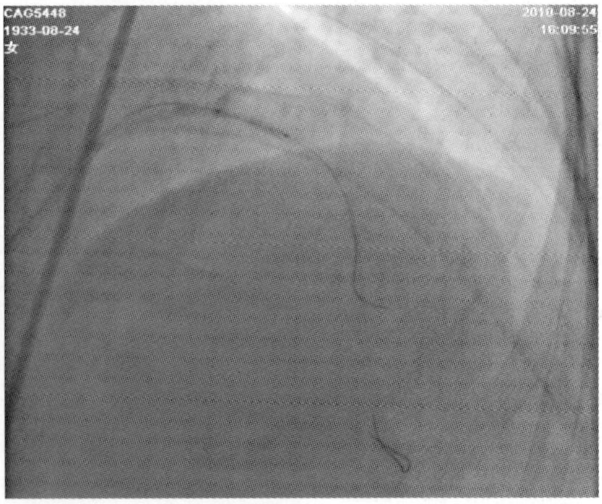

图 6-26 “平行导丝”技术通过病变，小球囊扩张

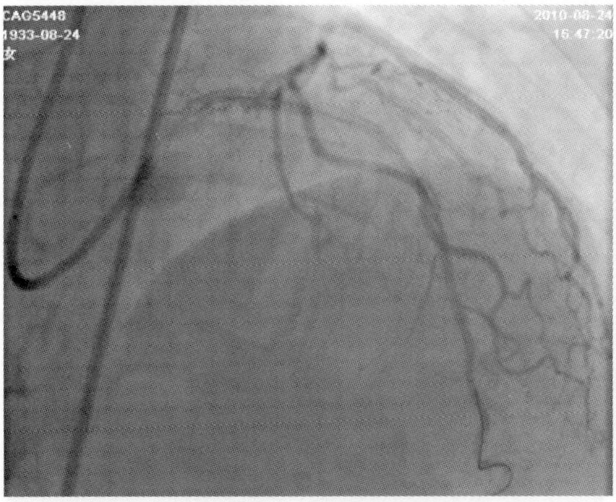

图 6-27　逐步更换大球囊扩张狭窄病变

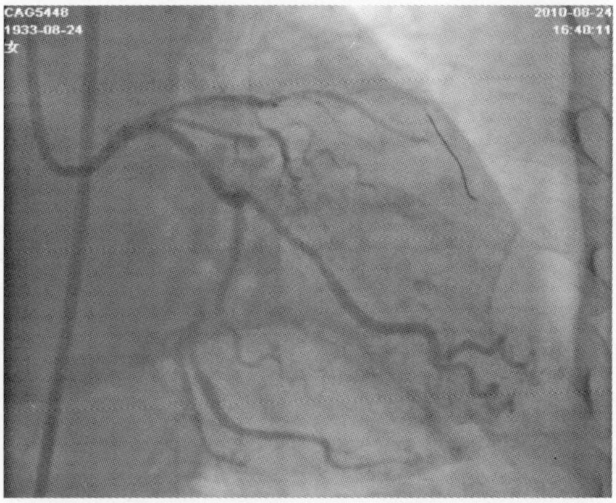

图 6-28　于 LAD 中段置入 DES（3.0 mm×18 mm）

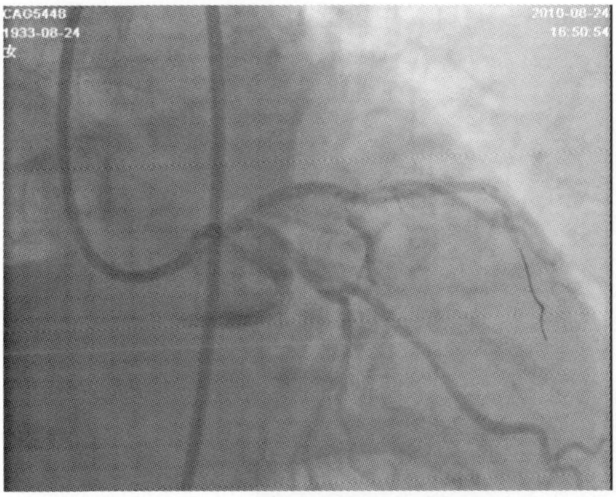

图 6-29　于 LAD 近段置入 DES（3.0 mm×28 mm）

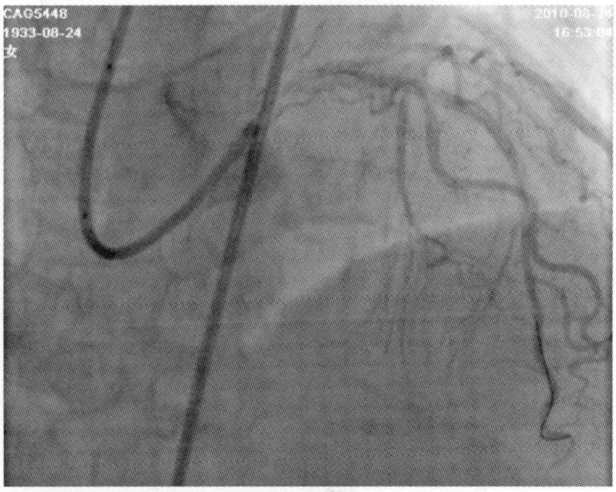

图 6-30　LAD 支架术后造影

2010-9-14　CAG+PCI：见图 6-31 至图 6-35。

器械选择：

7F XB 3.5 GC，HI-EXTRA SUPPORT GW，2.0 mm×10 mm GOODMAN 球囊，2.5 mm×15 mm GOODMAN 球囊，2.25 mm×18 mm XIENCE V 支架，2.5 mm×24 mm EXCEL 支架。

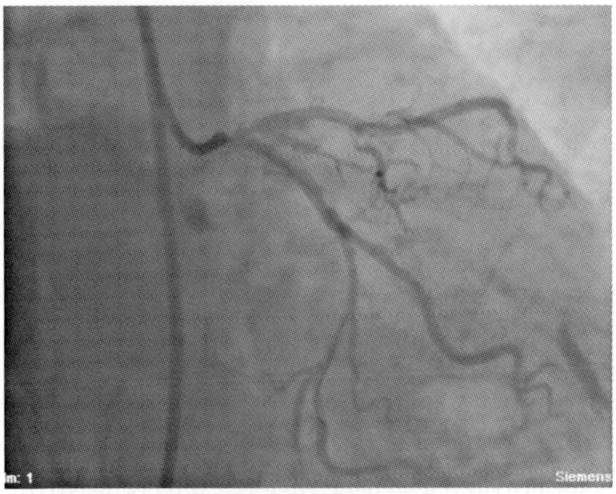

图 6-31　造影示 LAD 支架通畅，LCX 中段严重狭窄

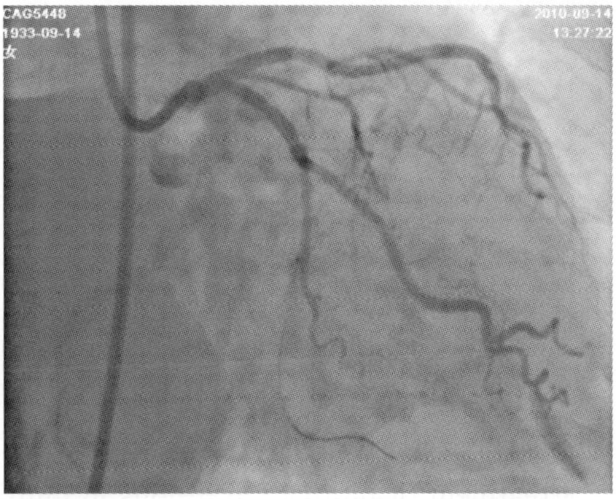

图 6-32　强支撑导丝通过病变，球囊扩张

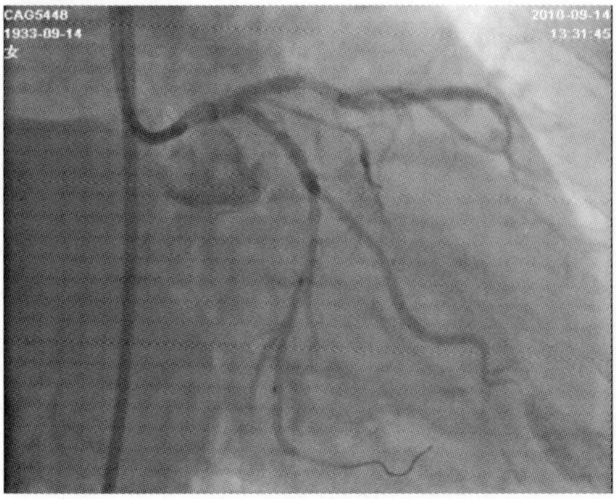

图 6-33　于 LCX 远段置入 DES（2.25 mm×18 mm）

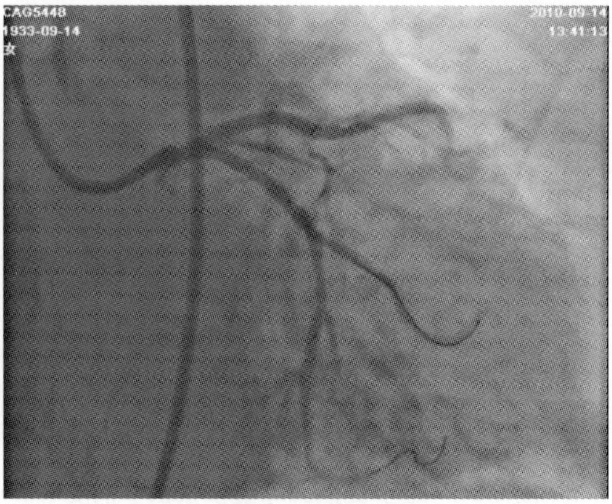

图 6-34　于 LCX 中段置入 DES（2.5 mm×24 mm）

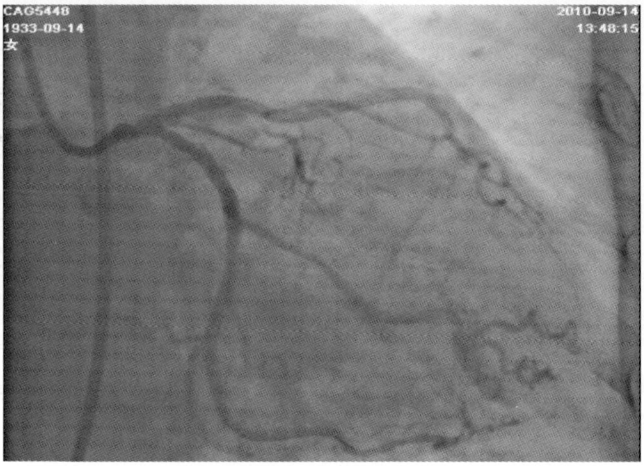

图 6-35　最终结果

参考文献

1. Serruys PW，Ong AT，Morice MC，et al. Arterial Revascularization Therapies Study Part II-Sirolimus-eluting stents for the treatment of patients with multivessel de novo coronary artery lesions. EuroIntervention，2005，1（2）：147-156.
2. Serruys PW，Ong AT，van Herwerden LA，et al. Five-year outcomes after coronary stenting versus bypass surgery for the treatment of multivessel disease：the final analysis of the Arterial Revascularization Therapies Study（ARTS）randomized trial. J Am Coll Cardiol，2005，46（4）：575-581.
3. Tsuchida K，Colombo A，Lefèvre T，et al. The clinical outcome of percutaneous treatment of bifurcation lesions in multivessel coronary artery disease with the siroli-

mus-eluting stent: insights from the Arterial Revascularization Therapies Study part II (ARTS II). Eur Heart J, 2007, 28 (4): 433-442.

4. Kapur A, Hall RJ, Malik IS, et al. Randomized comparison of percutaneous coronary intervention with coronary artery bypass grafting in diabetic patients. 1-year results of the CARDia (Coronary Artery Revascularization in Diabetes) trial. J Am Coll Cardiol, 2010, 55 (5): 432-440.
5. The Bypass Angioplasty Revascularization Investigator. Influence of diabetes on 5-year mortality and morbidity in a randomized trial comparing CABG and PTCA in patients with multivessel disease: the Bypass Angioplasty Revascularization Investigation (BARI). Circulation, 1997, 96 (6): 1761-1769.
6. Serruys PW, Unger F, van Hout BA, et al. The ARTS study (Arterial Revascularization Therapies Study). Semin Interv Cardiol, 1999, 4 (4): 209-219.
7. Serruys PW, Morice MC, Kappetein AP, et al. Percutaneous coronary intervention versus coronary-artery bypass grafting for severe coronary artery disease. N Engl J Med, 2009, 360 (10): 961-972.
8. Pieter Kappetein, David R. Holmes, Friedrich W. Mohr, et al. SYNTAX - Optimal revascularization strategy in patients with three-vessel disease and/or left main disease: The 2 year outcomes of the SYNTAX Trial. 2009 ESC congress.
9. Tonino PA, De Bruyne B, Pijls NH, et al. Fractional flow reserve versus angiography for guiding percutaneous coronary intervention. N Engl J Med, 2009, 360 (3): 213-224.
10. Nico H. J. Pijls, William F. Fearon, et al. Fractional Flow Reserve Versus Angiography for Guiding Percutaneous Coronary Intervention in Patients With Multivessel Coronary Artery Disease: 2-Year Follow-Up of the FAME (Fractional Flow Reserve Versus Angiography for Multivessel Evaluation) Study. published online J Am Coll Cardiol, 2010.
11. From AM, Al Badarin FJ, Cha SS, et al. Percutaneous coronary intervention with drug-eluting stents versus coronary artery bypass surgery for multivessel coronary artery disease: a meta-analysis of data from the ARTS II, CARDia, ERACI III, and SYNTAX studies and systematic review of observational data. EuroIntervention, 2010, 6 (2): 269-276.
12. Guidelines on myocardial revascularization: The Task Force on Myocardial Revascularization of the European Society of Cardiology (ESC) and the European Association for Cardio-Thoracic Surgery (EACTS). European Heart Journal, 2010: 2501-2555.

第七章　冠状动脉钙化病变的介入治疗

一、概述

目前认为冠状动脉钙化（coronary artery calcium，CAC）过程类似于新骨的形成，是一个受调控的、通过复杂的酶和细胞途径的主动代谢过程。其中病变部位沉积的钙盐并不是传统观点认为的磷酸钙，而是羟磷灰钙[1-2]。

CAC 普遍存在于冠状动脉的病变中，尤其是老年冠心病患者或慢性心绞痛患者更为常见。CAC 的患病率大约为临床试验中的 17％至“真实世界”人群中的 35％[3]。1988 年 ACC/AHA 将中-重度钙化病变视为介入治疗手术操作失败和引起急性血管闭塞的重要危险因子。血管内超声（intravascular ultrasound，IVUS）研究发现经皮腔内冠状动脉成形术（percutaneous transluminal coronary angioplasty，PTCA）后血管夹层主要发生在钙化病变，冠状动脉的钙化与夹层生成及夹层的部位有直接关系。研究显示，在 CAG 中 15％的病例可发现钙化，非磷酸盐钙化在冠状动脉造影（CAG）中不显影。IVUS 检查钙化的阳性率为 85％。钙化主要分为内膜面钙化和外膜或斑块基底部钙化，前者对介入治疗影响大。钙化病变的主要难点是造影评价钙化程度欠准确，球囊、支架通过困难和支架不能充分扩张，易导致血栓发生率增加及冠状动脉穿孔等并发症[4]。IVUS 有助于评价钙化病变的程度和部位，从而选择适宜治疗。钙化病变不宜采用直接支架术，在支架置入前需充分预扩张，预扩张多选择比参考血管直径更小及耐高压球囊进行充分扩张，轻中度的钙化病变，可采用切割球囊术，对于无法充分扩张的钙化病变，采用旋磨术，旋磨术能提高钙化病变的 PCI 成功率，但不降低再狭窄率。支架释放后应使用非顺应性高压球囊进行后扩张，直至支架完全膨胀，必要时应行 IVUS 检查明确支架贴壁情况。

现阶段对于 CAC 的介入治疗主要包括常规经皮冠状动脉介入术（percutaneous transluminal coronary intervention，PCI）（即顺序进行球囊扩张术及支架置入术）、冠状动脉斑块旋磨术及以上二者联合应用。此外还有单纯普通球囊扩张术、定向性冠状动脉斑块旋切术、切割球囊及双导丝球囊等技术可用于 CAC 的治疗，但由于其各自的局限性现已很少应用于临床实践中。在 IVUS 指导下对钙化病变的斑块进行旋磨与球囊扩张和（或）支架置入的联合治疗可明显减少手术的并发症和改善介入治疗的即刻效果。

二、冠状动脉钙化的分类

1. 冠状动脉造影显示钙化程度：

（1）轻度钙化：需仔细分辨才能看到的沿血管壁走行的高密度影。

（2）中度钙化：一般 X 线下清楚可辨的密度增高影。

（3）重度钙化：钙化影等同于造影剂影，或聚集呈线条状，甚至能看到整个血管轮廓。

2. 冠状动脉造影显示钙化部位：

(1) 浅层钙化：靠近血管内膜的钙化。

(2) 深层钙化：靠近血管外膜的钙化。

(3) 混合钙化：累及血管全层的钙化。

3. IVUS 显示钙化程度和部位：

(1) 钙化弧度≤90°。

(2) 钙化弧度 91°～180°。

(3) 钙化弧度 181°～270°。

(4) 钙化弧度 271°～360°。

钙化弧度可能影响病变的可扩张性。内膜面严重钙化和（或）钙化弧度＞180°的病变常是球囊不易扩张的病变，宜采用其他方法治疗（图 7-1 至图 7-4）。

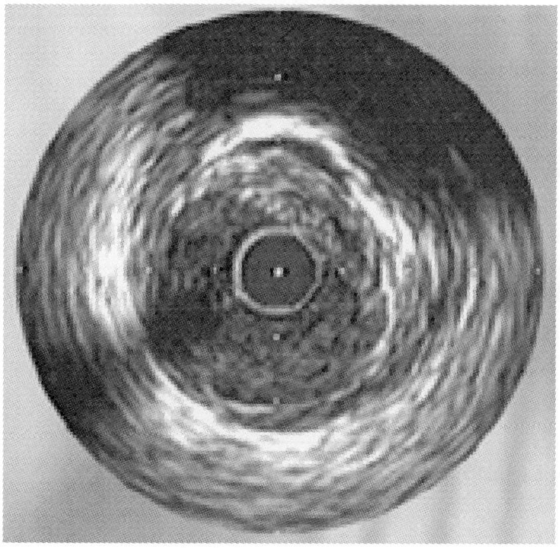

图 7-1　90°深部钙化

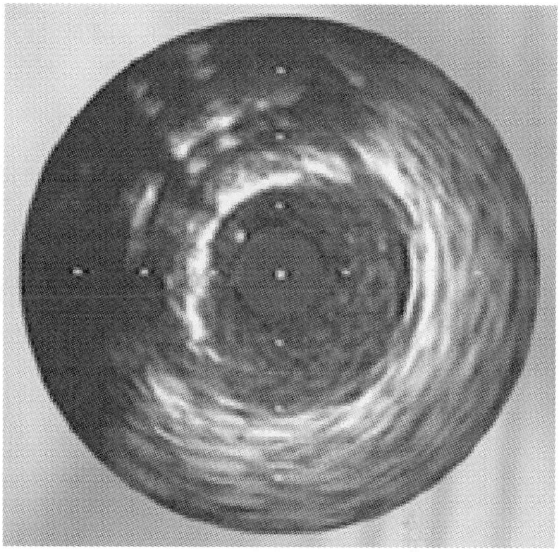

图 7-2　180°浅部钙化

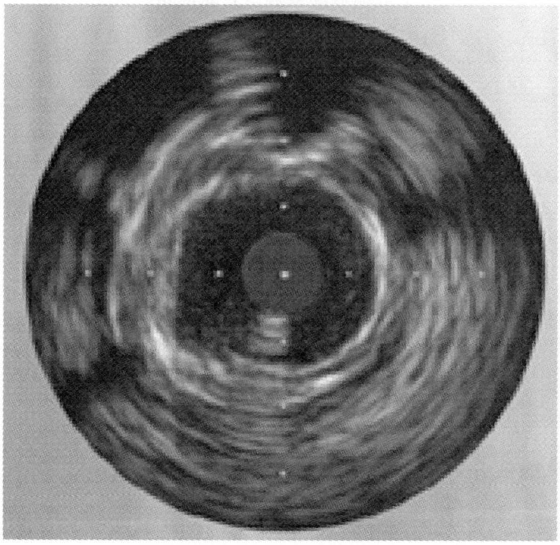

图 7-3　混合钙化

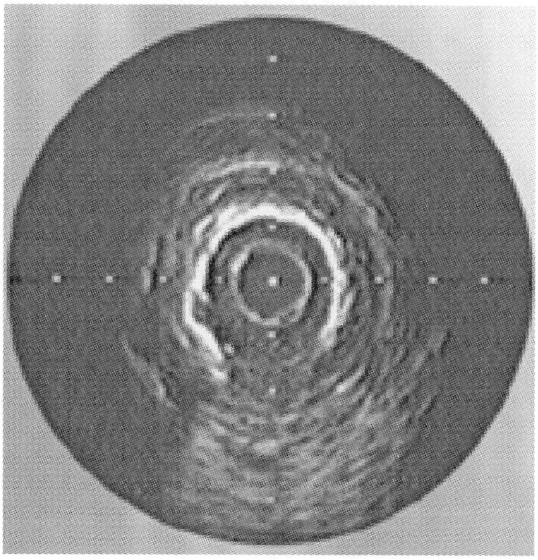

图 7-4　270°浅部钙化

三、冠状动脉钙化的介入治疗策略

冠状动脉钙化病变的介入治疗流程见图 7-5。

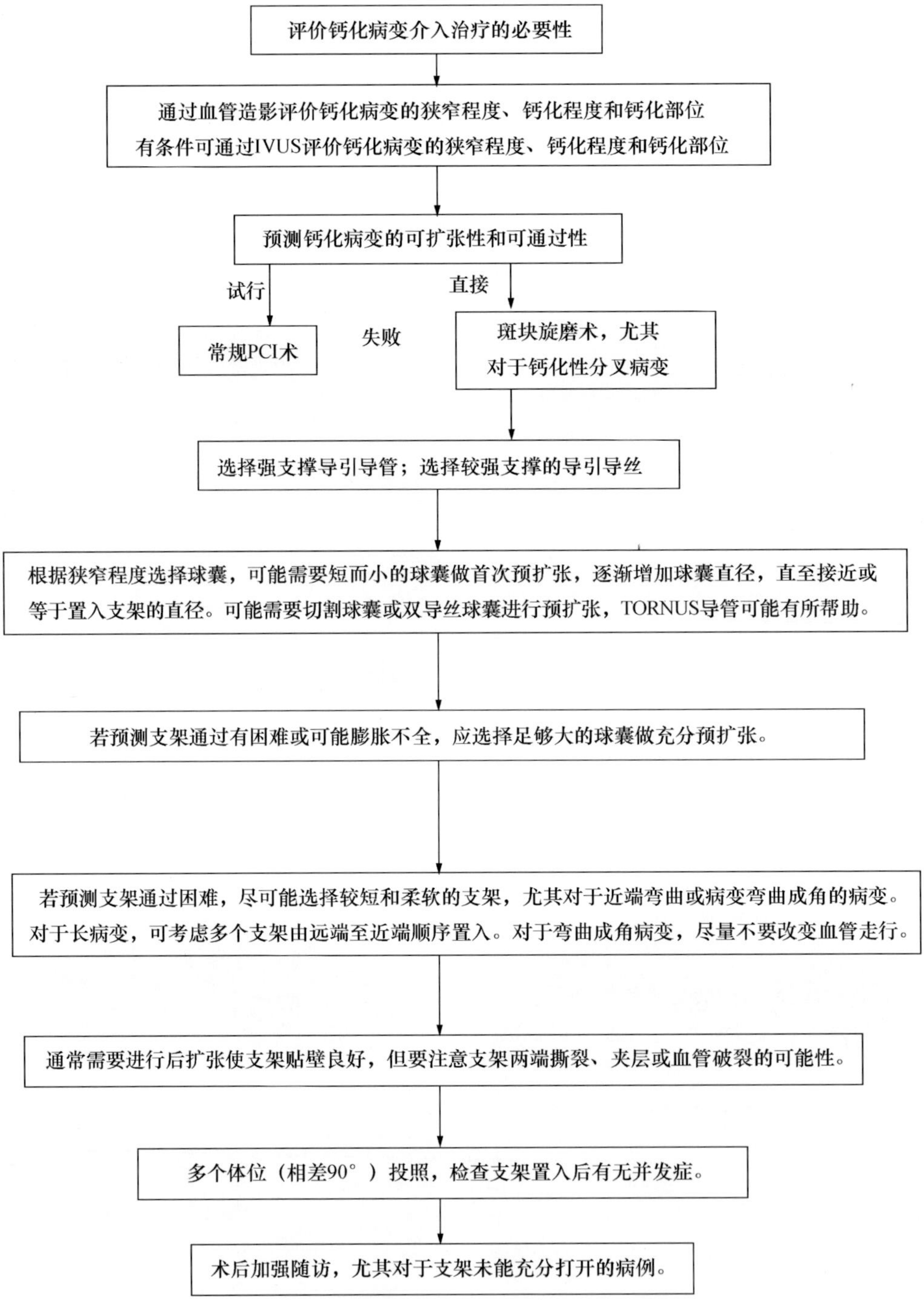

图 7-5　冠状动脉钙化病变介入治疗流程图

四、器械选择、操作技术和方法

1. 冠状动脉斑块旋磨术

冠状动脉斑块旋磨术是最常用的治疗钙化病变的介入治疗技术。钻石包被的旋磨头以超过14000～16000转/分的速度旋转将纤维化及无弹性的斑块磨成直径小于10 μm的粉末。高速的旋转使旋磨头与病变之间的摩擦减到最低，这样可使旋磨头更容易接触到迂曲及病变的血管。此外，特定的切割效应避免了靶病变近远端的非病变部分的损伤。理论上，在支架置入之前对斑块进行旋磨可从以下方面获益：由于降低了斑块负荷而使再狭窄发生减少；术中即时最小管腔直径（minimal lumen diameter，MLD）的增大可进一步减少再狭窄的发生；保持了原始血管腔大小、减小了气压对血管的损伤从而减小了血管闭塞的概率[3]。

（1）适应证

①在血管内膜呈环形表浅严重钙化、导引钢丝已通过病变但球囊导管不能跨越，或者在支架置入前预扩张球囊不能对狭窄病变作充分扩张时，可考虑使用冠状动脉斑块旋磨术。

②DES置入术时，为了使支架均匀贴壁，对某些钙化病变可进行冠状动脉斑块旋磨术。

（2）禁忌证

①血栓性冠状动脉病变或急性心肌梗死：有溃疡或血栓的病变，旋磨可加重血栓倾向，易发生慢血流或无血流现象。

②退行性变的大隐静脉桥病变：旋磨治疗易发生血管栓塞或无复流现象。

③严重的成角病变（＞60°）：成角病变的旋磨可能会伤及深层管壁，甚至引起冠状动脉穿孔。

④有明显内膜撕裂的病变：内膜撕裂明显，尤其是螺旋性内膜撕裂，旋磨可使撕裂加重。

（3）指引导管的选择

冠状动脉旋磨术所用的指引导管与普通PTCA术相似，但应注意保证导管与冠状动脉开口的同轴性，并根据所需旋磨头的大小选择合适的、具有足够大内腔的指引导管。一般情况下直径≤1.5 mm的旋磨头可选择6F的指引导管，1.5～2.15 mm的旋磨头需选择7F指引导管，2.15～2.5 mm的旋磨头则需要8F的指引导管。

（4）导引钢丝的选择

旋磨导丝与其他介入治疗方法（球囊或支架术）所用导丝不同，它的直径为0.23 mm（0.009英寸），长度为325 cm，为单根不锈钢丝构成，导丝的尖端（末梢）由呈弹簧状缠绕的铂金构成，这种结构一方面可减少对血管的损伤，另一方面可增加导丝在X光下的可见性。

（5）旋磨头的选择

旋磨头的大小直接影响旋磨术的效果和并发症发生率。在进行旋磨术时应从小的旋磨头开始（旋磨头直径/动脉直径为0.5～0.6），酌情增大旋磨头，最大比例为0.7～0.8，这样可减少微栓塞和内膜撕裂、急性闭塞等并发症。在选择旋磨头大小的时候应考虑到患者血管的直径、病变的形态、远端血管床情况、左心室功能及其他血管的状态。在下列情况下应从小的旋磨头开始：小血管或分叉病变、病变成角较大、严重的钙化病变、完全闭塞病变、长节段病变及导丝发生偏移时。一般选择的第一个旋磨头应较最终所选旋磨头直径小 0.5 mm。

（6）旋磨过程

①置入指引导管：见指引导管的选择。

②经指引导管将导丝送至冠状动脉病变血管的远端。注意不要将导丝放到血管的小分支内以免引起血管痉挛或穿孔；不要扭折导丝以避免旋磨头旋转异常或更换导丝困难。如果旋磨导丝无法通过病变，可先用普通 PTCA 导丝通过病变后再用 OTW 球囊或微导管更换旋磨导丝。

③准备旋磨头及推进器：从包装内取出推进器，分别连接光纤转速连接缆线、压缩气体连接口、加压灌注液袋，并将旋磨头调节钮固定在距末端 2 cm 处。

④然后将导丝通过旋磨头前端的小孔逆行插入旋磨导管内直至尾端（旋磨头距 Y 型连接器数厘米），并在距旋磨推进器末端数厘米的地方用导丝夹将导丝固定。

⑤体外测试：开启操纵控制台的开关。测试并调节旋磨头的转速，一般直径≤2.0 mm的旋磨头，转速可调节在 180 000～200 000 转/分，直径≥2.15 mm 的旋磨头转速应稍慢，在 160 000～180 000 转/分左右。

⑥将旋磨导管沿导丝经指引导管送至距靶病变 1～2 cm 处，松开旋磨器控制手柄的调节锁，在 X 线下将旋磨头向后回撤以解除旋磨导管驱动轴的张力，然后踩踏脚闸并缓慢推进控制手柄，旋磨头即可随之向前移动。旋磨过程中由于旋磨头与病变组织的摩擦，其转速较无负荷（测试）时略低，但下降幅度不应超过 5000 转/分。旋磨时旋磨头不可一直放置在同一个位置，而应“前进”与“撤后”交替，并间断注入少量造影剂，以了解旋磨头的位置及血流情况，同时可分次冲掉组织碎屑，即微颗粒。每次旋磨时间应控制在 15～30 秒，间隔时间大约 30 秒至 2 分钟。在每次旋磨前/后酌情经冠状动脉给予硝酸甘油 50～200 μg，造影确认旋磨的结果，了解有无并发症发生。

⑦旋磨满意后，开启 dynaglide 模式，将旋磨速度降至 7000 转/分后缓慢退出旋磨头。后退时要将推进器上导丝控制器的按钮压下并要确保导丝在冠状动脉内的位置不变，此后根据需要换用较大的旋磨头或联合使用球囊和（或）冠状动脉内支架。

（7）结果评价

①造影确认旋磨效果：硬化斑块去除情况；球囊试扩张病变是否能完全打开；预计支架能完全释放。

②造影了解有无并发症：血管痉挛；慢血流/无血流；内膜撕裂；冠状动脉穿孔。

③必要时使用 IVUS 评价。

2. 定向性冠状动脉斑块旋切术

理论上，通过定向性冠状动脉斑块旋切术，切除阻塞性斑块（而非用球囊导管或支架挤压斑块），可获得足够大的血管腔。但研究显示，与普通球囊扩张术相比，定向性冠状动脉斑块旋切术早期并发症增多，临床益处不明显[19]。因此，仅对于技术熟练的介入医生，将定向性冠状动脉斑块旋切术用做首次开口/分叉及偏心性病变治疗。定向性冠状动脉斑块旋切术是唯一可对阻塞性动脉粥样硬化斑块或再狭窄病变进行活组织检查的方法。

3. 切割球囊

切割球囊通常装有 3～4 把纵向排列的金属刀片，以便在低压球囊扩张时能对斑块作切开。可能在扩张冠状动脉开口处病变和轻、中度钙化病变的治疗中具有一定的价值[19]。在充分扩开钙化病变的同时，减轻血管损伤；提高钙化病变的可扩张性，减小边支受累程度。但切割球囊尺寸较大，通过病变的能力较差，价格昂贵。对于弯曲成角较重的钙化病变，通过病变的成功率明显下降。故切割球囊的临床应用受限。

4. 双导丝球囊

原理同切割球囊，在充分扩开钙化病变的同时，减轻血管损伤；提高钙化病变的可扩张性，减小边支受累程度。双导丝球囊通过病变的能力较切割球囊有所提高。

5. 双导丝技术

在某种程度上模拟了双导丝球囊，但两根导丝的关系不确定。作为双导丝球囊的替代方法是可行的。

五、冠状动脉斑块旋磨术的围术期准备

冠状动脉斑块旋磨术作为 CAC 的最主要介入治疗方式之一，围术期准备与常规 PCI 术略有不同。

1. 病人准备

（1）术前一日及术日清晨给予阿司匹林 300 mg。因患者在旋磨术后可能需要联合使用支架，应在术前开始给患者加服抗血小板制剂氯吡格雷（用法与支架术相同）。

（2）为减少冠状动脉痉挛等并发症，可在术前酌情给予钙通道阻滞剂。

（3）可适当地补充液体，保证有效和足够的血容量，以避免术中使用血管扩张剂时发生低血压并发症。

（4）如果病情允许，术日清晨可将 β 受体阻滞剂停用或减量，以避免低血压和心动过缓等并发症的发生。

2. 术中用药

与普通球囊扩张术相似，手术开始时给予肝素 10 000 U，以后每小时追加 1000～2000 U，维持 ACT＞350 s。联合血小板膜糖蛋白（GP）Ⅱb/Ⅲa 受体拮抗剂时，应该适当减少肝素用量。在旋磨前/后酌情给予硝酸甘油 50～200 μg，必要时可给予维拉帕米（100～200 μg，总量可达 1.0～1.5 mg）或地尔硫䓬（0.5～2.5 mg，总量可达 5～10 mg）以预防或治疗冠状动脉痉挛等并发症。

3. 冲洗液（加压灌注液袋）的准备

可以在生理盐水中单纯加入肝素 10～20 U/ml，亦可以同时加入硝酸甘油（4 μg/ml）和（或）维拉帕米（10 μg/ml），在旋磨时持续经冠状动脉给予血管扩张剂，以减少缓慢血流和无血流现象的发生。

4. 预置临时起搏导管

如果病变在优势型右冠状动脉、优势型左回旋支或前降支开口，以及使用直径在 2.25 mm 以上的旋磨头时易发生心动过缓和传导阻滞，应预置临时起搏导管。心动过缓通常发生在旋磨头向前推进时，一般在旋磨停止后 5～60 s 或咳嗽后可恢复。

扩张时应特别小心。

（2）置入支架后，仍可能发生血管破裂。故不宜选用过大、过硬的支架。对于弯曲成角病变，应选用柔顺性较好的支架。支架两端应避免顶住血管转弯处。

（3）轻度的血管破裂表现为造影剂滞留在血管外，并不消散，可继续观察，减少或停用肝素。严重的血管破裂表现为造影剂消散于血管外，心包内很快出现造影剂影像，患者血流动力学迅速恶化。务必迅速处理。首先用球囊堵住破裂处，同时穿刺心包引流，可考虑置入带膜支架或中和肝素。用药物和（或）IABP 稳定住血流动力学，必要时清外科切开止血。

5. 心动过缓及房室传导阻滞

（1）可预置临时起搏导管。

（2）必要时可经静脉给予阿托品。

6. 夹层

（1）钙化病变经球囊扩张后容易形成撕裂夹层，通常需要置入支架覆盖撕裂片和夹层。

（2）置入支架后应多体位仔细观察支架两端是否存在撕裂夹层，必要时补充置入支架以完全覆盖夹层，以免术后出现血管闭塞并发症。

7. 支架贴壁不良

（1）由于钙化病变表面可能不规则且较硬，支架贴壁不良现象较常见。

（2）通常需要进行高压球囊后扩张，后扩张球囊必须短于支架并在支架内扩张。

（3）IVUS 有助于指导支架后扩张。

八、冠状动脉钙化病变介入治疗的技术要点

1. 临床研究未能证明冠状动脉斑块旋磨术较普通球囊扩张术在首次治疗复杂冠状动脉病变方面的长期益处，也未发现积极进行冠状动脉斑块旋磨术治疗的优点，用大的旋磨头进行积极治疗可能会产生更多的并发症和更差的临床疗效。冠状动脉斑块旋磨术对支架内再狭窄治疗的作用及其临床疗效是否更优于单纯球囊扩张术还有争论。

2. 必须严格掌握旋磨术的指征和禁忌证。

3. 冠状动脉斑块旋磨术对操作者的技术和介入中心的软硬件条件要求较高，并发症发生率较高，术者必须熟练掌握操作技术并能及时正确地处理并发症。因此该技术只能在少数高级介入中心使用。

4. 在斑块旋磨术的介入入路选择上，由于器械规格的限制，以往需要进行旋磨术的患者大多采用经股动脉入路，但近年来随着经桡动脉介入治疗的广泛开展，经桡动脉进行旋磨术已不再是禁忌。在预计只应用较小旋磨头（直径 1.25～1.75 mm）的病变采用经桡动脉入路是安全有效的[15-16]。另有报道选用 5～6F 导管以解决由桡动脉入路进行旋磨术时的支撑力差及导管腔空间不足的问题[17]。对于那些临床上选择介入入路时存在限制的患者，由尺动脉入路，进行全病变旋切及大号旋磨头旋磨是有效及安全的[18]。但仍需注意的是，不应当一味追求桡动脉入路而造成不良后果。

综上所述，冠状动脉钙化病变的介入治疗问题仍然是广大心血管介入医生所面临的一个棘手的难题。冠状动脉斑块旋磨术在严重钙化病变的 PCI 治疗中仍然是一种十分重

要的辅助治疗方式。在严格把握适应证及禁忌证的前提下进行冠状动脉旋磨术辅助支架置入术可能是现阶段治疗冠状动脉钙化病变的主要方式。

九、病例精选

（1）病例概况：老年男性，前降支近端重度狭窄合并明显钙化。

（2）手术过程（图 7-6 至图 7-13）：经股动脉路径，7F BL 3.5 指引导管，Runthrough 导丝送入前降支远端，通过微导管交换旋磨导丝，以 1.5 mm 的旋磨头旋磨前降支近端病变，后以 Ryujin 2.5 mm×15 mm 球囊预扩张，压力为 12 atm，置入 TAXUS 2.75 mm×20 mm 支架，并以 Kingou 3.0 mm×15 mm 后扩张，压力为 18 atm，残余狭窄为 0，TIMI 3 级。

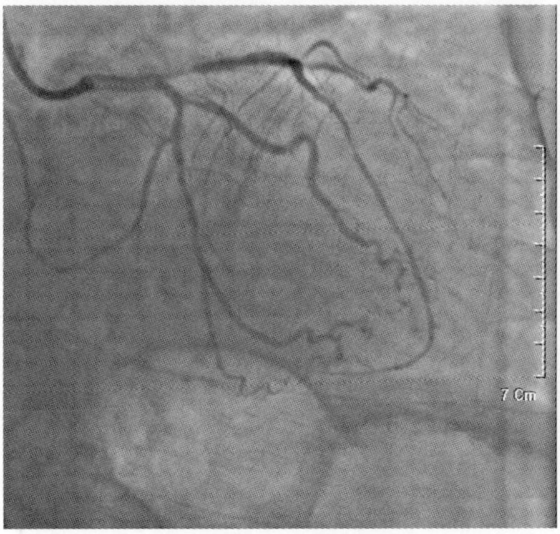

图 7-6 足位造影

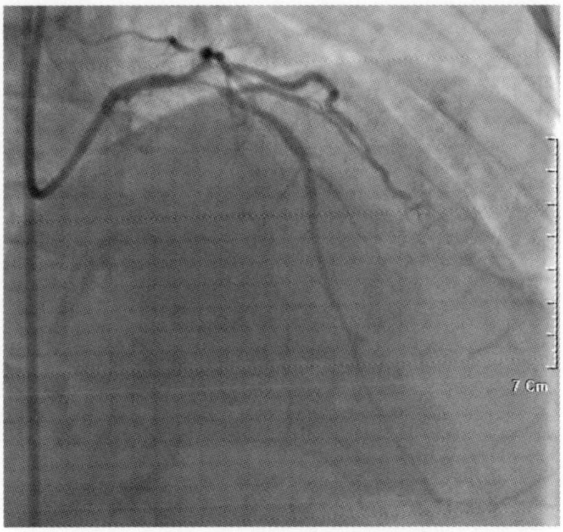

图 7-7 右前斜头位造影

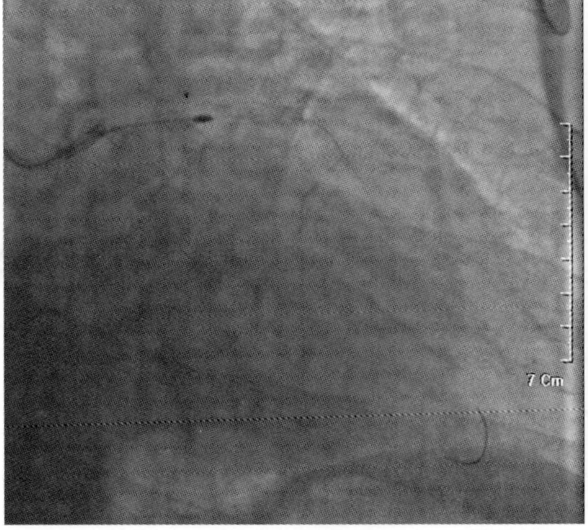

图 7-8 旋磨过程

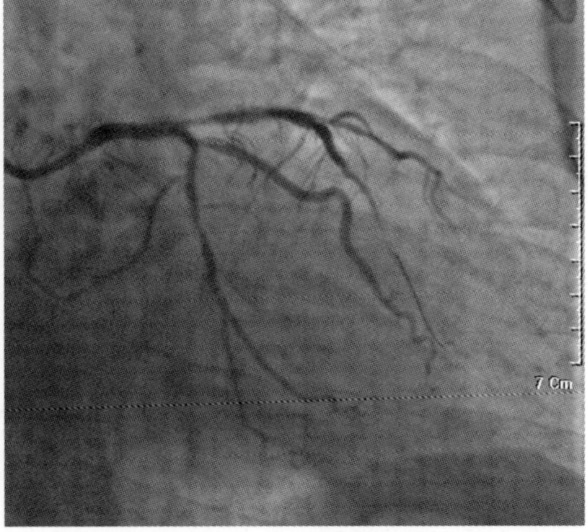

图 7-9 血管旋磨后

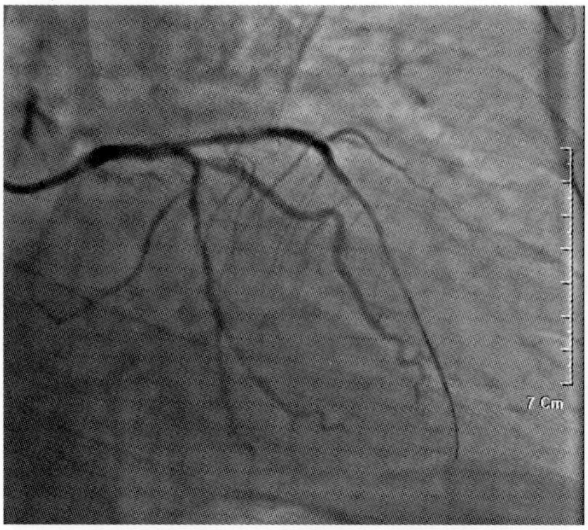

图 7-10　球囊预扩张后

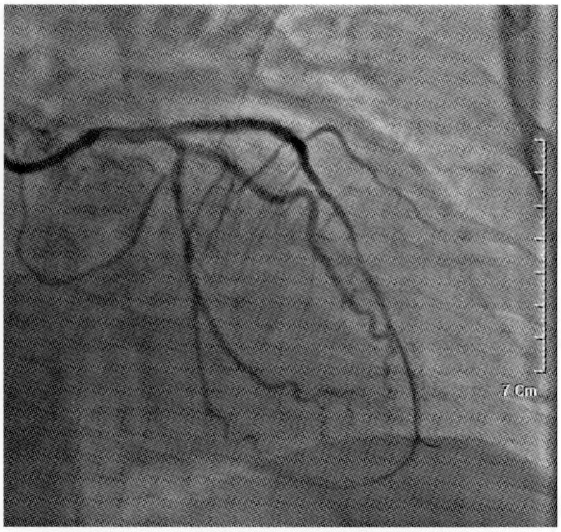

图 7-11　前降支近端支架置入术后

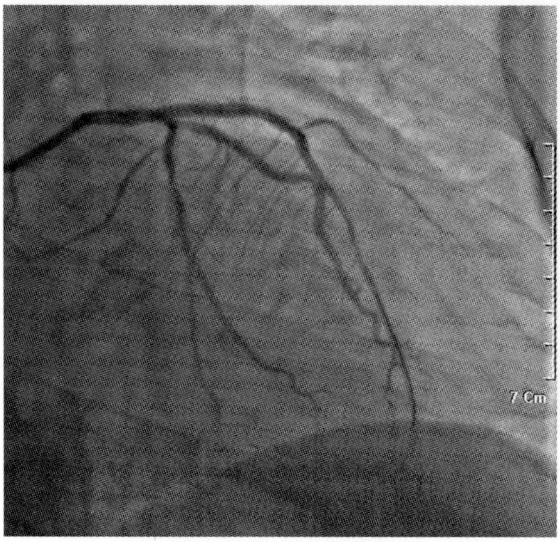

图 7-12　支架后扩张后

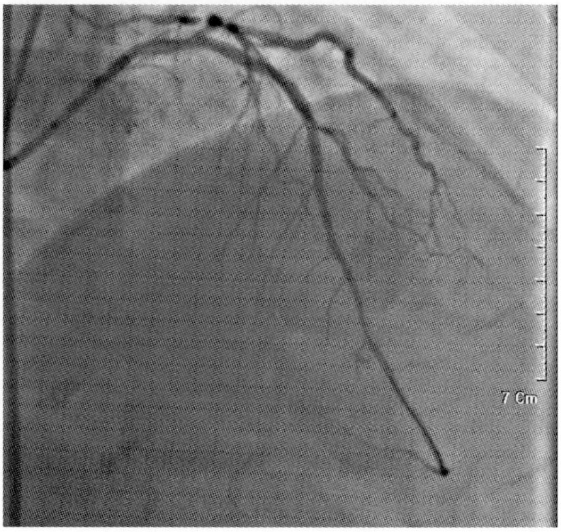

图 7-13　最后造影结果

（3）策略分析：患者为老年男性，造影提示前降支近端重度狭窄合并明显钙化，对于该类病变，术前估计由于严重钙化存在，病变可能难以打开或后续器械通过困难，因此，为保证手术顺利进行，拟进行旋磨治疗。

（霍　勇　陈　明）

参考文献

1. Johnson RC，Leopold JA，Loscalzo J. Vascular calcification：pathobiological mechanisms and clinical implications. Circ Res，2006，99（10）：1044-1059.
2. Alexopoulos N，Raggi P. Calcification in atherosclerosis. Nat Rev Cardiol，2009，6（11）：681-688.
3. Baber U，Kini AS，Sharma SK. Stenting of complex lesions：an overview. Nat Rev

Cardiol，2010，7（9）：485-496.
4. Mosseri M，Satler LF，Pichard AD，et al. Impact of vessel calcification on outcomes after coronary stenting. Cardiovasc Revasc Med，2005，6（4）：147-153.
5. Colombo A，Hall P，Nakamura S，et al. Intracoronary stenting without anticoagulation accomplished with intravascular ultra-sound guidance. Circulation，1995，91：1676-1688.
6. Uren NG，Schwarzacher SP，Metz JA，et al. Predictors and outcomes of stent thrombosis：An intravascular ultrasound registry. Eur Heart J，2002，23：124-132.
7. Moussa I，Ellis SG，Jones M，et al. Impact of coronary culprit lesion calcium in patients undergoing paclitaxel-eluting stent implantation（a TAXUS-IV sub study）. Am J Cardiol，2005，96：1242-1247.
8. Tran T，Brown M，Lasala J. An evidence-based approach to the use of rotational and directional coronary atherectomy in the era of drug-eluting stents：when does it make sense? Catheter Cardiovasc Interv，2008，72：650-662.
9. Sudhir Rathore. Rotational Atherectomy for Fibro-Calcific Coronary Artery Disease in Drug Eluting Stent Era：Procedural Outcomes and Angiographic Follow-Up Results. Catheterization and Cardiovascular Interventions，2010，75：919-927.
10. Javier Benezet. Drug-eluting stents following rotational atherectomy for heavily calcified coronary lesions：long-term clinical outcomes. J invasive cardiol，2011，23：28-32.
11. Clavijo，L. C. Sirolimus-eluting stents and calcified coronary lesions：clinical outcomes of patients treated with and without rotational atherectomy. Catheter Cardiovasc Interv，2006，68：873-878.
12. Hitoshi Matsuo. Prevention of no-reflow/slow-flow phenomenon during rotational atherectomy—A prospective randomized study comparing intracoronary continuous infusion of verapamil and nicorandil. Am Heart J，2007，154（5）：994. e1-6.
13. Shenoy C，Harjai KJ. Bivalirudin for mechanical rotational atherectomy：the quest for better outcomes. J Interv Cardiol，2010，23（3）：230-232.
14. Cedric Delhaye. Safety and Efficacy of Bivalirudin for Percutaneous Coronary Intervention with Rotational Atherectomy. J Interven Cardiol，2010，23：223-229.
15. Egred M. High-speed rotational atherectomy during transradial percutaneous coronary intervention. J Invasive Cardiol，2008，20（5）：219-221.
16. Watt J，Oldroyd KG. Radial versus femoral approach for high-speed rotational atherectomy. Catheter Cardiovasc Interv，2009，74：550-554.
17. Dahdouh Z. Downsizing from 6-French to 5-French guiding catheter after transradial coronary rotational atherectomy：a way to cross resistant calcified lesions. Cardiovasc Revasc Med，2011. [Epub ahead of print]
18. Deftereos S. Feasibility and safety of transulnar access for performing rotational atherectomy. Int J Cardiol，2011，147（2）：285-286.
19. 中华医学会心血管病学分会，中华心血管病杂志编辑委员会. 经皮冠状动脉介入治疗指南（2009）. 中华心血管病杂志，2009，37（1）：4-25.

第八章 多支冠状动脉原位病变合并大隐静脉桥血管病变的介入治疗

一、概述

近50年来冠状动脉旁路移植术（CABG）一直是治疗冠心病各个类型的主要方法之一，但桥血管的远期开通率和桥血管寿命一直是困扰其疗效的问题，外科的进展主要包括广泛地使用动脉桥血管、微创和不停跳技术的使用、术后抗动脉粥样硬化和抗血小板药物的使用，都延长和提高了桥血管的远期开通率。近年来随着经皮冠状动脉介入术（PCI）的飞速发展，外科CABG手术量有所下降但仍在一些领域里起着重要的作用，如左主干、多支血管病变合并左室功能不全、血管病变合并室壁瘤、糖尿病等方面，CABG仍有较大优势。按目前指南所推荐的适应证，CABG术后的患者，发生再次缺血事件主要涉及桥血管发生病变（尤其是静脉血管桥）、原位血管的复杂病变进展等复杂情况。CABG后不同时期桥血管发生病变的特点各不相同，以静脉桥血管（SVG）为例早期和中期（1～3年）的桥血管闭塞率较低，而在晚期（5年后）其闭塞率急剧上升，国外的资料显示[1]在术后围术期至病人出院前闭塞率是8%～12%，术后第1年内为15%～30%，1年后年闭塞率降低2%～4%，10年后大约50%的静脉桥血管闭塞，此时即使是在通畅的桥血管仍有20%～40%存在严重的粥样硬化，是发生心肌缺血的驱动血管；而动脉桥（IMA）远期疗效明显优于静脉桥血管。桥血管的闭塞除了血管退行性变和粥样硬化因素以外，还与病人个体危险因素的增加有关：吸烟、血脂紊乱［高低密度脂蛋白胆固醇（LDL-C）上升、低高密度脂蛋白胆固醇（HDL-C）降低等］、靶血管直径较小等也加速了桥血管病变的发生。CABG后再次出现缺血其心肌梗死率、死亡率明显增加，应该积极进行再次血运重建手术；但由于受病人条件限制如高龄、合并其他脏器疾病或功能损害、无更好的可供移植血管的影响等，再加上二次外科手术的困难（前次手术后的粘连、血管分离等），再次外科冠状动脉旁路移植术死亡率是初次手术的3倍，所以PCI对于GABG术后的缺血起到了非常重要的作用。

二、CABG术后病人心肌缺血的特点和PCI适应证

CABG后的再缺血发生根据不同时期在病理基础上有很大的不同，PCI的选择和策略与外科手术后的时间密切相关。同时应对患者整体情况和缺血范围进行临床评估，除外科术后早期的患者以外，应对患者进行无创检查评价心肌缺血范围，如运动平板试验、心肌核素显像、动态心电图等以判定心肌缺血范围和“罪犯血管”的相关性；对于外科术后桥血管病人特别是术后1年以上的患者怀疑有缺血症状，应进行多层CT冠状动脉显像，这对于再次血运重建手术前策略的制订有重要的参考价值。对于用乳内动脉桥（IMA）的患者应注意对双侧上肢血压进行测量，以排除由于锁骨下动脉或相关外周

动脉狭窄引起的缺血，正常情况下双上肢收缩压差别不应大于 20 mmHg。

1. 早期外科手术后缺血（术后<1 个月）

手术后围术期内和 1 个月内的心肌缺血有 60%是由于桥血管的急性血栓形成导致的缺血，这占到 CABG 手术的 3%～4%，主要由于桥血管过度迂曲、桥血管内径过小血流量不足、术中损伤桥血管、没有完全血管重建等因素，罕见的原因有桥血管吻合的不是目标血管等。发生的位置常见于桥血管的远端发生吻合口狭窄或血栓。对于围术期的再发心肌缺血特别是急性冠状动脉综合征大多是由于吻合口血栓所致，根据 PCI 相关指南是Ⅰ类指征（ACC/AHA/SACI，2005 年）属于急诊冠状动脉造影的强烈指征，对于吻合口血栓抽吸是理想的方法，但在通过导丝时应非常仔细以免穿出吻合口，较软的螺旋缠绕软型导引导丝是首选，避免选用清水涂层超滑导丝；对吻合口的病变应使用尽可能小直径球囊进行低压力扩张，避免吻合口缝线撕脱导致严重的大出血；桥血管内或全身溶栓药物的使用会增加吻合口出血、增加纵隔血肿和出血的机会，属于相对禁忌证。

2. 中期手术后缺血（1 月至 1 年）

对于手术后 1～12 个月发生的心肌缺血大多是由于血管吻合口的狭窄所致，其中尤其以桥血管远端吻合口为多，静脉血管桥近端-主动脉的吻合口也是狭窄的易发部位；病变特点主要是血管内膜纤维和内膜增生，粥样硬化处于初始阶段；静脉桥血管在高血管危险因素的患者（糖尿病、高血脂、吸烟等患者）也可发生桥血管的动脉粥样硬化。在这个阶段不论是远端吻合口以及近、中段的桥血管狭窄，PCI 都有较好的效果，不论何种情况 PCI 都是首选的方法。PCI 在此期间有很高的成功率（90%），死亡率为 1%，非 Q 波心肌梗死发生率为 13%，远期血运重建等事件发生率较低[2]。

3. 手术后晚期缺血（>3 年以上）

这时 70%以上的心肌缺血是由于桥血管，特别是 SVG 发生粥样硬化导致的心肌缺血，其病理特点是病变斑块内有大量的炎性细胞、泡沫细胞、胆固醇结晶、坏死细胞和血液成分等，而胶原蛋白和平滑肌细胞、钙化等病理改变较原位血管病变明显要少（图 8-1）。这就导致了这个时期的 SVG 斑块负荷较大、软而易碎、病变合并血栓的机会非常高，Walt 等在外科手术中发现 44%的 SVG 伴发明显的血栓。因此，在 PCI 时非常容易发生斑块内容物和血栓碎裂物导致远端血管栓塞和无复流。对于血栓负荷大、闭塞血管段长、多支 SVG 桥血管病变的患者不适合进行桥血管 PCI 治疗，应在技术可能的情况下进行原位血管的 PCI 治疗，近年来由于远端保护器械的使用和技术的提高，减少了桥血管远端栓塞和无复流的发生，改善了近期和远期疗效。当然其中一部分患者的缺血是由于原位血管病变进展所导致的，考虑到 CABG 晚期的桥血管病变的复杂性和远期有较高的再狭窄率，这时如果技术上可能对原位血管进行 PCI，是理想的选择，有良好的远期疗效。

4. PCI 的适应证

①不具备二次外科手术条件的患者（高龄、其他器官功能不全、恶性肿瘤等）；②没有合适的桥血管可供选择（特别是缺乏左前降支的动脉血管桥——左乳内动脉桥）；③缺血范围较小，动脉血管桥通畅的患者；是 PCI 的Ⅱa 类指征（2005 年 ACC/AHA/SACI《经皮冠状动脉介入术指南》、2009 中国《经皮冠状动脉介入术指南》）。

对于多支桥血管和原位血管病变的 CABG 患者，左前降支（LAD）桥血管的畅通

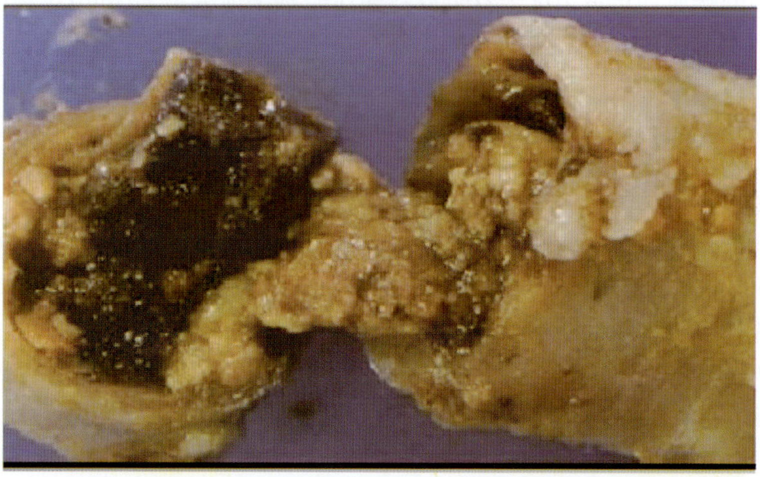

图 8-1 静脉桥血管的大体解剖，退行性变的血管桥病变以脆性病变为主，斑块内有大量的脂质内容物，合并有大量的血栓。

与否决定了患者的预后，左乳内动脉（LIMA）LAD 桥的通畅，可以为右冠状动脉和左回旋支 PCI 治疗提供安全的保障，同样对于 LAD 桥血管病变应给予优先的处理，这决定了患者的预后。对于 CABG 手术后的病人进行 PCI 必须全面考虑其桥血管和原位血管的介入手术成功率、发生并发症的可能性；并且要比较 PCI 与再次外科手术和药物治疗的远期疗效和安全性。

5. 原位血管的 PCI

一年以后病人再次发现心肌缺血，除了桥血管病变以外还要考虑原位血管动脉粥样硬化进展，原位血管的 PCI 在 DES 时代即便是复杂病变也有较低的再狭窄率和血运重建率，对于 CABG 术后特别是有 SVG 的患者首先应考虑对原位血管进行 PCI 干预治疗包括左主干病变、慢性闭塞病变、分叉病变等；也可利用桥血管进行原位血管的前向介入治疗甚至是逆向的原位血管开通，都有很好的疗效。

6. 静脉桥血管的介入治疗

1～3 年的桥血管病变有较好的手术成功率，远期血运重建率和 MACE 发生率较低，但对于 3 年以上的静脉桥血管则有较高的术中无复流、心肌梗死率和手术死亡率，应常规使用远端保护装置（Ⅰ类适应证 2005 年 ACC/AHA/SACI、2009 中国《经皮冠状动脉介入术指南》）；SVG 慢性闭塞病变是 PCI 的Ⅲ类指征，不推荐使用 PCI 治疗。

三、器械选择、操作技术和方法

1. 指引导管的选择

静脉桥血管的指引导管选择应按照常规的静脉桥血管主动脉吻合口的位置加以灵活应用，术前造影有重要指导作用，近年来多层螺旋 CT 在桥血管评价上起到重要的作用。一般来说，左侧桥血管吻合口常位于升主动脉的内缘供应左前降支、左回旋支；为了获得较好的支撑力常选用左 Amplaz 或 Hockey stick 导管，EBU 或 XB 等也是一个选择；如果以股动脉路径操作，在 LAO 投照位将导管常规送至主动脉根部轻柔回撤，并顺时针旋转，使导管头在主动脉内缘左右摆动，可使导管头部进入桥血管主动脉吻合口，进入后轻柔回撤一点以避免损伤桥血管开口。右侧桥血管在LAO投照位常位于升主动脉的外缘，常用的导管有多用途导管、JR导管等，以股动脉路径操作同样将导管送至主动脉瓣上，同时轻柔回撤导管并逆时针旋转，使导管头指向升主动脉外缘，可进入桥血管主动脉吻合口，多用途导管可以提供更好的支撑力，常见的桥血管开口位置和导管的选择见图8-2[3]。如果升主动脉内径>5 cm，这时很难使导管头贴近主动脉壁，形成有效的支撑，可以更换左Amplaz或EBU等导管，进行右侧的桥血管造影。如果采用桡动脉路径，左侧桡动脉与股动脉路径类似，而右桡动脉由于导管被头臂干所固定，对于左侧的血管桥应选用小一号的导管，而对于右侧桥血管，如升主动脉扩张则非常难以操作，很难使导管靠近外缘，需用更大一号的导管；如果应用股动脉路径，由于主动脉内径过大导管尖端不能贴壁，可改用右侧桡动脉路径，常可以提供更好的支撑。

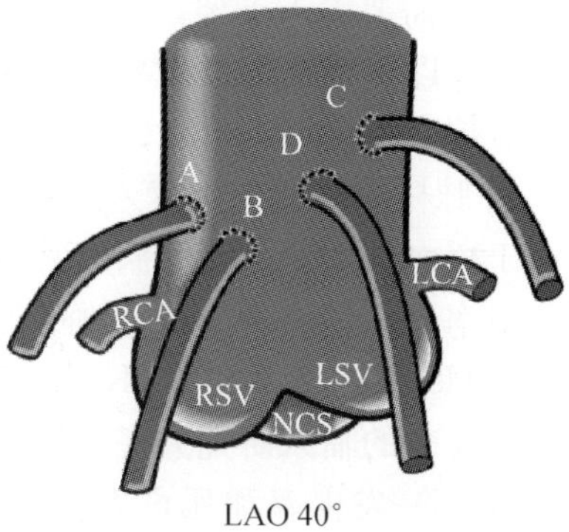

图8-2　桥血管的指引导管选择。对于A点的首选：多用途导管，其次可选JR、AL或右桥血管导管；B点首选AL，其次为JR、多用途导管、冰球棒等型；C点首选JR或冰球棒，其次为AL、多用途导管、左桥血管等；D点首选AL、冰球棒，其次选JR、左桥血管、多用途导管。

对于IMA血管桥指引导管，股动脉路径常选用JR导管，常规使用J型导丝进入升主动脉，撤回导丝转动导管头向上指向主动脉外缘，轻轻回撤导管可进入头臂干，继续回撤进入颈总动脉至左锁骨下动脉。到达目标血管后送入0.96 mm（0.038）导丝至锁骨下动脉远端，沿导丝送入导管撤出导丝，将导管头指向下回撤导管可进入LIMA。如果血管迂曲明显，使用亲水涂层导丝可以很容易通过迂曲血管。如用桡动脉路径则需用穿刺同侧IMA桥血管的桡动脉，先将导丝送入锁骨下动脉近端再送入导管撤出导丝后回撤导管可进入IMA。在极度迂曲的锁骨下动脉，常规的指引导管不能通过时，可以使用300 cm的0.36 mm（0.014）亲水涂层导丝先通过迂曲血管，再沿导丝送入5F的猪尾导管，利用它的弧度通过迂曲病变到达IMA开口，再将导丝送入桥血管远端，沿长导丝再更换指引导管[4]。IMA极易发生血管痉挛，导管到达IMA开口后应注意导管张力不要太大，并注入硝酸甘油100～200 μg，以免将血管痉挛误诊为血管狭窄。

2. 导丝的选择

对于外科手术早期的桥血管，PCI主要处理的是吻合口血栓和狭窄，应选用较柔软的缠绕型导丝如BMW等通过吻合口，不宜使用亲水涂层导丝以避免导丝穿出吻合口；对于多年的桥血管过度迂曲使用亲水涂层导丝较容易通过病变。

3. 球囊扩张

早先对于桥血管的病变尽可能采用长球囊扩张，球囊和血管直径比例在1.1∶1为好，由于扩张时直径较大的球囊常导致斑块碎裂和内容物挤出，有较高的远端血管栓塞发生率，静脉桥血管病变经单纯的球囊扩张有很高的再狭窄率和再次血运重建比例。为了减少远端血管的栓塞，部分的临床研究结果显示宜采用直接支架置入术。目前桥血管的 PCI 常规需要置入支架，为此进行的球囊扩张中所使用的球囊直径不宜过大，压力也不宜过大，以支架能通过病变输送为目标。如果狭窄仅限于远端吻合口处，球囊直径应以原位血管直径选择，可以给予＞12 atm 的高压扩张（围术期吻合口除外）。

4. 静脉桥血管的支架置入选择

由于桥血管病变为脆性病变常伴有血栓，易发生斑块内容物栓塞远端血管且有较高的再狭窄率，而且通常情况下桥血管直径大多＞3.5 mm，在直径＞3.5 mm 血管方面 DES 与 BMS 相比并不在 TVR 或再狭窄率方面占优势，但从 BMS 的研究看再狭窄率较高。目前发表的临床研究大多数提示 DES 较 BMS 有更少的靶血管血运重建率，但在心肌梗死（MI）发生率和死亡率上并无差异，最新报道的 ISAR-CABG 试验结果也证实了这一点[5]，提示目前对于复杂的 SVG 病变使用 DES 可以减少桥血管再次血运重建。

5. 支架大小的选择

在支架的选择上支架直径过大或用更大的球囊后扩张，都可以使斑块更多的内容物和血栓被挤出支架网眼，增加远端的栓塞和无复流发生；支架的长度应长于病变测量的节段，应尽可能使支架完全覆盖病变；对于弥漫的长病变可在严重的狭窄节段置入较短的支架，此时支架直径应小于实际的管径，类似“点”式支架置入；这种情况在静脉桥血管与原位血管在吻合口处直径相差太大时也可以使用，选用短支架进行点式支撑，支架直径应参考原位血管直径，此时使用 DES 较 BMS 有更少的 TVR 和 MACE 发生率。近年来有学者报道[6]对于静脉桥血管使用小直径支架，经 IVUS 检查虽然支架贴壁不良发生率在小支架组较高，但内膜脱垂率较大支架明显减低，支架和血管比值＜0.7，粥样硬化病变不会受到大的挤压而脱入支架网眼内，减少了远端的栓塞同时又较低了靶血管重建率。

6. 覆膜支架

曾经有临床试验为减少斑块脱落引起的远端栓塞，期望使用覆膜支架以减少支架释放时造成的斑块内容物挤出，引起无复流和栓塞性的 MI；但在所进行的 Symbiot Ⅲ试验和 Recovers 试验都显示覆膜支架与 BMS 相比有较高的血运重建率和 MACE 发生率，没有证实它的临床有效性和在静脉桥血管 PCI 时的应用价值[7]。

7. 静脉桥血管远端保护装置

由于静脉桥血管的斑块特性，在 PCI 时很容易发生远端栓塞，常规使用远端保护装置为Ⅰ类指征（ACC/AHA、中国《PCI 指南》），目前常用的有两种类型的远端血管保护装置，一类为在 PCI 时将专用球囊在病变远端的正常血管充盈阻塞斑块碎屑和可溶性的缩血管物质流向远端引起无复流，置入支架后再将在球囊近端的阻塞物质抽吸出，但它的缺点是完全阻断血流，球囊可能损伤血管壁，由于血流完全阻断不能在手术中评价血流和病变情况。另一类是远端的滤网保护器，使用时同样是在病变的远端血管打开滤网，再进行 PCI 治疗，待支架置入后再将滤网收回，取出滤网滤出的斑块碎屑，其优点是不阻断血流，术中可以进行血管评价，缺点是只能滤掉较大的碎屑，不能阻止可溶解的血管活性因子对血管的作用，在已经进行的多项临床研究（FIRE、PROXIMAL 等）中这两类远端保护装置疗效相近。尽管在 SVG 的 PCI 中常规使用远端保护装置是 PCI 指南的Ⅰ类指征，但在美国的注册研究中仅 23%的病例使用了远端保护装置，真正在临床中的应用由于受到费用、延长手术时间等因素的影响使用率并不高。

8. SVG 血栓病变的处理

对于桥血管病变的血栓性病变，药物的应用非常重要，在血栓负荷大的病人阿司匹林、氯吡格雷都应该常规使用，同时可以应用溶栓药物［重组组织型纤溶酶原激活剂（rtPA）100 mg］于桥血管内缓慢注射＞20 min；血小板膜糖蛋白受体拮抗剂（GPI）经桥血管内注射负荷量后维持 12 h，普通肝素静脉注射维持活化凝血时间（ACT）250～300 s 持续 48 h；48 h后重复血管造影，如果血栓负荷减少可以进行 PCI 治疗，如果血栓负荷没有减少，可以持续改为抗凝治疗。口服华法林是一个选择［监测国际标准化比值（INR）2～3］，但尚无临床研究对此是否有效。

对于桥血管血栓在药物治疗的基础上也可以使用器械进行血栓清除。近端血栓可以尝试用指引导管进行抽吸；而对于中远端的血栓可以使用血栓抽吸导管（Zeek 导管、X-sizer 等）进行抽吸，此类导管为双腔结构，较细的腔用于穿入 PCI 导丝使抽吸导管沿导丝安全操作，而较大的腔用于血栓的抽吸，导管尖端为一斜面可提供较好的侧面抽吸效果，使用时将专用导丝插入并将导管送入血管远端，抽出专用导丝接入 50 ml 空针负压回撤导管抽吸，将抽吸出的物质在专用滤网上检查，可以反复操作；抽出抽吸导管后同时回抽指引导管，避免较大栓子残留在指引导管腔内。

9. 桥血管开口病变的处理

SVG 与主动脉吻合口的介入治疗与常规手术无太大不同，主要是该处病变纤维增生明显需用较高压力扩张，常规非顺应球囊扩张无效时可以考虑使用切割球囊，由于病变有较高的弹性回缩力应常规置入支架；在开口病变斑块负荷较大时应注意前向和逆向血管栓塞的发生。

四、结果与预后

对于 CABG 的患者再次发生的缺血，PCI 在很大程度上可能是病人最主要的血运重建方式，虽然技术难度和并发症高于常规的 PCI 治疗，随着技术和器材的改进，成功率已大幅度提高。国内由于 CABG 的数量有限，虽然 CABG 患者的 PCI 治疗已是各大心脏中心常见的适应证，但缺乏大的临床统计研究资料。以国外 2006 年 Emory 大学医院的资料，2256 例 CABG 后 PCI 手术的成功率为 95%，手术中的并发症发生率为 12%，非 Q 波心肌梗死发生率为 7%（CK-MB 高于正常 3 倍以上），Q 波心肌梗死发生率为 1%，院内死亡率为 1%；与其他的复杂 PCI 手术近期疗效相似；远期疗效：5 年生存率在非糖尿病患者达近 80%，而在糖尿病患者仅 63%，即便是在这种复杂情况下 PCI 对非糖尿病患者仍有很好的远期疗效[2]。

五、围术期药物治疗以及处理

1. 抗凝抗血小板药物

对于桥血管病变择期的 PCI 常规使用阿司匹林（负荷量 300 mg，100 mg/d）、氯吡格雷（负荷量 300 mg，75 mg/d），这只是原位血管进行 PCI 时的剂量，对于 SVG 进行 PCI 的剂量目前没有专门的研究结果，但对于急诊 ACS 的患者可以参照将其负荷量增加至 600 mg。在 REPLACE 试验中比较了比伐卢定和肝素在 SVG 患者 PCI 时的作用，结果提示在复合终点上（死亡、心肌梗死、急诊血运重建、大出血等）二者没有差异，但在小出血方面比伐卢定优于普通肝素。

2. 血小板膜糖蛋白（GP）Ⅱb/Ⅲa 受体拮抗剂

对于 SVG 桥血管病变使用血小板膜糖蛋白受体拮抗剂（GPI）临床上已进行的研究并未证实其有效性（图 8-3），在 2002 年发表的荟萃分析中包括了六项研究（EPIC、EPILOG、EPISTENT、IMPACTII、PURSUIT、Pooled 等）与安慰剂对比 GPI 并未显示出获益。在 SAFFER 试验中应用 GPI 组使用远端保护装置和不使用远端保护装置组 MACE 发生率分别为 10.1% 和 20.8%，两组之间存在显著性差异（$P<0.003$），而在非 GPI 组使用和不使用远端保护装置的 MACE 发生率分别为 7.1% 和 12.4%，P 值为 0.051。目前对 SVG 患者 PCI 常规使用 GPI，并未得到证实；但如果患者诊断为 ACS 仍可以按指南进行使用。

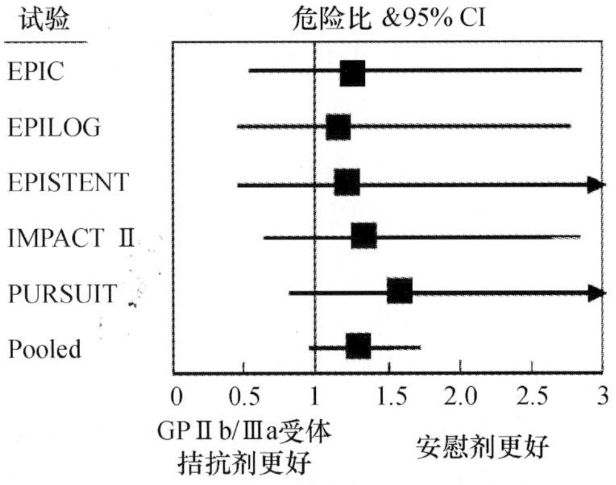

图 8-3　GPI 在桥血管病变中的应用荟萃分析（6 个发表的随机对照试验）。图片来自 Roffi et al. Lack of benefit from intravenous platelet glycoprotein Ⅱb/Ⅲa receptor inhibition as adjunctive treatment for percutaneous interventions of aorto coronary bypass grafts: a pooled analysis of five redomized clinical trials. Circulation，2002，106：3063-3067.

3. 他汀类药物

他汀类药物对于冠心病Ⅰ级或Ⅱ级预防都起着非常重要的作用，他汀类药物可以降低低密度脂蛋白胆固醇（LDL-C）水平，抗动脉粥样硬化，减少临床冠心病事件。他汀类药物还有稳定甚至逆转粥样硬化斑块、抑制粥样硬化处炎症、调整内皮功能和抗血小板等作用。CARE 研究亚组分析显示，在 2245 例已接受血运重建的心肌梗死患者中（PTCA 1154 例，CABG 876 例，PTCA+CABG215 例），应用普伐他汀与安慰剂对比，随访 5 年，普伐他汀减少冠心病死亡率 36%，降低致死或非致死性心肌梗死 39%。在冠状动脉旁路移植术后试验中，与适度降低 LDL-C 治疗组病人比较，强化降低 LDL-C 治疗组病人，在 7.5 年随访期间，再接受血运重建率降低了 30%，复合临床终点降低了 24%。与非血管再灌注治疗一样，CABG 后患者服用他汀类药物时间越长获益越多，服用 1～2 年，心脏事件发生率降低 6%；服用 3～5 年，心脏事件发生率降低 19%；服用≥6 年，心脏事件降低 21%。因此，CABG 后更应长期坚持降胆固醇治疗，使 LDL-C 水平至少<100 mg/dl，从而控制斑块进展。因此在桥血管 PCI 术后更有理由长期使用他汀类药物，减少远期 MACE。

六、手术并发症及处理

桥血管病变的 PCI 一旦出现并发症有更为严重的后果，有极高的死亡率，主要是因为以目前的 GABG 指征这些患者都属于高危病人（更为严重复杂的病变、左主干病变、多支血管病变、较严重的心功能不全、合并其他脏器疾病和功能损害）；二次进行外科 CABG 的难度（二次开胸、手术粘连血管分离等）远大于初次手术；病人二次可供选择桥血管很少，尤其是动脉桥血管更难选择；在国内大多数医院外科很难提供支持，所以一旦发生 PCI 并发症，处理尤为重要。

1．PCI 术中无复流

对于桥血管 PCI，有较高的无复流发生率，主要是由于桥血管病变特别是静脉桥血管有较大的斑块负荷极易发生远端栓塞和斑块内炎性介质介导的微血管痉挛等，引起血流减慢或无血流。此时首先应排除夹层、血栓等机械性因素，常用的方法是经微导管在病变远端注射造影剂，如远端血管显影则是夹层等急性闭塞，而无复流时远端血管造影剂滞留。对于退行性静脉桥血管病变应常规使用远端保护装置（为Ⅰ类适应证），以预防为主。此外，经冠状动脉内注射血管扩张剂也有很好疗效，常用的有腺苷、硝普钠、钙离子拮抗剂（维拉帕米、尼卡地平等），通常剂量是腺苷 10～20 μg，维拉帕米 100～200 μg，硝普钠 50～200 μg，前两种药物使用时可能发生一过性房室传导阻滞，最好在临时起搏的保护下应用，这些药物在临床研究中都有较强的改善血流作用，可以于冠状动脉内直接给药，如果使用微导管在远端给药可以减小扩血管药物对血压的影响，国内也有的导管室使用球囊上打孔经球囊注射的方法，也可以于远端给药；目前在我们导管室在置入支架前对于有高风险发生无复流的病人预先在冠状动脉内注射硝普钠（100～200 μg），然后再释放支架，也有良好的预防和改善血流作用。经冠状动脉给予 GP Ⅱb/Ⅲa 受体拮抗剂负荷而后静脉泵入维持量也有改善 TIMI 血流疗效，它可以减少由于慢血流继发的血小板聚集和血栓形成，改善远端血流。

对于远端栓塞引起的无复流也可以使用抽吸导管（X-sizer，Zeek 导管等），其尖端是双腔构造，可以保持有较大的抽吸腔径，可以沿导引导丝到达远端血管进行负压吸引，有较好的效果。

2．桥血管破裂或穿孔

桥血管的破裂或穿孔在 PCI 是少见的并发症，可以产生严重的后果比如大出血、急性血管闭塞、心脏压塞、需急诊外科手术等，直接威胁病人生命。反复的球囊扩张、球囊/支架直径过大、强化抗凝等因素可能是容易发生破裂和穿孔的原因。常发生在导丝通过夹层穿孔、球囊扩张、支架置入以及后扩张时，一旦发生可以立即用球囊压迫，其直径不应超过血管直径，压力 2～4 atm，轻微出血 1～3 min 常可以停止，出血量较大有心脏压塞症状应同时进行心包穿刺引流，严重的穿孔应常规用鱼精蛋白中和肝素，特别是需要外科手术时。近年来使用覆膜支架治疗冠状动脉穿孔有很高的成功率，这种支架较硬需要较好的指引导管支撑，释放时应用较高的压力释放（＞14 atm），也可以使用多个覆膜支架相接覆盖较长的穿孔，在所有导管室应常规备有这种支架。穿孔经介入方法治疗封闭后，如果没有明确的血栓形成，抗凝治疗不应加强，特别是术后 GP Ⅱb/Ⅲa受体拮抗剂等没有必要常规使用，以防隐匿晚期出血，在 PCI 术后应定时应用床旁超声心动图监测心包积液量，可以尽早发现隐匿出血，及早造影是明确诊断的最重要手段，同时可以进行相关介入治疗。有作者报道 SVG 介入治疗时发生破裂，未引起心脏压塞却发生右心室压迫引起低血压，主要是由于纵隔术后粘连局部形成血肿压迫，后经多层螺旋 CT（MCT）证实，使用覆膜支架治疗成功。

3．血管急性闭塞

在单纯球囊扩张时有较高的急性血管闭塞发生率，主要表现为在球囊扩张病变后血管急性血流减慢或血流停滞，主要是由于血管撕裂并夹层机械性地导致血管闭塞，在支架使用后明显地降低了其发生率。以目前的 PCI 技术，急性血管闭塞主要发生在预扩张时，在血栓病变、长病变、分叉病变、成角病变、病变负荷重的偏心病变等复杂病变扩张时容易出现。在选用球囊时尽量直径不要过大，压力不宜过高，如果病变较硬、钙化或纤维化明显应尽量选用非顺应性球囊；对于桥血管病变选择置入支架直径不宜超过1∶1，尤其静脉桥血管，有时其存在扩张病变应避免以此处作为参考直径，应避免过高压力释放支架；后扩张应在支架内进行，注意支架两端的撕裂夹层；对于>3 年的血管桥病变（特别是静脉桥病变）有人曾尝试使用小直径的支架，即支架和血管的比例<1∶1，过大直径的支架和更大直径的球囊后扩张都明显增加远端栓塞的发生率。除支架置入以外，GP Ⅱb/Ⅲa 受体拮抗剂也可以减少血管急性闭塞，其作用主要是减少由于血流中断或减慢后在病变处发生的继发性血栓。

七、病例精选

1. 经桥血管逆向开通原位回旋支（CX）血管[8]

Emmanouil 等报道了 1 例经桥血管逆向开通闭塞的 CX，患者是 59 岁男性，诊断为非 ST 段抬高型心肌梗死，经右股动脉路径手术，冠状动脉造影结果：LAD 中段 CTO 病变，LAD 经 D1 静脉桥血管显影；CX 开口 CTO 病变，CX 的 SVG 完全闭塞，SVG 大量血栓形成（图 8-4）。使用 7F LCB 导管行 SVG 桥血管 PCI，使用 7F Export 血栓抽吸导管（Medtronic）和 Proxis 导管（St. Jude）进行抽吸，虽然血栓负荷减轻，血流恢复 TIMI 1 级但仍有较大的血栓负荷；改为开通原位 CX，穿刺左股动脉，应用 7FXB3.5 指引导管，前向使用 M6 和 Pilot150 导丝未能通过近端纤维帽，经逆向导丝进入 CX 远端，经微导管使用 M6 导丝也未能进入真腔，采用反向 CART 技术，前向应用 M6 导丝进入 CX 远端并经过钝缘支（OM）到达 SVG 远端；前向进入 1.5～2.5 mm，球囊扩张 CX 病变处，后置入 2.75 mm×23 mm Xience 支架，最终结果 CX 血流 TIMI 3 级，经 OM 逆向 SVG 显影，桥血管仍有大量血栓负荷。该病例提示 SVG 桥血管病变的特征：大量的血栓负荷，虽然使用 7F 血栓抽吸导管但仍不能恢复血流，此 SVG 病变广泛富含血栓为支架禁忌证，开通原位血管是最佳选择，丰富的器材和前向与逆向技术的结合是这个病例成功的保证，原位血管开通对 SVG 患者有重要的作用。

2. CABG 术后心绞痛原位血管 PCI

患者男性 80 岁，7 年前因前壁心肌梗死进行 CABG 手术，近年来频发心绞痛，入院前 2 个月以来阵发性出现左心功能不全。入院诊断：ACS，心功能Ⅲ级，慢性阻塞性肺疾病；左室射血分数 42%，前壁运动减弱。经右股动脉路径进行冠状动脉造影结果（图 8-5）：前降支在第一对角支后完全闭塞，对角支中段有明显狭窄（90%），前降支远端有灌注显影，CX 中段完全闭塞，远端逆灌注显影良好，桥血管造影 LIMA 纤细中断闭塞未见 LAD 显影；RCA 第一段后多处狭窄，第二段后完全闭塞，右冠状静脉血管桥显影良好通畅，右冠状动脉远端显影。因患者年龄较大心肺功能不良，决定对原位 LAD 开通。采用 6F（3.5EBU）指引导管，用 Pilot50 导丝引导微导管（Fine cross1.8F）至 LAD 闭塞段，在微导管支持下导丝未能通过近端纤维帽，更换 conquest Pro 导丝，穿破纤维帽在同侧造影引导下进入 LAD 远端，沿导丝推入微导管进入 LAD 远端，更换导丝用 BMW 导丝进入 LAD 末端，分别用 1.5 mm×20 mm 至 2.5 mm×20 mm球囊对闭塞段进行扩张，用 Runthough 导丝进入 D1 用 2.5 mm×20 mm 球囊对病变进行扩张，拟行 mini Crash 技术，先在 LAD 预放入 3.0 mm×36 mm（excell）支架，

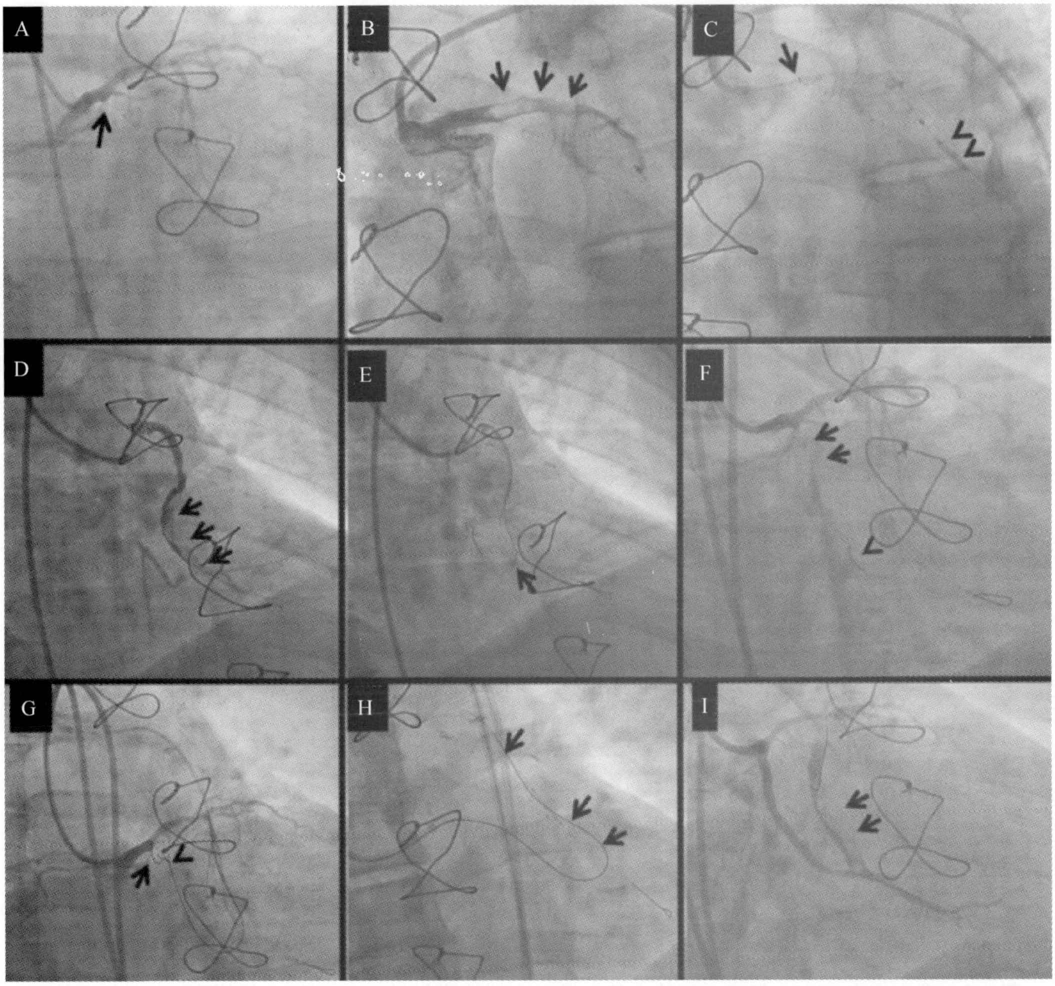

图 8-4　经桥血管逆向开通 CX 原位血管。 A. 原位血管造影 LAD 中段 CTO，CX 开口 CTO；B. SVG至 CX 桥血管闭塞有大量血栓负荷；C. 对 SVG 进行球囊扩张和血栓抽吸；D. 血流恢复 TIMI 1 级，经钝缘支（OM）可见 CX 显影，但桥血管远端血栓负荷仍重（箭头处）；E. 导丝经 SVG 进入到 CX 远端；F 至 H. 经逆向微导管注射和前向注射显示 CX 闭塞段（F），前向和逆向导丝都不能进入真腔，反向内膜下寻径技术（CART）使前向导丝进入 CX 远端后进入 SVG 远端（G，H）；I. 最后置入支架，前向血流 TIMI 3 级，逆向显影 SVG 桥血管远端大量血栓负荷。

再对 D1 置入 2.5 mm×28 mm 支架（excell），在 LAD 近端内 2 mm 处以 12 atm 释放，回撤球囊 14 atm 扩张近端，撤出球囊保留导丝，再释放 LAD 支架（14 atm）；撤出 D1 导丝重新进入 D1，用 2.5 mm×12 mm 非顺应球囊 16 atm 扩张支架分叉开口，LAD 用 3.0 mm×13 mm 非顺应球囊和 D1 球囊以 16 atm 进行对吻扩张。最终造影显示血流 TIMI3 级，无残余狭窄。该例患者为高龄，严重复杂多支血管病变合并肺部疾病，左心功能不良；分析 LAD 和对角支血管为“罪犯血管”，CX 虽为 CTO 但远端血流逆灌注良好稳定；而 LIMA 桥血管闭塞，LAD 和 D1 对左心室功能影响显著决定病人预后，应对其原位 LAD 和 D1 进行 PCI 治疗，同侧造影 LAD 远端逆灌注为操作提供了良好的指向，良好的器械和操纵性极好的导丝更是手术成功的保障。

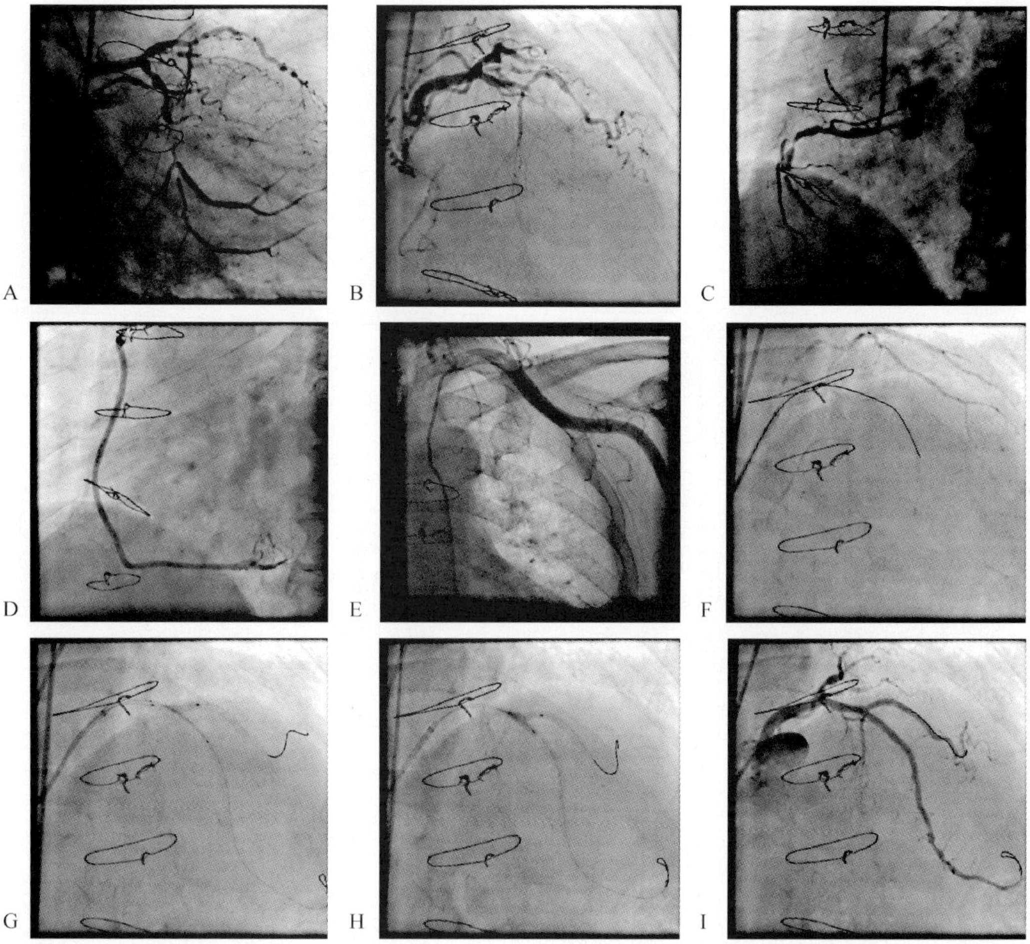

图 8-5　多支病变 LIMA 闭塞，原位血管开通。血管造影显示：A. CX 中段 CTO 病变，可见远端经 D1 逆灌注显影；B. LAD 第一对角支后有 CTO 病变，D1 开口及中段狭窄 90%，LAD 远端经对角支逆灌注显影；C. RCA 第一段后多处狭窄（最重 99%），第 3 段后完全闭塞；D. RCA-桥血管-后降支（PDA）通畅无病变；E. LIMA 桥中段闭塞未见 LAD 显影；F. 经微导管导丝进入 LAD 远端；G 至 I. 第一对角支和 LAD 应用双支架 Mini Crash 技术置入支架，球囊对吻扩张，最终结果为 LAD 和 D1 显影 TIMI 3 级无狭窄。

3. 桥血管的 PCI

患者男性，56 岁，4 年前因冠心病不稳定型心绞痛进行 CABG，入院前一年来心绞痛发作频繁Ⅱ级（CCS），近 2 个月出现晨起时自发胸痛持续 30 min，发作时 ECG：下壁和侧壁 ST 段压低 2 mm。危险因素：血脂异常、吸烟。诊断：冠心病，冠状动脉旁路移植手术后，不稳定型心绞痛。采用股动脉路径冠状动脉造影显示（图 8-6）：LAD 起始端闭塞 CTO 病变，CX 近端 80%狭窄，RCA 开口闭塞病变；LIMA 造影血管桥供给 LAD，未见血管桥病变；左侧静脉血管桥供给 D1，近端狭窄 99%，对角支血流 TIMI 1 级；右侧静脉桥供给 RCA 第 3 段，血流 TIMI 3 级，桥血管中段狭窄 40%，远端狭窄 80%合并血栓，后降支和左室后支显影良好未见狭窄。治疗策略为对 D1 和 RCA 静脉血管桥病变进行干预；用 6F（3.75EBU）指引导管进行对角支静脉桥 PCI，用 BMW

导丝进入桥血管及 D1 远端，用 3.0 mm×15 mm 球囊进行扩张 12 atm，血流改善 TIMI 3 级，置入 4.0 mm×18 mm（Partner）支架，14～16 atm 释放，支架残留狭窄 20%，用 4.0 mm×12 mm 非顺应球囊 18 atm 后扩张，最终残留狭窄<10%。用 JR4 导管行右冠状动脉桥血管 PCI，BMW 导丝经桥血管进入后降支远端，经导管血管内缓慢注射硝普钠 100 μg，对远端病变直接置入 4.0 mm×23 mm（Firebird）支架以 12 atm 释放，残留狭窄<10%，未发生无复流，远端血流 TIMI 3 级。该例病人年龄较轻，动脉桥血管良好，二处静脉桥血管 4 年未出现多处狭窄并伴有血栓，可能与患者危险因素有关，尤其是持续吸烟，术后危险因素控制非常重要；对于主动脉近端的桥血管病变置入支架后，病变回弹十分明显，再次采用非顺应球囊高压扩张，以减少再狭窄的可能；而对于 RCA 静脉桥远端病变伴有明显血栓，在置入支架时尽可能完全覆盖，释放前经血管注射血管扩张剂有助于减轻无复流，同时支架释放压力也不宜过大，应避免反复高压扩张。

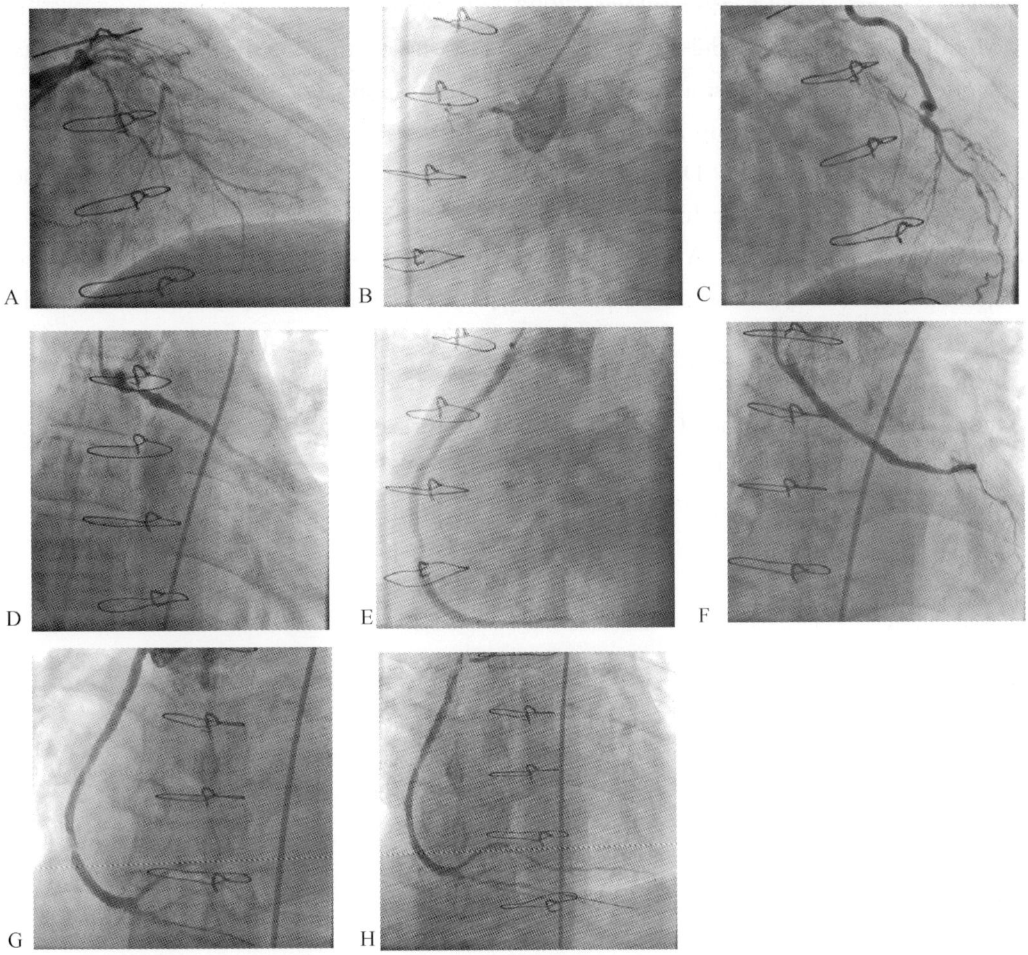

图 8-6 桥血管的 PCI 治疗。血管造影显示：A. LAD 和对角支闭塞，CX 近端 80%狭窄；B. RCA 开口闭塞病变；C. LIMA 血管桥供给 LAD 未见狭窄；D. 左侧静脉血管桥供给 D1 狭窄 99%，D1 血流 TIMI 1 级；E. 右侧静脉桥供给 RCA 第 3 段，血流 TIMI 3 级，桥血管中段狭窄 40%，远端狭窄 80%合并血栓；F 至 H. 左侧静脉桥近端用 3.0 mm×15 mm 球囊 8 atm 扩张，残余狭窄 60%，置入 4.0 mm×18 mm 支架，14～16 atm 释放并用非顺应球囊 4.0 mm×12 mm 以 18 atm 后扩张，右侧血管桥远端直接置入支架（4.0 mm×23 mm），以 12 atm 释放。

参考文献

1. John S. Douglas. Percutaneous Intervention in Patients with Prior Coronary Bypass Surgery//Topol EJ. Textbook of Interventional Cardiology. 5th edition. 2008: 443-474.
2. Ashfaq et al J . In Hospital Results of 2256 Patients After SVG PCI at Emory University Hospital. Invasive Cardiol, 2006, 18: 100-105.
3. Mark Dooris. Coronary Artery Bypass Graft, Manual of Interventional cardiology. Physicians' Press, 2006: 319.
4. Lapp H, Haltern G. Use of a Pigtail Catheter to Engage a Difficult Internal Mammary Artery. Card Cathet Interv, 2002, 56: 489-491.
5. Mehilli J, Pache J, Abdel-Wahab M, et al. Drug-eluting versus bare-metal stents in saphenous vein graft lesions (ISAR-CABG): a radomized controlled superiority trial. Lancet, 2011. [Epub ahead of print].
6. Paradis J-M, bellsle P. DES or BMS for treatment of SVG disease: A Bayesin meta-analysis. Cir Cardiovasc Interv, 2010, 3 (6): 565-576.
7. Lanky AJ, Stone GW. A center registry of the JoStent PTFE stent graft for treatment of arterial perforation complication: A PCI (abstract). J Am Coll Cardiol, 2000, 35: 26.
8. Emmanouil S. Retrograde Recanalization of Native Coronary Artery Chronic Occlusions via Acutely Occluded Vein Graft. Catheterization and Cardiovascular Interventions, 2010, 75: 109-113.

第九章　异位起源的冠状动脉及病变

长久以来，由于缺乏统一的定义、一致的研究方法以及缺乏一般非选择人群的大样本研究资料，冠状动脉（冠脉）先天性解剖学变异或异常始终是一个异常复杂、有待进一步深入研究的问题，即便是在当代的心脏病临床实践中，我们对其了解的程度依然是十分肤浅。由于描述冠脉解剖形态学特征的参数通常包括冠状动脉开口（数目、位置、大小、形状）、角度（近端节段与主动脉壁）、直径、行程（近段、中段）、分支、终止部位及方式[1]，故而在判定冠脉解剖形态学特征正常与否时，必须考虑到上述所有参数及其可能出现的已被观察证实的异常或变异类型。本文仅就正常成人冠脉起源异常即冠脉开口异常或变异加以探讨，而不涉及其他解剖学描述参数，特别是先天性心脏病合并的各种异常情况。

一、概述

目前对先天性冠脉异常因研究方法与角度不同而存在多种不同的定义，故而文献报告的发生率也各不相同，根据统计学估算，一般非选择性人群先天性冠脉异常的发生率大约为1%左右，女性多于男性。现在普遍接受的概念是：冠状动脉的任何解剖学或形态学特征在一般人群出现的概率大于1%，这种现象属于正常；任何相对少见的冠状动脉解剖学或形态学特征在同一人群出现的概率大于1%，称之为冠状动脉正常变异；如该相对少见的特征在一般人群出现的概率小于1%，则称之为先天性冠状动脉异常[1-2]。在无特殊临床意义的情况下，往往对先天性冠脉异常与正常变异不加以严格区分。

在早期尸体解剖研究中，先天性冠脉异常的检出率为0.3%[3]，大样本冠状动脉造影（冠脉造影）人群回顾性分析显示其检出率为0.24%～1.3%[4-6]，而在前瞻性冠脉造影研究中，其发生率可高达5.6%[7]，产生上述差异的主要原因是人群的选择性偏差。在已被检出的先天性冠脉异常中，87%为起源与分布异常，13%为冠状动脉瘘[6]。先天性冠脉起源异常的发生率目前尚不清楚，根据文献估计其发生率为0.6%，而冠状动脉瘘的比率不到1%[8]。

为了对先天性冠脉起源异常或正常变异有个完整的认识，现将文献报告的正常成人先天性冠脉异常或正常变异的类型简化，见表9-1。

表9-1　正常成人先天性冠脉起源异常或变异的类型[1]

1. 左主干缺如（左冠状动脉双开口）
2. 正常冠脉窦内或毗邻左右冠窦
位置的异常起源
高位
低位
前位（靠近瓣叶前部对合处）

归至正常分布区域前，其近端走行一定会发生某种类型的异常改变，近端行程异常改变至少有五种形式，包括：心脏后走行（二尖瓣与三尖瓣后）、心脏前走行（肺动脉前）、主动脉后走行、主动脉前或动脉间走行（主动脉与肺动脉之间）、间隔内走行[21]。在冠脉造影的人群，RCA 起源于左冠窦的概率为 0.107%～0.92%[6,7,20]，最常见的走行为动脉间走行[6]；LCX 异位起源于右冠窦的概率为 0.32%～0.67%[6,20]，其常见的走行异常为主动脉后；LAD 对侧窦异位起源发生率为 0.01%[20]，多为主动脉后或动脉间走行；LCA 对侧窦起源 0.1%～0.15%[7,20]，75%为动脉间行程，也可为主动脉后或肺动脉前或间隔行程[6]。

孤立单冠脉（isolated single coronary artery）为对侧窦冠脉异位起源的一种特殊类型，有别于上述独立开口于对侧窦的起源，单冠脉是指供应心脏的所有冠脉共用一个主干、单一开口于主动脉窦，其冠脉造影检出率在不同研究中为 0.024%[6]、0.044%[22]、0.066%[23]，为少见的先天性冠脉异常。诊断单冠脉时，当其起源于左冠窦时，在右冠窦通常会有圆锥支，这并不影响单冠脉的诊断，因为 RCA 主支依然是起源于 LCA，而当其起源于右冠窦时，左冠窦内往往无小的分支发出。单冠脉的分型应当基于开口起源的部位（右冠窦、左冠窦或其他部位）而非冠脉自身的特征，其表现形式可因异常开口的位置及异常的走行而出现不同的组合，表现为：窦内起源（右冠窦、左冠窦或无冠窦）或窦外异常起源（升主动脉、体循环动脉分支或肺动脉）；不同的走行（心脏前或后、主动脉前或后、间隔内）。目前所用分型为 Lipton 造影分型，见表 9-2。

表 9-2　孤立单冠脉 Lipton-Yamanaka 的造影分型[22,6]

	代码	描述
口部定位	R	右冠窦
	L	左冠窦
解剖学分布	Ⅰ	按 RCA 或 LCA 解剖行程走行的单冠脉（RⅠ或 LⅠ）
	Ⅱ	异位冠脉起源于对侧正常冠脉近端（RⅡ或 LⅡ）
	Ⅲ	LAD 与 LCX 分别起源于右冠窦一共同主干（RⅢ）
血管横向走行	A	走行于大血管前
	B	走行于主动脉与肺动脉之间
	P	走行于大血管后
	S	“间隔型”：部分行程通过室间隔
	C	“复合型”：不同走行复合出现

单冠脉可按正常 RCA 或 LCA 走行分布，然后从该血管的末端延伸为另外一支血管，上述分型中的Ⅰ型即属此种情况[24]，RⅠ变异型表现为巨大的 RCA 沿房室沟延伸至心脏的前基底部，发出 LAD。LⅠ变异型表现为绝对优势型的 LCX 而 RCA 缺如，LCX 发出后降支及右房、右室分支。

（五）固有解剖学结构异常所致的异常起源

冠脉固有解剖学结构所致的起源异常包括：PDA 异常起源于 LAD 支或间隔支、第一间隔支异位起源及双 LAD 解剖变异。正常情况下，PDA 起源于 RCA 的概率约为 85%，15%起源于 LCX，PDA 提供后间隔的血液供应。通常情况下，LAD 或其发出的前间隔支并不抵达后间隔，当 LAD 包绕心尖并延续至室间沟而正常 PDA 缺如时，可视为 PDA 起源于 LAD。少数情况下，LAD 发出的前间隔支提供室间隔的全部血供，并在间隔内穿行至后室间沟，延续为 PDA[7、25]。第一间隔支通常为间隔最大的血管，当冠脉对侧窦异位起源或单冠脉伴有间隔走行时，通常伴有第一间隔支的起源异常，偶尔可异位起源于右冠窦或左冠窦，也可起源于左主干、RCA、第一对角支或 LCX 近端[7]。

双右冠脉（Split right coronary artery），发生率为 1.2%[7]，是 RCA 最常见的变异之一，双支血管共同起源于 RCA 近端主干，并同时沿右侧房室沟下行，分别至后室间沟与房室沟，终止为 PDA 与左室后侧支[26-27]，其走行有别于高位起源的较大的右室支[28]。

双前降支（dual left descending artery）解剖学变异即两个分支供应正常的 LAD 分布区域。短 LAD 终止于前室间沟近端，长 LAD 在前室间沟外行程变异，最后回到前室间沟远端[29-30]。一般人群双 LAD 的检出率为 0.13%～1%[29,31]。最大的病例系列（2140 例受试者中有 23 例检出存在双前降支）报告[29]其发生率约为 1%，长 LAD 起源于自身的有 21 例，起源于 RCA 的有 2 例。长 LAD 初始行程在左室表面 17 例，右室表面 3 例，间隔内 3 例。根据长短 LAD 的起源及走行，可将此类变异分为四个类型，双 LAD Spinaldo-Franco 造影分型[29]如下。

Ⅰ型（TypeⅠ）：短 LAD 起源于 LAD 自身，沿前室间沟走行并终止于前室间沟高位，短 LAD 发出所有主要的间隔支；长 LAD 起源于 LAD 自身，沿前室间沟左侧的左室面下行，在远端重新进入前室间沟并到达心尖，对角支可起源于长 LAD 或 LAD 自身或二者（图 9-1A）。

Ⅱ型（TypeⅡ）：短 LAD 走行及分支同Ⅰ型，长 LAD 起源于 LAD 自身，沿前室间沟右侧右室面下行，前沿右室心外膜面下行，在远端重新进入前室间沟并到达心尖。对角支起源于 LAD 自身（图 9-1B）。

Ⅲ型（TypeⅢ）：短 LAD 走行及分支同Ⅰ型，长 LAD 起源于 LAD 自身，在近端穿行于室间隔内，远端可出现于心尖部前室间沟或不出现在室间沟并直接以间隔支终止，间隔支可发自短或长 LAD，对角支起源于 LAD 自身（图 9-1C）。

Ⅳ型（TypeⅣ）：短 LAD 起源于左主干，沿前室间沟走行并终止于高位，发出间隔支及对角支。长 LAD 通常起源异常，由 RCA 发出，于肺动脉前走行并再次进入前室间沟（图 9-1D）。

三、先天性冠脉异常或变异的临床分型与意义

先天性冠脉异常的临床谱具有高度的异质性[1-2]，大多数的异常或变异不产生临床症状，多因偶然的原因在冠脉造影时发现，部分异常者可出现心绞痛、心肌梗死、呼吸困难、晕厥及猝死[1,2,6-7,11,18-19,28]。由于相关的研究多为散在的病例报告以及回顾性冠脉造影分析，加之小于 1%的人群发病率，故而先天性冠脉异常类型与临床事件的相关性尚有待进一步的研究，目前尚缺乏实用的基于临床意义的统一分型，特别是单纯针对冠脉起源异常的临床分型。在一项大样本冠脉造影回顾性分析中[6]，81%的先天性冠脉异

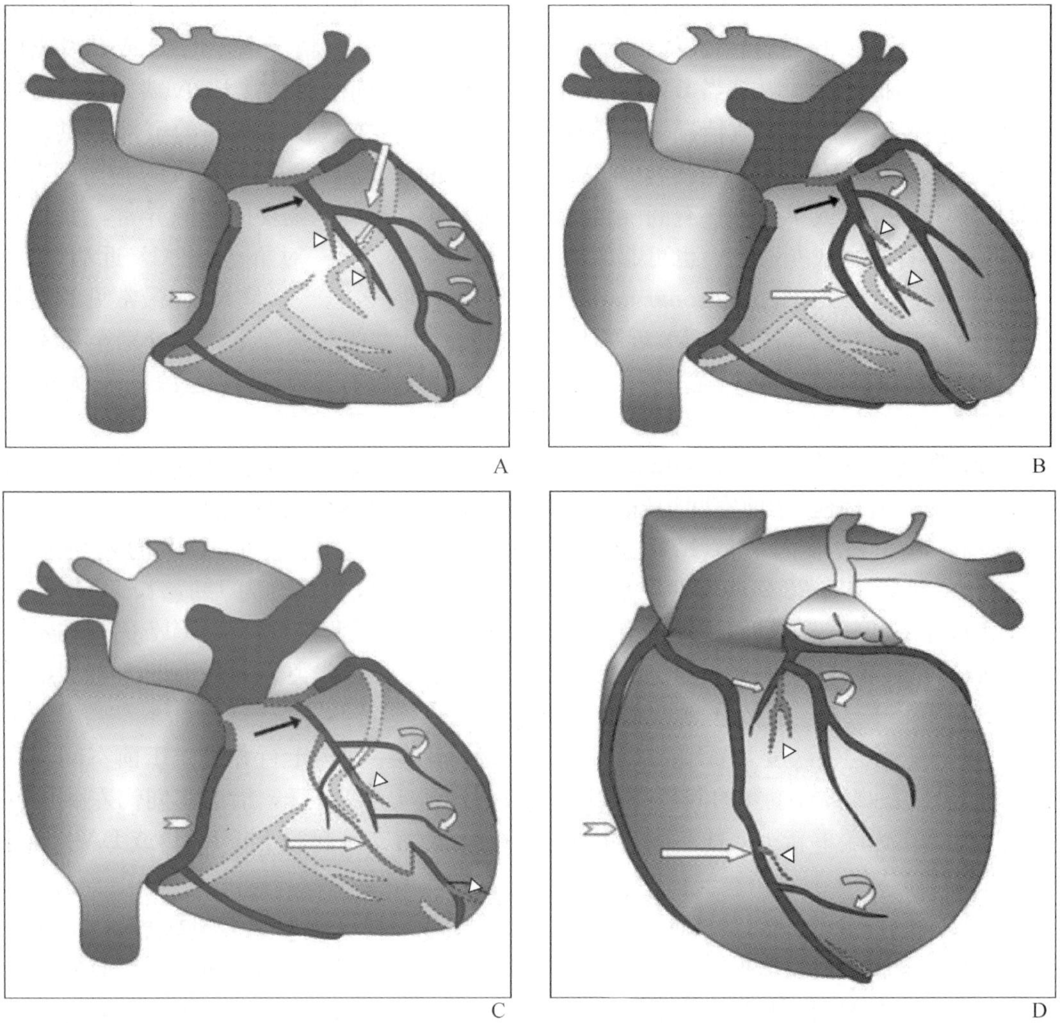

图 9-1　双前降支的分型。A、B、C、D 分别为Ⅰ～Ⅳ型。黑色箭头代表 LAD 自身，长白色箭头代表长 LAD，短白色箭头代表短 LAD，三角形箭头代表间隔支，弯曲箭头代表对角支，V 形箭头代表 RCA，图片引用自参考文献[30]。

常被定义为“良性异常”，19％的异常被定义为“潜在严重”。“良性异常”包括：①LAD与 LCX 单独起源于左冠窦；②LCX 异位起源于右冠窦或 RCA；③冠脉异位起源于升主动脉。“潜在严重异常”包括：①冠脉异位起源于肺动脉；②对侧窦异位起源；③单冠脉；④大的冠状动脉瘘。在另一项平均随访（60.4±12.3）个月的单中心回顾性分析研究中，根据冠脉造影结果与临床情况并结合文献资料，将不同类型的先天性冠脉异常分为四个临床类型：Ⅰ级“良性”：通常无临床相关症状；Ⅱ级“相关”：在缺乏冠心病诊断的情况下，临床上同固定性或发作性心肌缺血相关；Ⅲ级“严重”：先天性冠脉异常同猝死相关，特别是在极度劳累情况下出现者；Ⅳ级“致命性”：先天性冠脉异常同时合并冠状动脉疾病，具体见表 9-3。该临床分型与事件高度相关，大多数的心血管事件与猝死出现在 Class Ⅲ与Ⅳ（71.3％与 100％），5 年实际存活率为 82.9％[31]。

表 9-3　成人先天性冠脉异常的临床分型[31]

级别（class）	冠脉异常
Ⅰ＝良性（benign）	LCX 异位起源于右冠窦
	LAD 与 LCX 双开口
	LCX 异位起源于 RCA
	双前降支Ⅰ～Ⅳ型
	心肌桥
Ⅱ＝相关（relevant）	冠状动脉瘘
	单冠脉 R、L；Ⅰ、Ⅱ、Ⅲ；A、B、P
	LCA 异位起源于肺动脉
	闭锁或发育不良的冠状动脉
Ⅲ＝严重（severe）	LCA 异位起源于右冠窦
	RCA 异位起源于左冠窦
	单冠脉 R、L；Ⅰ、Ⅱ、Ⅲ；B
	心肌桥
Ⅳ＝致命（critical）	Ⅱ级同时合并冠心病

多个冠脉开口或左主干缺如而表现为左冠窦内双开口仅仅为造影时发现的异常，本身并不会产生任何的功能性缺血[6-7]。正常冠脉窦内的异常起源（开口位置异常）或体循环动脉异常起源时，冠脉近端与主动脉壁呈正切角度（＜90°）并伴有部分节段走行于主动脉壁内，冠脉口部通常呈裂缝样，加之流变学与剪切力的作用，理论上此种异常促进动脉粥样硬化的发生，特别是冠脉口部的动脉粥样硬化[1,2,7,19,33-34]，导致临床出现心绞痛或心肌梗死以及晕厥，但在不合并冠状动脉粥样硬化的情况下，多无临床相关的缺血症状。

RCA 无冠窦起源多无特殊的临床意义，但若冠脉近端与主动脉壁呈正切角度，文献个案报告可能会增加冠脉口部动脉粥样硬化及痉挛的发生[35]。

冠脉异常起源于肺动脉为最严重的异常类型之一，与临床事件密切相关，多见于婴幼儿[8]，部分患者可依赖于适当的侧支循环而存活至成年，成年期出现的症状包括呼吸困难、胸痛、运动相关的恶性心律失常与猝死[15-18]。

冠脉异常起源于对侧主动脉窦（包括单冠脉）与临床事件有着特殊的相关性，特别是与健康青年人运动性猝死相关。一项 18 岁以上年轻人 8 周强化军训的调查结果显示：在 277 例非创伤性死亡中，心源性死亡 64 例，左冠脉对侧窦异位起源相关的心源性死亡占 33％（21/64）[36]。异位起源的冠脉开口呈裂缝样以及近端节段主动脉壁内段走行，在受到主动脉挤压时可产生活瓣样改变，与运动中事件的发生增加相关。冠脉对侧窦异位起源一定会伴有冠脉近端行程异常，在心脏后走行（二尖瓣与三尖瓣后）、心脏前走行（肺动脉前）、主动脉后走行、主动脉前走行（主动脉与肺动脉之间）、间隔内走行五种行程异常改变[21]中，动脉间走行（主动脉前走行）与心肌缺血及猝死等临床事件的关系更为密切，此种异常的走行容易使冠脉近端受到主动脉与肺动脉剪刀样的应力挤压，特别是在运动过程中[1-2]。冠脉异常起源于对侧窦的冠脉血管内超声研究显示：异位冠脉主动脉壁内节段的直径小于远端壁外节段，由于受到主动脉的侧位挤压致使圆形管腔变为卵圆形管腔，导致基线管腔面积减小而表现为不同程度的面积狭窄，因而冠脉先天发育不良、主动脉侧位挤压可能是冠脉狭窄发生的部分机制[37-38]。单冠脉属于对侧窦异位起源中的一个特殊类型，由于其开口正常，故而冠脉血流通常不受影响。在不合并冠心病或主动脉狭窄的情况下，此类先天异常多无相关的临床症状。理论上，RⅡB或RⅡS型单冠脉由于某一主支于冠状动脉间或间隔内走行而增加猝死的危险，但因其过低的发生率而无法证实，目前认为单冠脉不同的类型与临床症状似乎无明显的相关性[23]。另外，当单冠脉近端节段狭窄时，由于无法建立侧支循环而可能导致严重后果[22-24]。冠脉对侧窦异位起源（包括单冠脉）的临床分型见表9-4。

表9-4　对侧窦冠脉异位起源的类型与冠脉缺血和（或）猝死的风险[39]

低危	中危	高危
LCX起源于RCA或右冠窦	LCA起源于右冠窦	LCA起源于右冠窦（动脉间走行）
	RCA起源于左冠窦	RCA起源于左冠窦（动脉间走行）
	LAD起源于右冠窦	LAD起源于右冠窦（动脉间走行）
单冠脉	单冠脉	单冠脉（动脉间走行）

固有解剖学结构异常所致的异常起源中，双RCA及双LAD有文献报告可同时合并动脉粥样硬化以及临床上出现急性冠脉综合征[40-42]。

四、先天性冠脉起源异常或变异的无创诊断

对于先天性冠脉异常起源或变异，首要的问题是准确识别并评价其临床严重性。对于无冠心病易患因素或相关瓣膜疾病的年轻人，先天性冠脉异常起源或变异的诊断依然缺乏统一的流程和确定的方法[43]。如前所述，冠脉造影是诊断先天性冠脉起源异常的最主要和最准确的方法之一，绝大部分的先天性冠脉起源异常是因偶然的原因于冠脉造影时被发现的，由于冠脉造影的创伤性、特殊条件下进行选择性造影的技术困难以及相应的费用效益比，使其不能作为一般人群的筛选性检查。由于绝大部分先天性冠脉异常者并无相关的临床症状，故而功能性评价的检查如次极量平板运动试验的结果多为阴性，并存在一定概率的假阳性及假阴性，对于诊断并无特殊的益处。现有的研究表明，经胸超声可以识别正常冠脉开口以及冠脉近端的部分行程[44-47]，对于正常LCA开口及近端行程，经胸超声的识别率可达97%，而正常RCA开口及近端行程的识别率也可达到80%[47]。对于对侧窦异位起源的冠脉，结合彩色多普勒技术测定血流的方向有助于起源部位的识别以及近端行程的判定[48]。冠脉造影时，对侧窦异位起源的发生率为1.07%[7]，而经胸超声诊断率仅为0.17%[48]，故而，经胸超声诊断的可靠性尚待进一步的评价，由于其具有非创伤性及良好的费用效益比，可用于年轻人因出现症状而怀疑存在先天性冠脉异常或变异的初步筛查。较之于经胸超声，经食管超声在判断冠脉异位起源及近端行程时更加准确[49-51]。尽管冠脉造影目前依然是诊断先天性冠脉异常的最准确的方法，但是对于冠脉近端行程异常的判断较为困难，高达40.8%的冠脉初始行程在造影时无法判定[20]，对于近端冠脉初始行程，特别是动脉间的异常走行，食管超声识别的准确率高于冠脉造影[51]。食管超声可用于经胸超声无法获得满意图像以及初步

检查后需要进一步确认的患者。随着器械设备的改进，磁共振显像[9]或多源 CT 冠脉造影检查现已可准确评价先天性冠脉起源异常的诸多变化，包括开口部位、行程以及同时合并的动脉粥样硬化改变，其综合判断的准确性优于冠脉造影[10、52-54]，冠脉 CT 检查显示的部分先天性冠脉异常或变异见图 9-2 至图 9-7。由于先天性冠脉异位起源伴有动脉间或间隔内走行与青年人猝死高度相关[36-38]，故而对于小于 35 岁伴有不明原因的心绞痛、劳力性呼吸困难、晕厥者应详细评价[39]，以预防猝死的发生，评价的方法应因地制宜地选择超声（经胸或经食管）、冠脉 CT 或冠脉造影，目前尚无相关的指南对采用何种评价方法以及方法的优劣作出推荐[7,18,36,39]。

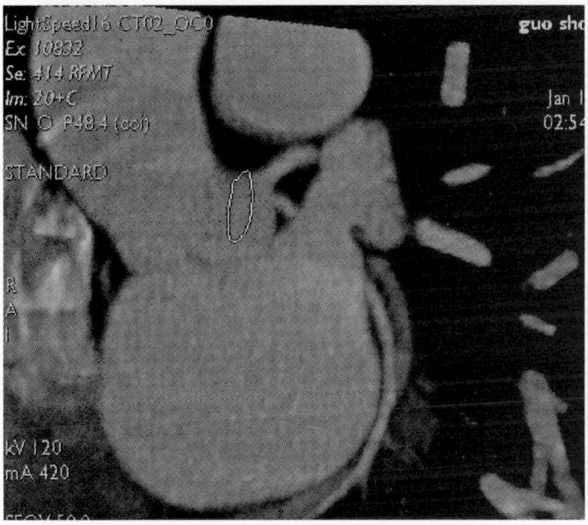

图 9-2　左主干缺如伴双开口

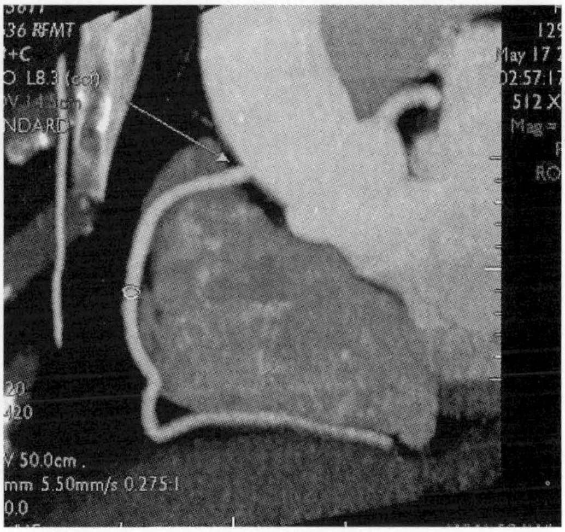

图 9-3　RCA 高位窦上开口

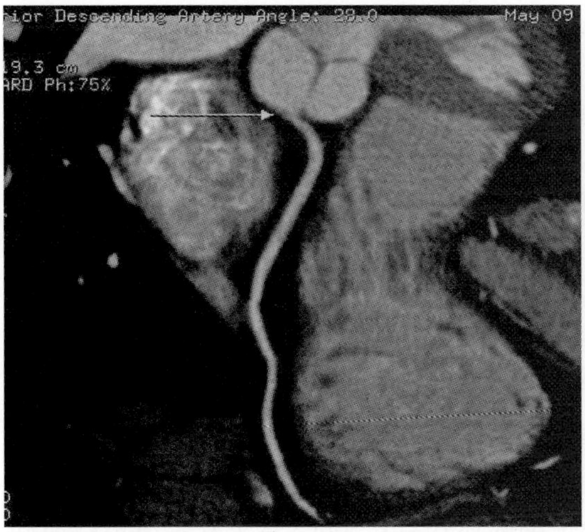

图 9-4　RCA 起源于无冠窦

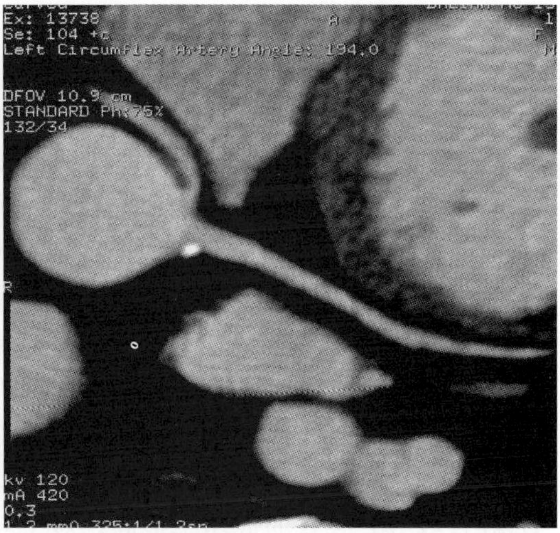

图 9-5　RCA 起源于左冠窦

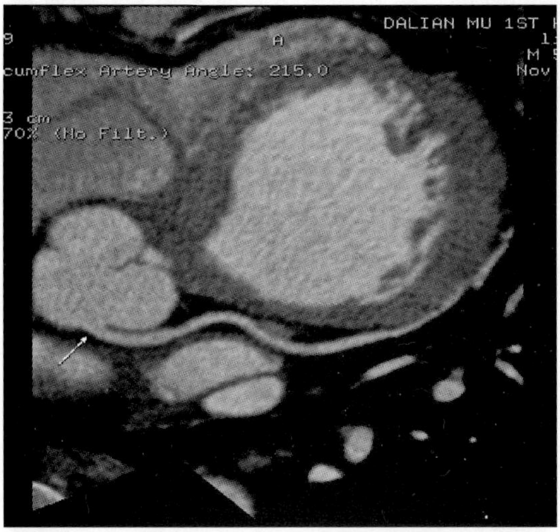

图 9-6 LCA 起源于无冠窦

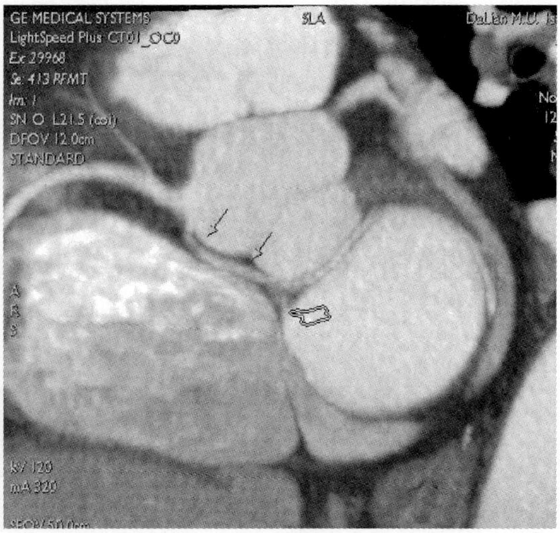

图 9-7 LCX 起源于右冠窦

五、冠状动脉造影与 PCI 策略

由于冠脉起源异常以及异位冠脉的开口呈缝隙样，使得先天性冠脉异位起源的选择性造影充满了技术挑战，通常需要多个造影导管，使用更多的造影剂和更长的曝光时间。当常规位置造影未能显示冠脉，无侧支循环而排除口部闭塞的情况下，应怀疑冠脉异位起源的可能，为了避免过多使用造影剂以及减少 X 线曝光时间，应采取下述简易流程[55]：右冠窦内注射造影剂以除外右冠窦内异常起源；左冠窦内注射造影剂以除外左冠窦内异常起源；主动脉根部非选择性造影以诊断后窦异常起源、主动脉前壁异常起源或单冠脉。部分文献中有关冠脉造影导管的选择总结如下[33-35,55-59]：当 RCA 异位起源于左冠窦时，其开口通常于左冠窦偏前，此时可首先考虑选择较正常大一号的 JL 导管，通过顺时针或逆时针旋转以到达 RCA 口部，如不能成功，可使用 AL1、2 导管或 MP hockey stick 导管。通常 RCA 异位起源于左冠窦者远较其他对侧窦异位起源异常为多，一项包括 24 例 RCA 异位起源左冠窦的文献报告了四种不同的类型与导管选择：A：窦管连接部以上主动脉壁开口 4 例，FL3.0 与 FCL3.0 导管分别成功 3 例及 1 例；B：毗邻左冠脉开口下方 5 例，FL3.0 与 FCL3.5 成功 4 例；C：左冠脉与中线之间窦管连接部下 9 例，VL 导管成功 8 例（VL3.5 导管 5 例，VL3.0 导管 3 例）；D：沿中线开口 6 例，AL 导管全部成功（AL1 导管 3 例，AL2 导管 1 例，AL3 导管 1 例，AL4 导管成功 1 例），根据此分类方法并选择相应的导管，有助于成功地进行选择性造影并减少造影剂及 X 线曝光时间[56]。当 LCA 异位起源于右冠窦特别是 LCX 起源于右冠窦，适合使用 ARⅠ或 ARⅡ导管，也可使用 AL 导管[60]，RCA 或 LCA 异常起源于后窦时，AL 导管或 MP 导管的成功率最高，对于经桡动脉途径者，sones 管更好。当窦内前和（或）高位异常起源时，可使用 AL 导管。窦内低位开口的造影比较困难，因为目前的造影导管多是按照开口位于窦的中部而设计的，可试用 JR 导管或 AL0.75 导管。在正常位置未能发现冠脉，应考虑高位升主动脉异位起源的可能，文献中最常用的造影导管为

sones 导管、MP 导管与 AL 导管，偶有使用 JR 导管的记录。在左主干缺如患者进行冠状动脉造影时，由于冠脉开口较之于正常偏小，故而容易出现导管的压力嵌顿，显影 LAD 通常选择 JL 导管，而 AL 导管更容易使 LCX 显影。单冠脉造影与正常相比并无特殊之处，应仔细避免导管压力嵌顿可能带来的灾难性后果[23]。一旦导管到位后，应多体位投照以进行准确的评价。冠脉造影显示先天性冠脉异位起源见图 9-8 至图 9-13。

异常起源冠脉 PCI 的病例多为个案报告，其适应证目前尚无定论，但单冠脉共同主干病变为 PCI 的绝对禁忌，不仅是围术期风险增加，也包括术后再狭窄导致猝死的风险增加，其风险远远高于正常解剖的左主干病变的 PCI[1-2,7,37-39,60]。异位起源冠脉的口部病变或伴有冠脉近端动脉间或间隔内异常者，依然为外科手术适应证；与外科旁路移植术或口部再造术相比[15-16]，PCI 治疗尚缺乏远期随访资料。冠脉异位起源 PCI 时通常会遇到两个问题，第一是异位起源冠脉早期识别与选择性造影；第二是如何克服经皮冠状动脉介入治疗（PCI）时支撑力不良的问题。目前尚无成熟的经验为此提供指导，除了按照上述原则尽可能选择同轴性良好、支撑力较强的指引导管外，正常情况下复杂病变的处理技巧也有助于此种特定情况下 PCI 的成功，如：选择 7F 指引导管或采用球囊锚定技术增强支撑力，微导管辅助导丝跨越病变，强支撑导丝或双导丝辅助预扩张球囊的通过，充分预扩张病变，选择跟踪性和跨越性好的支架以便于支架的到位[33-35,57-59]。

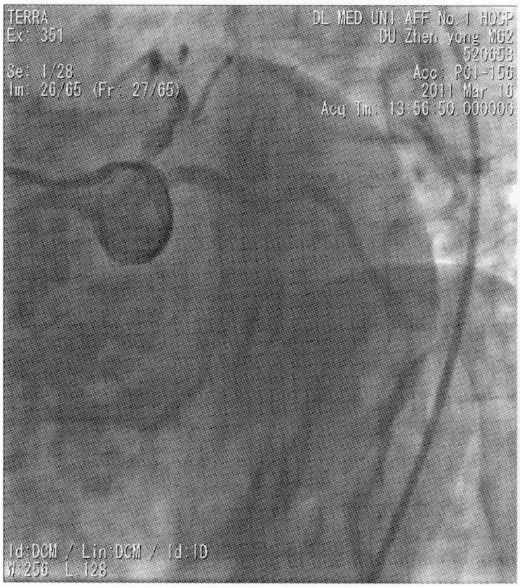

图 9-8　LCA 双开口病变

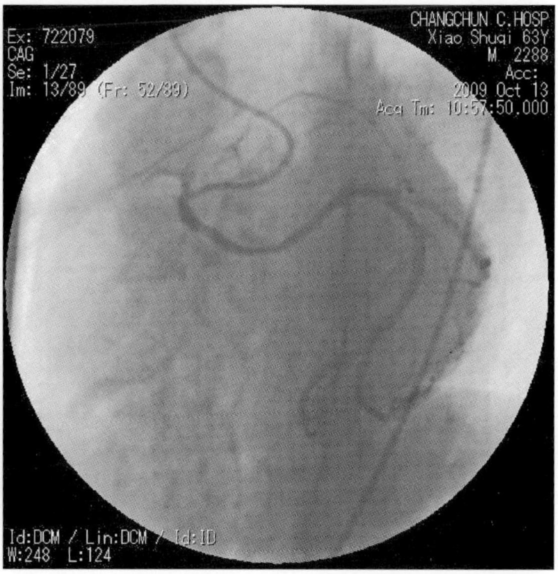

图 9-9　LCX 起源于右冠窦

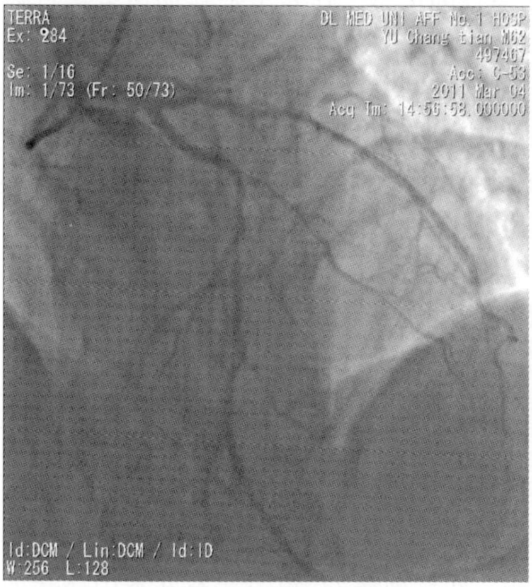

图 9-10　LCA 起源于无冠窦

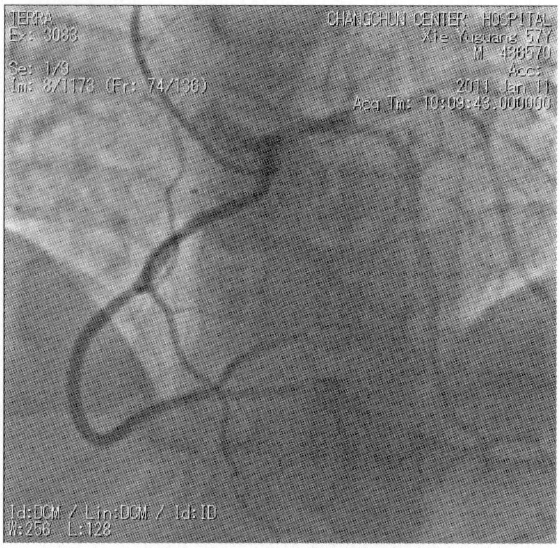

图 9-11　RCA 起源于左冠窦

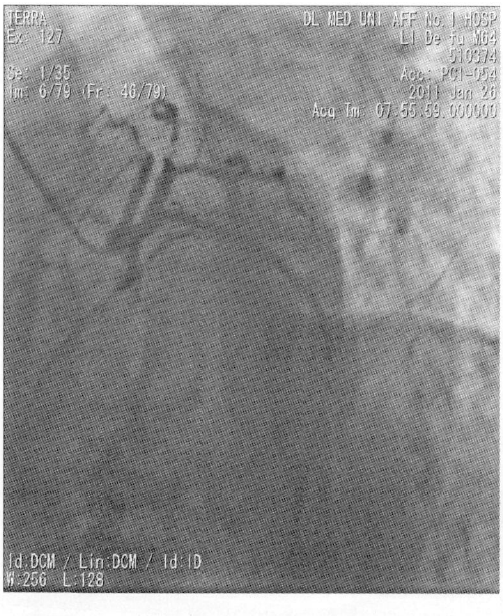

图 9-12　双 LAD（未定型，左前斜＋足位）

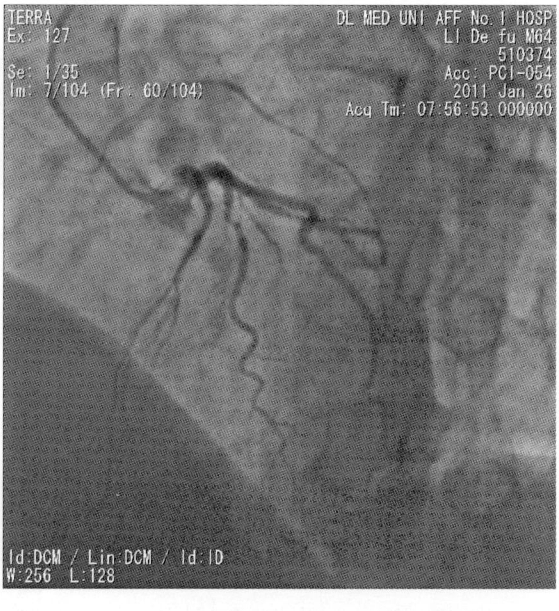

图 9-13　双 LAD（未定型，左前斜＋头位）

（郑晓群　王照谦）

参考文献

1. Angelini P, Velasco JA, Flamm S. Coronary anomalies: incidence, pathophysiology, and clinical relevance. Circulation, 2002, 105: 2449-2454.
2. Angelini P. Coronary artery anomalies-current clinical issues. Definitions, classifica-

tion, incidence, clinical relevance, and treatment guidelines. Tex Heart J, 2002, 29: 271-278.
3. Alexander RW, Griffith GC. Anomalies of the coronary arteries and the clinical significance. Circulation, 1956, 14: 800-805.
4. Tuncer C, Batyraliev, Yilmaz R, et al. Origin and distribution anomalies of the left anterior descending artery in 70850 adult patients: multicenter data collection. Catheter Cardiovasc Interv, 2006, 68: 574-585.
5. Rigatelli G, Docali G, Rossi P, et al. Validation of a clinical-significance-based classification of coronary artery anomalies. Angiology, 2005, 56: 25-34.
6. Yamanaka O, Hobbs RE. Coronary artery anomalies in 126595 patients undergoing coronary arteriography. Cathet Cardiovasc Diagn, 1990, 21: 28-40.
7. Angelini P, Villason S, Chan AV Jr, et al. Normal and anomalous coronary arteries in humans. In: Angelini P, editor. Coronary artery anomalies: a comprehensive approach. Philadelphia: Lippincott Williams & Wilkins, 1999: 27-150.
8. Davis JA, Cecchin F, Jones TK, et al. Major coronary artery in a paediatric population: incidence and clinical importance. J Am Coll Cardiol, 2001, 37: 593-597.
9. Danias PG, Stuber M, McConnell MV, et al. The diagnosis of congenital coronary anomalies with magnetic resonance imaging. Coron Artery Dis, 2001, 12: 621-626.
10. Kim SY, Seo JB, Do KH, et al. Coronary artery anomalies: Classification and ECG-gated multi-detector row CT findings with angiographic correlation. Radiographics, 2006, 26: 317-333.
11. Dodge-Khatami A, Mavroudis C, Backer CL. Anomalous origin of the left coronary artery from the pulmonary artery: collective review of surgical therapy. Ann Thorac Surg, 2002, 74: 946-955.
12. Nightingale AK, Burrell CJ, Marshall AJ. Anomalous origin of the left coronary artery from the Pulmonary artery: natural history and normal Pregnancies. Heart, 1998, 80: 629-631.
13. Ramana RK, Varga P, Leya F. Late presentation of an anomalous origin of the left coronary artery from the pulmonary artery: case report and reviews. J Invasive Cardio, 2008, 20: 564-566.
14. Williams IA, Gersony WM, Hellenbrand WE. Anomalous right coronary artery arising from the pulmonary artery: a report of 7 cases and a review of the literature. Am Heart J, 2006, 152: 1004. e9-e17.
15. Bansal M, Golden AB, Siwik E. Anomalous origin of the right coronary artery from pulmonary artery with ostial stenosis. Circulation, 2009, 120: e282.
16. Veselka J, Widimsky P, Kaulzner J. Reimplanation of anomalous right coronary artery arising from the pulmonary trunk leading to normal coronary flow reserve late after surgery. Ann Thorac Surg, 2003, 76: 1287-1289.
17. Kristensen T, Kofoed KF, Helqvist S, et al. Anomalous origin of the left coro-

nary artery from the pulmonary artery (ALCAPA) presenting with ventricular fibrillation in an adult: a case report. Cardiothorac Surg, 2008, 3: 33.
18. Frescura C, Basso C, Thiene G, et al. Anomalous origin of coronary arteries and risk of sudden death: a study based on an autopsy population of congenital heart disease. Hum Pathol, 1998, 29: 689-695.
19. Santucci PA, Bredikis AJ, Kavinsky CJ, et al. Congenital origin of the left main coronary artery from the innominate artery in a 37-year-old man with syncope and right ventricular dysplasia. Catheter Cardiovasc Interv, 2001, 52: 378-381.
20. Barriales-Villa R, Moris C, Sanmartin JC, et al. Anomalous coronary arteries originating in the contralateral sinus of Valsalva: registry of thirteen Spanish hospitals (RACES). Rev Esp Cardiol, 2006, 59: 620-623.
21. Roberts WC, Shirani J. The four subtypes of anomalous origin of the left main coronary artery from the right aortic sinus (or from the right coronary artery). Am J Cardiol, 1992, 70: 119-121.
22. Lipton MJ, Barry WH, Obrez I, et al. Isolated single coronary artery: diagnosis, angiographic classification, and clinical significance. Radiology, 1979, 130: 39-47.
23. Desmet W, Vanhaecke J, Vrolix M, et al. Isolated single coronary: a review of 50 000 consecutive coronary angiographies. Eur Heart J, 1992, 13: 1637-1640.
24. Smith JC. Review of single coronary artery with report of 2 cases. Circulation, 1950, 1: 1168-1175.
25. Singh SP, Soto B, Nath H. Anomalous origin of posterior descending artery from left anterior descending artery with unusual intraseptal course. J Thorac Imaging, 1994, 9: 255-257.
26. Barthe JE, Benito M, Sala J, et al. Double right coronary artery. Am J Cardiol, 1994, 73: 622.
27. Kunimasa T, Sato Y, Ichikawa M, et al. MDCT detection of double right coronary artery arising from a single ostium in the right sinus of Valsalva: report of 2 cases. Int J Cardiol, 2007, 115: 239-241.
28. Rohit M, Bagga S, Talwar KK. Double right coronary artery with acute inferior wall myocardial infarction. J Invasive Cardiol, 2008, 20: 37-40.
29. Spindola-Franco H, Grose R, Solomon N. Dual left anterior descending coronary artery: angiographic description of important variants and surgical implications. Am Heart J, 1983, 105: 445-455.
30. Agarwal PP, Kazerooni EA. Dual left anterior descending coronary artery: CT findings. AJR Am J Roentgenol, 2008, 191: 1698-1701.
31. Sajja LR, Farooqi A, Shaik MS, et al. Dual left anterior descending coronary artery: surgical revascularization in 4 patients. Tex Heart Inst J, 2000, 27: 292-296.

32. Rigatelli G, Docali G, Rossi P, et al. Validation of a clinical-significance-based classification of coronary artery anomalies. Angiology, 2005, 56: 25-34.
33. Fang HY, Wu CC, Wu CJ. Successful transradial antegrade coronary intervention of a rare right coronary artery high anterior downward takeoff anomalous chronic total occlusion by double-anchoring technique and retrograde guidance. Int Heart J, 2009, 50: 531-538.
34. Yip H, Chen MC, Wu CJ, et al. Primary angioplasty in acute inferior myocardial infarction with anomalous-origin right coronary arteries as infarct-related arteries: focus on anatomic and clinic features, outcomes, selection on guiding catheters and management. J Invasive Cardiol, 2001, 13: 290-297.
35. Jim MH, Ko RL, Chan CW, et al. Angioplasty on an infarct-related anomalous right coronary artery arising from posterior coronary sinus. Ann Acad Med Singapore, 2010, 39: 258-260.
36. Eckart RE, Scoville SL, Campbell CL, et al. Sudden death in young adults: a 25-year review of autopsies in military recruits. Ann Intern Med, 2004, 141: 829-834.
37. Angelini P. Coronary artery anomalies an entity in search of an identity. Circulation, 2007, 115: 1296-1305.
38. Angelini P, Walmsley RP, Libreros A, et al. Symptomatic anomalous origination of the left coronary artery from the opposite sinus of valsalva. Clinical presentations, diagnosis, and surgical repair. Tex Heart Inst J, 2006, 32: 171-179.
39. Barriales-Villa R, Moris de la, Tassa C. Congenital coronary artery anomalies with origin in the contralateral sinus of valsalva: which approach should we take ? Rev Esp Cardiol, 2006, 59: 360-370.
40. Okmen AS, Okmen E. Split right coronary artery: a report of two cases. Turk Kardioyl Ars, 2010, 38: 38-40.
41. Bitigen A, Erkola A, Oduncu V, et al. Atherosclerosis in type IV dual left anterior descending artery and anomalous aortic origin of the left circumflex artery in association with rheumatic valve disease: a case report. Heart Surg Forum, 2007, 10: 276-278.
42. Pardowski, Rostoff P, Gajos G, et al. Type IV dual left anterior descending coronary-a rare congenital coronary artery anomaly. A case report. Kradiol Pol, 2010, 68: 347-351.
43. Hejmadi A, Sahn DJ. What is the most effective method of detecting anomalous coronary origin in symptomatic patients? J Am Coll Cardiol, 2003, 42: 155-157.
44. Jureidini SB, Singh GK, Marino CJ, et al. Aberrant origin of the left coronary artery from the right aortic sinus: surgical intervention based on echocardiographic diagnosis. J Am Soc Echocardiogr, 2000, 13: 1117-1120.

45. Frommelt PC, Berger S, Pelech AN, et al. Prospective identification of anomalous origin of left coronary artery from the right sinus of Valsalva using transthoracic echocardiography: importance of color Doppler flow mapping. Pediatr Cardiol, 2001, 22: 327-332.
46. Jureidini SB, Marino CJ, Singh GK, et al. Aberrant coronary arteries: a reliable echocardiographic screening method. J Am Soc Echocardiogr, 2003, 16: 756-763.
47. Pellicia A, Spataro A, Maron BJ. Prospective echocardiographic screening for coronary artery anomalies in 1360 elite competitive athletes. Am J Cardiol, 1993, 72: 978-979.
48. Frommelt PC, Frommelt MA, Tweddell JS, et al. Prospective echocardiographic diagnosis and surgical repair of anomalous origin of a coronary artery from the opposite sinus with an interarterial course. J Am Coll Cardiol, 2003, 42: 148-154.
49. Femandes F, Alam M, Smith S, et al. The role of transesophageal echocardiography in identifying anomalous coronary arteries. Circulation, 1993, 88: 2532-2540.
50. Vicente T, Pinar E, Perez-Lorente F, et al. Usefulness of transesophageal echocardiography in the diagnosis of coronary anomalies. Rev Esp Cardiol, 1996, 49: 657-662.
51. Dawn B, Talley JD, Prince CR, et al. Two-dimensional and Doppler transesophageal echocardiographic delineation and flow characterization of anomalous coronary arteries in adults. J Am Soc Echocardiogr, 2003, 16: 1274-1286.
52. Kate GJR, Weustink AC, Feyter PJD. Coronary artery anomalies detected by MSCT-coronary angiography in the adult. Neth Heart J, 2008, 16: 369-375.
53. Zeina AR, Blinder J, Sharrif D, et al. Congenital coronary artery anomalies in adults: non-invasive assessment with multidetector CT. Bri J Radio, 2009, 82: 254-261.
54. Manghat NE, Morgan-Hughes GJ, Marshall AJ, et al. Multidetector row computed tomography imaging congenital coronary artery anomalies in adults. Heart, 2005, 91: 1515-1522.
55. Jim MH, Siu CW, Ho HH, et al. Anomalous origin of right coronary artery from the left coronary sinus: incidence characteristics, and a systematic approach of rapid diagnosis. J Interv Cardiol, 2005, 18: 101-106.
56. Sarkar K, Sharma SK, Kini AS. Catheter selection for coronary angiography and intervention in anomalous right coronary arteries. J Interv Cardiol, 2009, 22: 234-239.
57. Maagh P, Wickenbrock I, Prull MW, et al. Percutaneous coronary intervention in patients with acute myocardial infarction due to congenital coronary anomalies: technical skills and clinical outcome. Acute Cardiac Care, 2011, early online: 1-7.
58. Lee JJ, Kim DH, Byun SS, et al. A case of acute myocardial infarction with the

anomalous origin of the right coronary artery from the ascending aorta above the left sinus of Valsalva and left coronary artery from the posterior sinus of Valsalva. Yonsei Med J，2009，50：164-168.

59. Andreou AY. Anomalous right coronary artery from the left sinus of Valsalva presenting a challenge for percutaneous coronary intervention. Turk Kardiyol Dern Ars，2009，37：596-597.

60. Harihran R，Kacere RD，Anglini P. Can stent-angioplasty be a valid alternative to surgery when revascularization is indicated for anomalous origination of a coronary artery from the opposite sinus? Tex Heart Inst J，2002，29：308-313.

第十章　合并特殊情况的冠状动脉病变及其介入治疗

随着辅助药物改善、器械改进，尤其是药物涂层支架（DES）的应用，PCI 的策略、适应证及临床效果都在发生变化。但冠心病合并高龄、糖尿病、肾功能损害，接受经皮冠状动脉介入术（PCI）的风险仍有增加。

一、高龄

1. 临床特点

随着生活水平提高，寿命在延长，心血管发病率也逐年升高，于是，罹患心血管疾病的患者群中，高龄患者比例也逐渐增多，相应地接受介入治疗的比例也在增加。如何界定高龄并没有一个统一的标准，但是，动脉血管结构和功能随着年龄增长而改变的确是不争的事实。高龄患者具有复杂的临床特点，包括病变程度重、类型复杂、常伴有弥漫性及钙化病变、合并多种疾病（如肾衰竭、卒中、肿瘤等），这些特点在不同程度上影响着临床预后。针对高龄患者制定血管重建策略时，外科冠状动脉旁路移植术（CABG）由于围术期并发症高，使得 PCI 成为一种可行的替代疗法。

2. PCI 的疗效及安全性

目前缺乏针对高龄患者 PCI 与其他治疗方式比较的随机研究，多数资料来自于亚组分析或注册研究。2007 年德国的一项注册研究显示[1]，75 岁以上的高龄患者，常合并肾衰竭、糖尿病、高血压、左室功能受损、多支冠状动脉病变；临床上多表现为非 ST 段抬高型心肌梗死（NSTEMI），而<75 岁则表现为 ST 段抬高型心肌梗死（STEMI）；对于 PCI 疗效，该研究显示，高龄患者接受 PCI 能有效缓解心绞痛症状，但住院期间及 6 个月的死亡率均增高，不过其 MACE（死亡、心肌梗死、缺血诱导的靶病变血运重建）并没有增加（图 10-1）。该研究反映了高龄患者的临床特征，而其死亡率升高也与

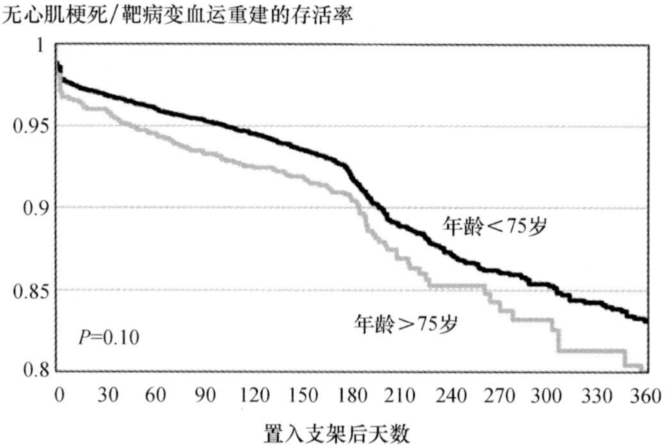

图 10-1　不同年龄组 1 年期内无心肌梗死和靶病变血运重建存活率

自身的多疾病、多合并症有关。

不过，Oqueli 等人[2]回顾性分析了 1699 例介入治疗患者，其中 102 例为超高龄患者（年龄>85 岁），结果发现，对于稳定型心绞痛患者，住院期间的死亡率没有差异，但是，对于急性心肌梗死患者，接受 PCI 后住院期间死亡率较高（图 10-2）。该研究表明，病变稳定的高龄患者接受 PCI 治疗的安全性、手术成功率及临床效果均较好，而对于急性心肌梗死患者而言，影响疗效更多的是疾病加重且合并多种全身疾病。不过，该研究也发现，高龄患者住院期间出血并发症更高，更容易发生穿刺点并发症。该研究给予我们的提示是，高龄不是接受 PCI 治疗的禁忌证，但是，由于高龄患者的自身特征，在制订 PCI 策略及相关药物处理时，要考虑到与非高龄患者的区别，尽可能减少并发症的发生。

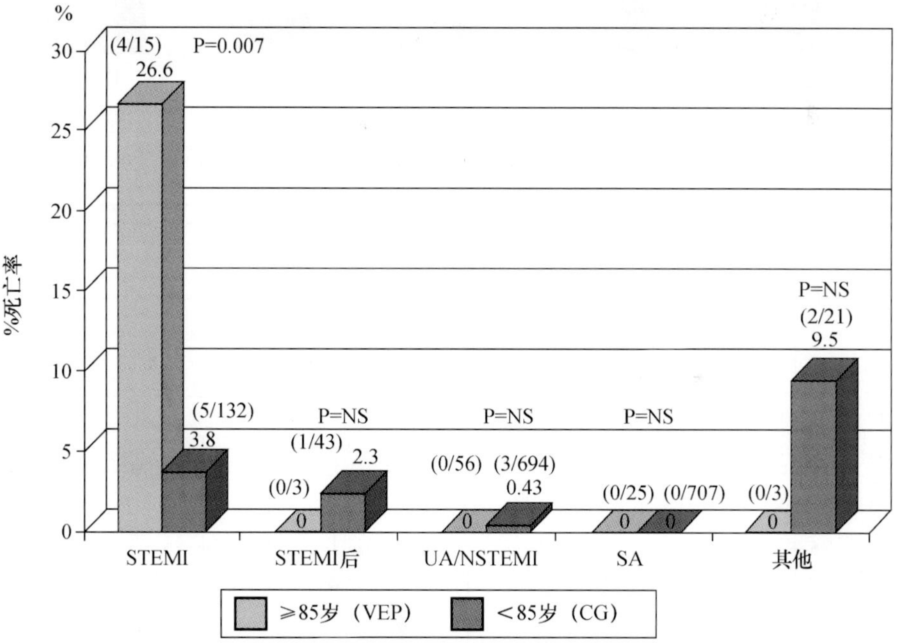

图 10-2　不同年龄患者接受 PCI 后住院期间死亡率。STEMI，ST 段抬高型心肌梗死；NSTMI，非 ST 段抬高型心肌梗死；VA，不稳定型心绞痛；SA，稳定型心绞病。NS，无统计学差异

最近的一项研究[3]纳入 47 407 例患者，分为急性冠状动脉综合征（ACS）组（年龄≥75 岁、<75 岁）、稳定型心绞痛组（年龄≥75 岁、<75 岁）。结果表明，75 岁以上患者多伴有全身疾病，冠状动脉疾病重，合并 ACS 患者住院死亡率增高，尤其是年龄≥75 岁的 ACS 患者更高，多因素分析 75 岁以上 ACS 患者住院死亡的最强预测因素为血流动力学不稳定和 STEMI，而择期 PCI 患者中，介入相关并发症是高龄患者死亡的预测因子（图 10-3、图 10-4）。尽管 75 岁以上患者接受 PCI 治疗的住院死亡率不高，但是与非高龄患者相比，并发症有所增加。

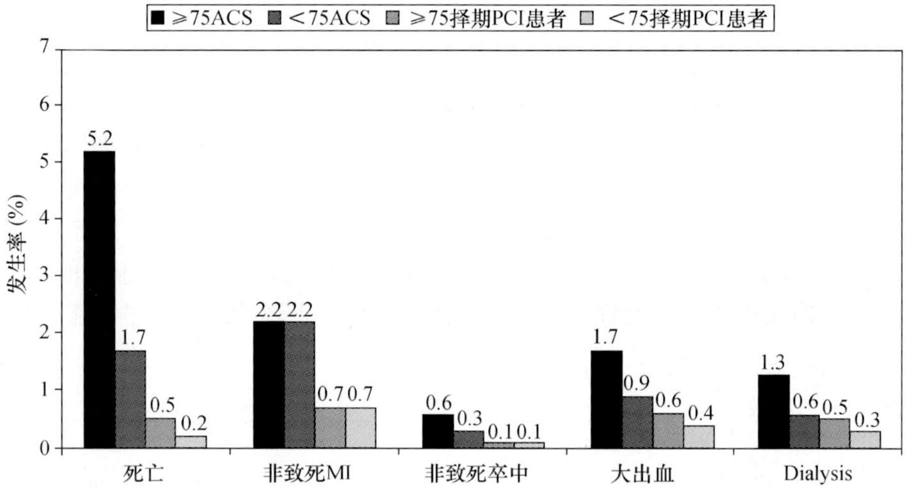

图 10-3　不同年龄组住院期间并发症

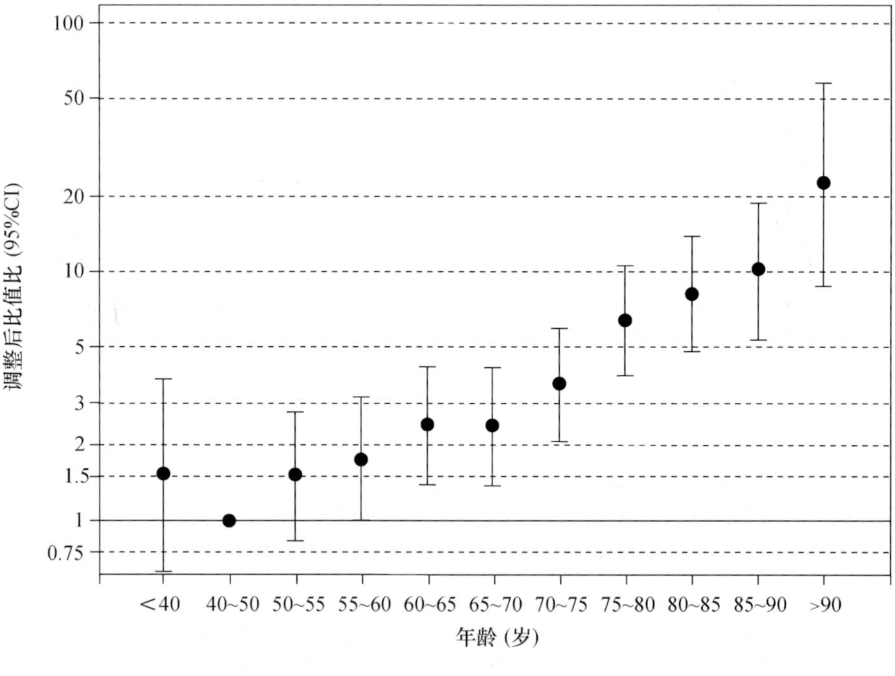

图 10-4　不同年龄组患者住院期间死亡的风险比

3．PCI 适应证

高龄患者 PCI 的适应证参照稳定性冠心病 PCI 的适应证，但要注意该类人群的病情复杂性，衡量利弊及与其他治疗方式相比较进行综合评估，决定是否进行 PCI，同时，由于高龄患者 PCI 并发症风险高，应采取相应措施预防并发症的发生。

4．典型病例

(1) 病例特点：男性，82 岁，既往高血压病史 20 年，陈旧性下壁心肌梗死 6 年，此次以活动后胸痛 2 个月入院。心电图提示Ⅱ、Ⅲ、aVF 导联呈 QS 波，V_1～V_5 导联 ST 段压低 0.1～0.2 mV。心肌核素灌注扫描示左室前壁、侧壁、下壁广泛心肌缺血，左室下壁心肌无活力，左室射血分数（LVEF）52%。

（2）造影结果（图 10-5 至图 10-9）：左主干（LM）正常；左前降支（LAD）近中段 95%弥漫性狭窄，D_2 近段 90%狭窄；左回旋支（LCX）近中段 85%弥漫性病变；右冠状动脉（RCA）近段 70%、中段 80%、远段 95%狭窄。

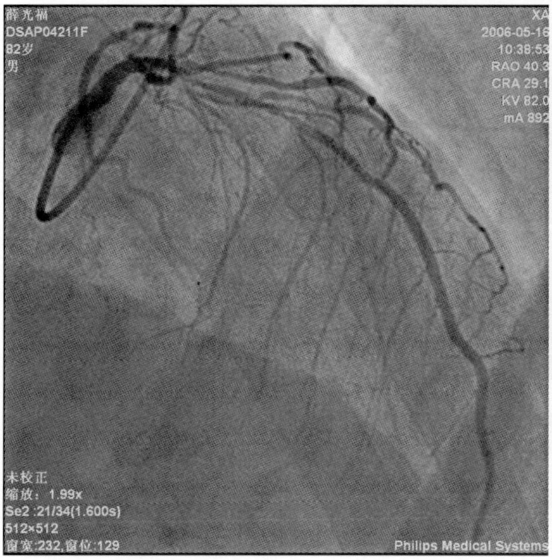

图 10-5　右前斜＋头位造影

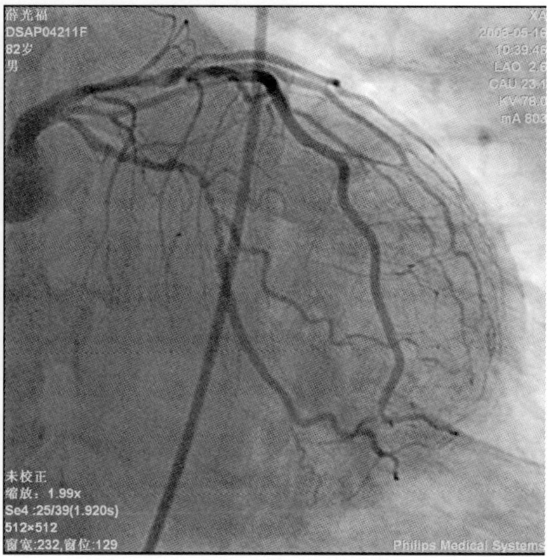

图 10-6　右前斜＋足位造影

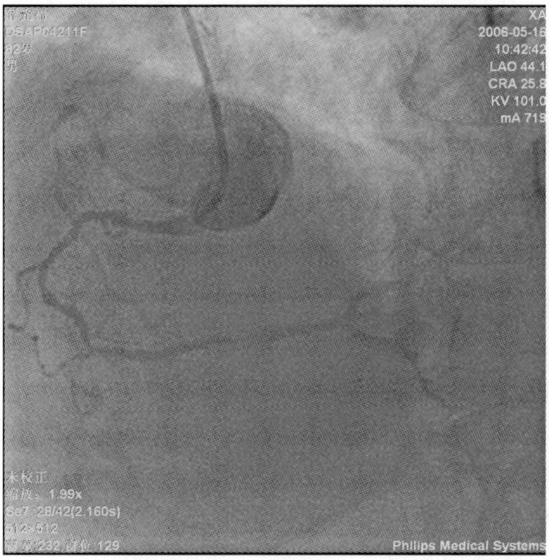

图 10-7　左前斜＋头位造影

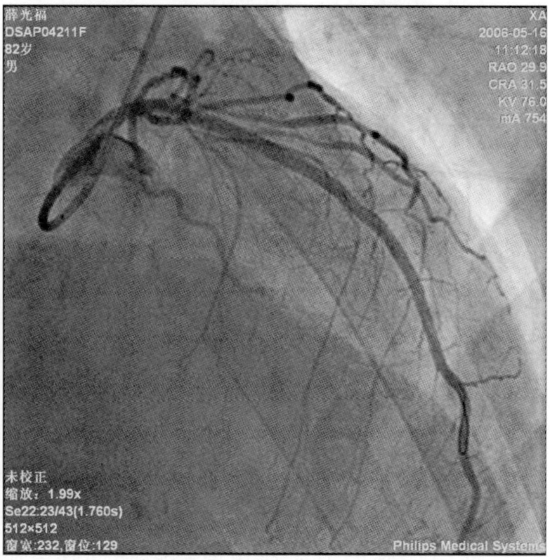

图 10-8　前降支 PCI 术后

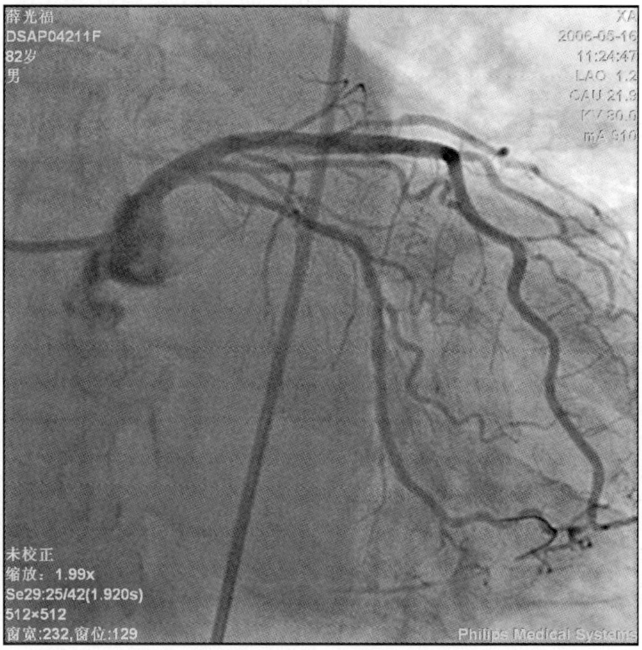

图 10-9　回旋支 PCI 术后

（3）手术过程：LAD：选用 6F XB 3.5 指引导管，Runthrough 导丝，Ryujin 2.5 mm×20 mm 球囊预扩张后，依次置入 Firebird3.0 mm×33 mm、Firebird 3.0 mm×29 mm 支架，无残余狭窄，TIMI 血流 3 级。LCX：应用 Ryujin 2.5 mm×20 mm 球囊预扩张后，残余狭窄 30%，TIMI 血流 3 级。

（4）策略分析：高龄患者，造影显示为三支血管病变，结合病史，LAD 为本次罪犯血管，而 RCA 为陈旧性病变，所供应的心肌无活性。因此，制订策略时先处理罪犯血管，减少手术时间和造影剂用量，提高手术成功率，同时减少高龄患者手术不适应性，以降低手术风险，达到改善生活质量的目的即可。

二、糖尿病

1. 流行病学及临床特点

2 型糖尿病心血管事件发病率是非糖尿病患者的 4～6 倍，接受冠状动脉血运重建的患者中，糖尿病患者占 15%～25%；在因 ACS 入院的患者中占 20%～30%，在心源性休克患者中占 30%以上。75%需要住院治疗的糖尿病患者、80%死亡的糖尿病患者是由于合并心血管病变导致的。与非胰岛素依赖型糖尿病（NIDDM）相比，胰岛素依赖型糖尿病（IDDM）年龄轻、病程长、更易合并肾功能障碍，两种类型的病理生理机制相似，都为高糖血症，因此，无症状高血糖症是心血管事件增加的危险因素。

糖尿病并发冠心病患者的冠状动脉血管病变表现为多支、多处、弥漫性的特点。胰岛素依赖型糖尿病合并冠心病患者常合并有微血管病变，且血管的脆性较高。

2. 血管重建策略

糖尿病患者血管重建时需考虑两点：①治疗策略的制订：多支、多处复杂病变是否需要完全血管重建？介入与冠状动脉旁路移植术哪种重建策略更佳？②临床效果的评估：采用介入治疗策略，其再狭窄率与非糖尿病患者相比是否会增高？远期不良心血管事件是否增加？因此，针对糖尿病患者，在制订策略时，要考虑以下多种因素：临床状况（是否合并 ST 段抬高型心肌梗死、非 ST 段抬高型心肌梗死、不稳定型心绞痛、心源性休克）、冠状动脉解剖特点（病变程度、是否适合进行冠状动脉旁路移植术、既往是否有冠状动脉旁路移植术史）以及左心室功能，另外，尚要考虑影响重建策略的临床因素，如是否合并瓣膜病、胸部疾病、既往是否接受过放射线照射、周围血管病以及非心脏疾病（如慢性阻塞性肺部疾病、血液病、肿瘤等）。

（1）经皮冠状动脉介入术（PCI）

研究显示，接受 PCI 治疗的糖尿病患者合并陈旧性心肌梗死病史、心力衰竭、高血压的比例明显高于非糖尿病患者。NHLBI 注册分析显示，糖尿病患者的三支病变比例更高（28%*vs*.18%）。同时，糖尿病患者接受 PCI 的效果也较差，可能与下列因素相关：血管直径相对较小、再狭窄率高、支架内血栓事件发生率高。近期的研究表明，由于血小板膜糖蛋白Ⅱb/Ⅲa 受体拮抗剂的应用、大剂量氯吡格雷负荷、长期他汀类药治疗使得糖尿病患者 PCI 术后短期效果得以改善，但长期死亡、心肌梗死、再次血运重建发生率仍是非糖尿病患者的 2 倍。

糖尿病合并冠心病患者介入治疗预后差的原因有：动脉粥样硬化病变严重、弥漫，表现为多支、多处；疾病本身不断进展；既往合并心肌梗死、心力衰竭比例高；血管直径小；狭窄程度相对较重、病变负荷大；左主干及钙化比例高。

（2）裸金属支架（BMS）对比药物涂层支架（DES）

与 BMS 相比，DES 明显减少再狭窄和靶病变血运重建率，DIABETES[4] 和 SCORPIUS[5] 研究比较了糖尿病患者置入两种类型支架的临床效果，结果都表明 DES 可以降低再次血运重建率。一项荟萃分析也显示[6]，第一代 DES 无论雷帕霉素涂层支架（SES）还是紫杉醇涂层支架（PES）都能降低靶病变血运重建率，因此，对于糖尿病患者强烈推荐使用 DES。

（3）外科冠状动脉旁路移植术（CABG）

与非糖尿病患者相比，糖尿病患者接受 CABG 后的临床效果更加复杂，早期一项研究[7] 回顾性分析了 434 家医院的 146 786 例患者冠状动脉旁路移植后的短期死亡率和发病率，结果发现，与非糖尿病患者相比，糖尿病患者的死亡危险增加（3.7%*vs*.2.7%），发病率（13.9%*vs*.9.1%）和感染率（7.9%*vs*.5.2%）也增加。

另一项研究[8] 分析了 2544 例糖尿病和 6581 例非糖尿病患者接受冠状动脉旁路移植术后的长期效果，结果非糖尿病患者在 5 年、7 年、10 年时的心脏存活率分别为 96.4%、94.6%、90.4%，而 IDDM 组分别为 92.8%、86.8%、75.7%，NIDDM 组分别为 95.9%、93.0%、87.0%。

对于桥血管的选择，最好采用动脉桥，常用内乳动脉，其优势在于发生动脉硬化和桥血管闭塞的概率小，5 年、10 年、15 年的桥血管通畅率分别为 98%、95%、88%[9]。并且，BARI 研究[10] 也显示，糖尿病患者接受冠状动脉旁路移植术的益处来源于内乳动脉桥，如果能使用双侧内乳动脉，则死亡率和血管重建率将进一步降低。

另外，外科冠状动脉旁路移植术本身技术上的提高也使得临床疗效得以改善，例如微创、不停跳冠状动脉旁路移植术，这些技术有利于减少动脉栓塞和终末期器官衰竭，并且，由于微创操作最大限度地减少皮肤、软组织、骨骼的损伤，降低了糖尿病患者围术期感染风险。

（4）糖尿病合并稳定型心绞痛患者 PCI 与 CABG 的对比

早期球囊扩张时代，BARI[11]随机比较了 1829 例多支病变患者的 CABG（82%使用 LIMA）和单纯球囊扩张（POBA）的效果，结果 5 年期糖尿病亚组 POBA 的死亡率明显高于 CABG（35. %*vs*. 19.4%），并且，CABG 的显著益处来源于使用 LIMA 桥血管，而 POBA 组的血管重建率明显增高。虽然其他的一些试验有些不同的结果，但总体来说，早期单纯球囊扩张时代，对于糖尿病合并多支血管病变，CABG 的临床效果要明显好于 POBA。

裸金属支架年代，ARTS I[12] 比较了 1205 例患者置入 BMS 和 CABG（93%使用 LIMA）的效果，结果显示如果接受 PCI 策略，糖尿病患者的死亡率高于非糖尿病患者；如果接受 CABG 策略，则没有明显的差异；接受患者 PCI 患者的死亡率有高于接受 CABG 患者的趋势，并且，PCI 后的血管重建率明显高于 CABG（42.9% *vs*. 10.4%）。此阶段的研究仍然显示，糖尿病合并多支血管病变，置入 BMS 的效果依然差于 CABG。

2002 年开始引入 DES，使得 PCI 术后再狭窄率明显降低，临床益处更为体现，那么，DES 对于糖尿病合并多支病变的患者效果如何呢？一系列临床试验对此进行了分析。ARTS Ⅱ亚组分析显示，置入 DES 后 1 年，尽管 ARTS Ⅱ亚组人群的病变更为复杂，但与采用 BMS 的 ARTS Ⅰ研究相比，血管重建率明显降低，但仍高于 CABG，不过，死亡、心肌梗死、卒中的联合终点，在 ARTS Ⅱ的 DES 组要低于 ARTS Ⅰ的 CABG 组（3.0%*vs*. 8.0%）。

今年，说服力较强的直接比较 PCI 和 CABG 在糖尿病患者中疗效的研究 CARDIA 和 SYNTAX 得出了相似的结果，总的终点事件（死亡、非致死性心肌梗死、卒中）在 PCI 和 CABG 组没有显著差异，不过，PCI 组的血管重建率都高于 CABG 组。至此，介入治疗对糖尿病合并多支血管病变的临床效果在不断提高，更接近于 CABG，只是，此时的问题在于再狭窄率仍较高。

可喜的是，新一代 DES 上市，如 XIENCE V、RESOLUTE，与第一代 DES 相比更进一步降低了再狭窄率和血栓发生率，糖尿病患者是否也更加受益呢？SPIRIT Ⅳ研究比较了 XIENCE V 与 TAXUS 的效果，糖尿病亚组分析表明，非糖尿病患者中，XIENCE V 可以明显减少 1 年期的主要心血管事件（MACE）；但对于糖尿病患者而言，不但临床效果没有明显的差异，靶病变血运重建和血栓事件也没有显著差异。因此，该研究并没有显示新一代 DES 在糖尿病人群中有更优越效果。不过，随后的 ESSENCE 和 SCAAR 研究分别对比了 XIENCE V 与 CYPHER 和 TAXUS 的效果，初步的结果均显示，XIENCE V 的再狭窄率和血栓发生率均明显降低。这些临床试验给我们以启示，新一代的 DES 有可能在糖尿病患者中获得更好的临床效果，有可能对其治疗策略的选择提供新的依据，但目前仍需新的临床研究设计比较新一代 DES 与 CABG 在糖尿病合并多支血管病变患者中的临床疗效。

另外，糖尿病合并冠心病，是否必须进行血管重建治疗呢？即是说，与单纯的药物治疗相比，介入或者冠状动脉旁路移植术是否具有显著的优势呢？另外，不同的糖尿病管理策略，如胰岛素治疗或胰岛素受体增敏疗法对预后影响如何？2009 年《新英格兰杂志》的 BARI 2D 对此进行了深入的探讨[13]。该研究入选多个国家 49 个中心的 2368 例患者，随机给予血管重建治疗或单纯药物治疗，以及胰岛素受体增敏治疗或胰岛素治疗，随访 5 年，采用血管重建策略与单纯药物治疗相比 MACE 发生率没有明显差异，胰岛素受体增敏治疗与胰岛素治疗相比疗效也没有明显差异。但亚组分析发现，分配到冠状动脉旁路移植组的患者，冠状动脉旁路移植比药物治疗的临床效果要好，分配到介入组的患者，与药物治疗相比没有明显差异；而如果冠状动脉旁路移植合并胰岛素增敏治疗，其 MACE 发生率更低。这项研究证实了对于稳定性冠心病合并糖尿病患者，冠状动脉旁路移植合并胰岛素增敏治疗是一项不错的选择，而单纯介入治疗的益处似乎不显著。不过，该研究的设计目的不在于评价冠状动脉旁路移植和介入两种策略的效果，而是力图探讨面对该类患者时应如何选择策略，尽管介入组很多病例选择药物支架，但其对死亡或主要心脏事件的益处并不明显，因此，对于这类患者，介入治疗的益处不在于减少 MACE，而可能在于减少症状、改善生活质量，这点在临床上非常重要。

（5）糖尿病合并 STEMI 的血管重建

糖尿病合并急性 STEMI 容易并发心力衰竭，临床预后较差，临床研究显示直接 PCI 开通梗死相关动脉的有效性和安全性较好，而 CABG 通常仅适用于 PCI 失败或者合并乳头肌功能不全、室间隔破裂的患者。一项 11 个随机试验的荟萃分析显示，与静脉溶栓相比，直接 PCI 的效果更好，而且，梗死相关动脉的再通率更高、左室功能更好、长期死亡率更低。

（6）糖尿病合并非 ST 段抬高型心肌梗死-急性冠状动脉综合征（NSTE-ACS）的血管重建

糖尿病是 NSTE-ACS 死亡的独立预测因素，一项 6 个试验的荟萃分析显示，糖尿病患者的 30 天死亡率是非糖尿病患者的 2 倍。目前观点认为糖尿病合并 ACS 建议早期积极介入治疗，FRISC Ⅱ[14]、TACTICS-TIMI 等研究的亚组分析均显示，糖尿病合并 NSTE-ACS 患者早期接受介入治疗能明显降低死亡率，减少 MACE。另外，其接受介入治疗的益处来源于血小板膜糖蛋白Ⅱb/Ⅲa 受体拮抗剂的应用。

3. 典型病例

（1）临床特点：女性，73 岁，既往高血压、糖尿病史，活动后胸痛 30 年，加重 1 天持续不缓解 30 分钟。心肌酶：肌酸激酶同工酶（CK-Mb）61U/L，肌钙蛋白 I（TNI）0.32 ng/ml；糖化血红蛋白 8.3%，空腹血糖（FBG）10.8 mmol/L，餐后血糖（PBG）13.4 mmol/L。心电图：V_1～V_6 导联 ST 段压低，T 波倒置。

（2）造影检查（图 10-10 至图 10-13）：LM：正常；LAD：近段弥漫性扭曲病变，伴严重钙化，残余管腔细小，最狭窄处 95%；LCX：弥漫性扭曲病变；RCA：优势血管，近段 80%弥漫性病变，远段 90%弥漫病变。

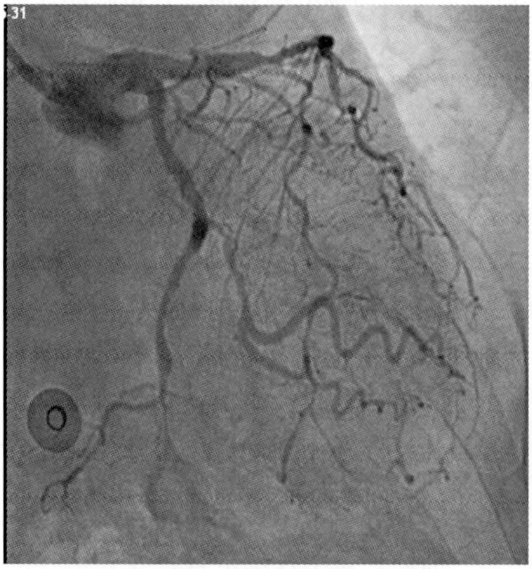

图 10-10　右前斜＋足位造影

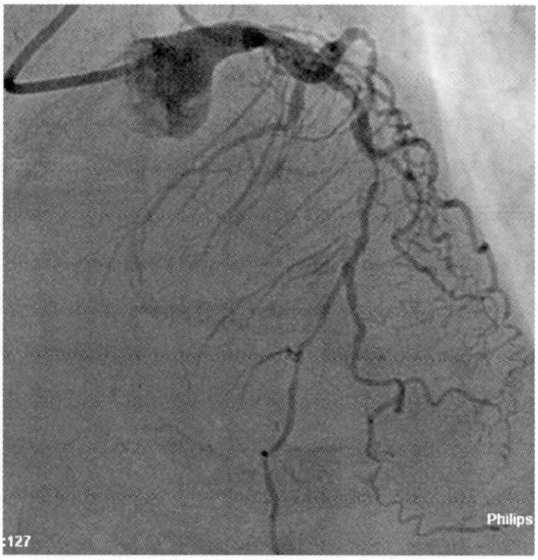

图 10-11　右前斜＋头位造影

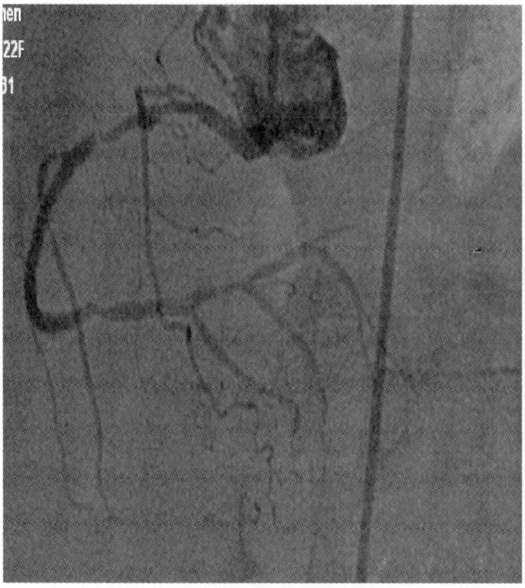

图 10-12　左前斜＋头位造影

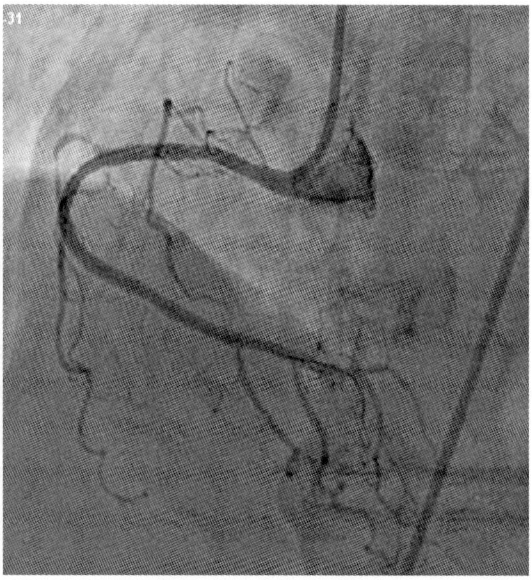

图 10-13　RCA 支架术后

（3）介入治疗策略：患者为高龄患者，冠状动脉为多支、弥漫性病变，如果一次性全血管化，置入的支架较多，造影剂用量很大，PCI 的手术成功率会降低，手术风险大，故决定采用分次治疗策略。第一次介入治疗先选择右冠状动脉进行 PCI，术后视患者症状和体质情况而择期进行第二次介入手术。

（4）右冠状动脉 PCI：采用 JR 4.0 指引导管，Runthrough 导丝，Maverick 2.0 mm×20 mm 球囊预扩张后，残余狭窄 20%～50%，由远至近依次置入 TAXUS 2.25 mm×24 mm、TAXUS 2.25 mm×16 mm 支架、CYPHER 2.75 mm×28 mm 支架，TIMI 血流

3级。

（5）策略分析：高龄、糖尿病患者，多支、弥漫性钙化病变，介入手术风险高，分阶段手术可降低一次性手术的风险，减少手术并发症，提高手术的成功率。

三、肾功能不全

慢性肾功能不全患者中冠心病发病率高但症状不典型，多支病变、左主干病变发病率与肌酐清除率降低呈反比。肾功能不全是手术后死亡和发生心血管事件的独立预测因子。

1. 定义及流行病学

造影剂肾病（CIN），是指在没有其他原因的情况下，给予造影剂后新发生的肾功能不全或原有肾功能不全加重，与基础血肌酐（SCr）值相比升高＞25％或绝对值升高＞44.2 μmol/L（0.5 mg/dl）。通常在使用造影剂后24～48 h发生，3～5天血清肌酐达到峰值，多数于7～10天恢复正常。当肌酐绝对值增加26.5 μmol/L（0.3 mg/ml）以上伴少尿，则称为急性肾损伤（AKI），见表10-1。高危人群如有肾功能不全、糖尿病病史，CIN的发生率可高达40％～50％。

表10-1　AKI的分类/分期

	SCr标准	尿量标准
1期	SCr较基线升高≥26.5 μmol/L（0.3 mg/dl）或为基线水平的≥150％～200％（1.5～2倍）	＜0.5 ml/（kg·h），持续＞6 h
2期	SCr为基线水平的≥200％～300％（≥2～3倍）	＜0.5 ml/（kg·h），持续＞12 h
3期	SCr为基线水平的＞300％（＞3倍）或SCr绝对值达4.0 mg/dl伴急性升高≥44.2 μmol/L（0.5 mg/dl）	＜0.3 ml/（kg·h），持续24 h或无尿持续12 h

2. 临床表现

表现为一过性尿检异常（轻度蛋白尿、颗粒管型、肾小管上皮细胞管型等）及尿酶升高、尿渗透压降低、尿糖阳性、尿钠排泄增加等，多表现为非少尿型急性肾衰竭，因造影后2～5天忽略检查尿及肾功能而易造成漏诊，多数肾功能可于7～10天恢复，部分需短暂透析维持，其发生率不超过2.6％，其中，25％～30％患者可留有肾功能损害后遗症，10％需长期透析治疗。

3. 造影剂种类（图10-14）

4. CIN的危险因素（图10-15）

（1）固定危险因素：肾病病史、糖尿病、重度心力衰竭、左室功能降低、急性心肌梗死、心源性休克、肾移植。

（2）可变危险因素：造影剂类型及剂量、72 h内多次注射造影剂、血流动力学不稳定、脱水、贫血、IABP、低蛋白血症、应用血管紧张素转化酶抑制剂ACEI、应用肾毒性药物。

既往肾功能不全是CIN最关键的独立预测因子，其CIN的发生率为14.8％～55％。基础肾功能与CIN呈正相关，血肌酐≤106 μmol/L（1.2 mg/dl）时，CIN的风

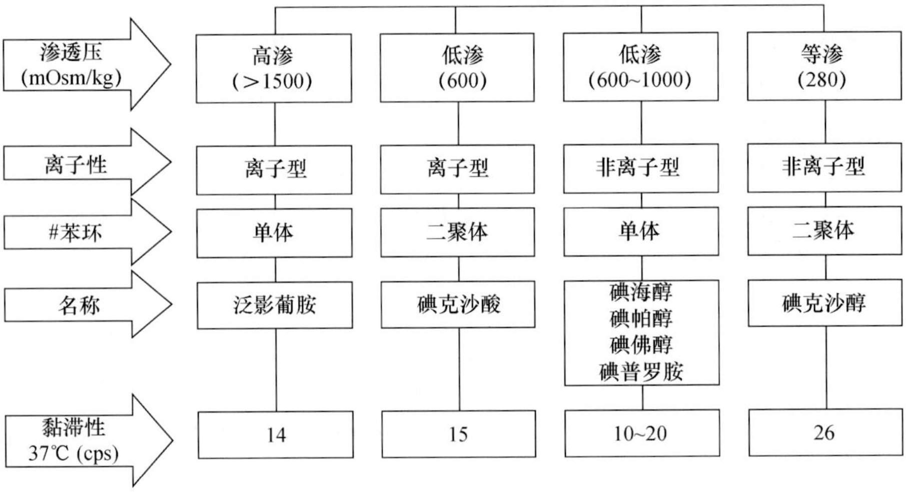

图 10-14　造影剂类型

险为 2%；血肌酐为 123.8～168.0 μmol/L（1.4～1.9 mg/dl）时，CIN 风险为 10.4%；血肌酐＞176.8 μmol/L（2.0 mg/dl），CIN 风险为 62%。

糖尿病合并肾功能不全是 CIN 的独立预测因子，通常无肾功能不全时 CIN 的发生率与非糖尿病患者相似；有肾功能不全时，当肌酐为 176.8～353.6 μmol/L（2.0～4.0 mg/dl），CIN 发生率为 27%，当肌酐＞353.6 μmol/L（4.0 mg/dl）时，CIN 发生率为 81%。

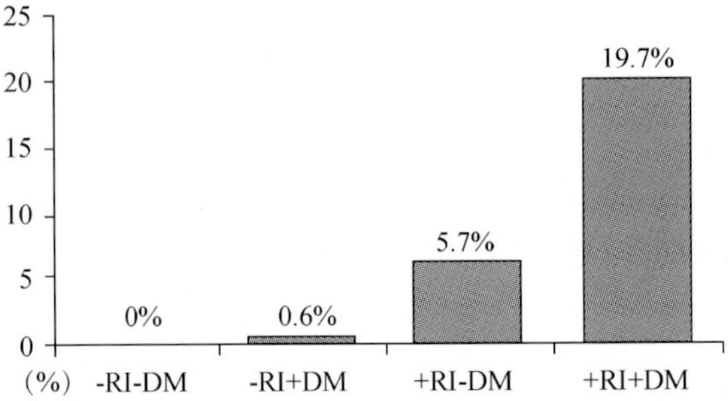

图 10-15　CIN 的患者相关因素（RI：肾功能不全；DM：糖尿病）

5. CIN 的预防

（1）水化合并碳酸氢钠：可以增加肾血流量、降低肾素血管紧张素系统的活性、降低与造影剂相关的血液黏滞度和渗透性，等渗性生理盐水可扩充血管内容积，碳酸氢钠通过肾小管使小管内液体碱性化，可减轻肾小管损害。推荐在造影剂注射前 6～12 小时以 1 ml/（kg・h）注射 0.9%的生理盐水或 154 mmol/L 的碳酸氢钠，提倡联合应用静脉与口服补液以提高预防 CIN 的效果，高危病人可以联合应用双倍剂量乙酰半胱氨酸与静脉补液。应用造影剂后静脉补液，并仔细监控液体超负荷，静脉输入 0.9%生理盐水 1 ml/（kg・h），持续 6～12 h，静脉注射 5%的葡萄糖加碳酸氢钠 154 mmol/L，以 1 ml/（kg・h)的速度维持 6 h，并仔细监控代谢物碱化情况。

（2）乙酰半胱氨酸（NAC）：可能机制是清除氧自由基或加强一氧化氮的扩血管效应。多中心分析的结果支持 NAC 能够预防 CIN，其抗氧化作用具有剂量依赖性，高剂量 NAC 较低剂量能更好地预防 CIN。部分试验疗效不十分肯定。如果具有危险因素患者必须进行造影检查，造影剂应用前、后各口服 NAC 600～1200 mg，每日 2 次。

（3）造影剂选择：尽量选用非离子型等渗造影剂（如碘海醇等）。术中造影剂用量也应尽可能少，尽量控制在 100～200 ml 范围内。对严重肾功能不全病人可辅助临时或长期透析治疗。

6．PCI 适应证

中度以上的肾功能不全患者尤其是透析患者进行 CABG 后死亡率较高（＞40％），对于合并严重冠心病心绞痛或缺血性心脏病的患者，PCI 可作为改善冠状动脉症状的有效手段之一，临床实践证明，肾功能不全患者进行 PCI 是安全有效的，但中度以上的肾功能不全患者 PCI 术后长期预后仍不佳。目前建议对 ACS 病人和 CABG 高风险病人优先考虑 PCI 治疗，对前降支正常的其他冠状动脉病变患者也应考虑 PCI 治疗。

肾功能不全患者血管病变多为多支或复杂病变，单纯球囊扩张长期预后不佳，而裸金属支架置入后近期和远期的无心脏事件生存率不及药物涂层支架，因此，对 PCI 患者应首选药物涂层支架。

7．典型病例

（1）病例特点：男性，46 岁，高血压、糖尿病史 3 年，既往因肾衰竭行肾移植术，术后未透析治疗，此次以胸痛 10 h 入院。心电图：窦性心动过缓，Ⅱ、Ⅲ、aVF 导联 ST 段弓背向上抬高 0.3～0.5 mV。肾功能：尿素氮 3.43 mmol/L，肌酐123.7 μmol/L。

（2）造影检查：造影结果：LM：正常；LAD：中段 90％～95％偏心狭窄，与 D1 呈分叉病变，D1 开口 80％狭窄；LCX：正常；RCA：近段 85％狭窄（图 10-16、图 10-17）。

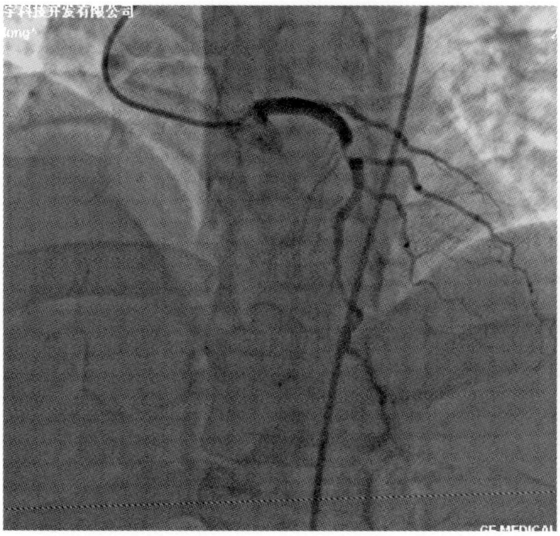

图 10-16 头位造影

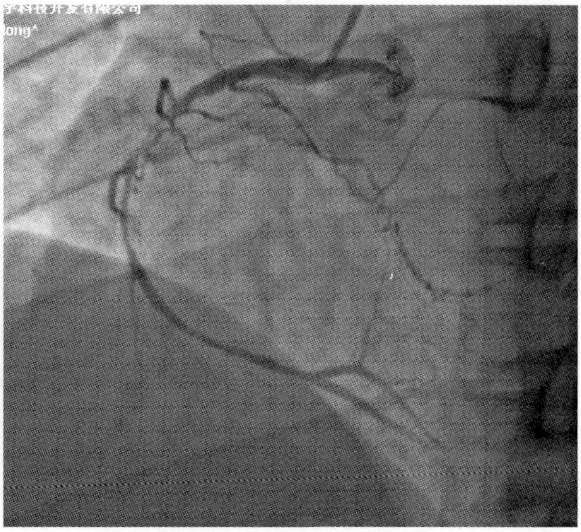

图 10-17 左前斜位造影

（3）介入操作：应用 JR 4.0 指引导管，Runthrough 导丝，于 RCA 置入 Driver 3.5 mm×33 mm、Accura 3.0 mm×33 mm 支架；应用 JL 4.0 指引导管，于 LAD 置入

CYPHER3.5 mm×13 mm 支架（图 10-18、图 10-19）。术中使用安射力造影剂（非离子型、等渗）125 ml，曝光时间 70 s。术后查肾功能：尿素氮 2.5 mmol/L，肌酐 116.3 μmol/L。

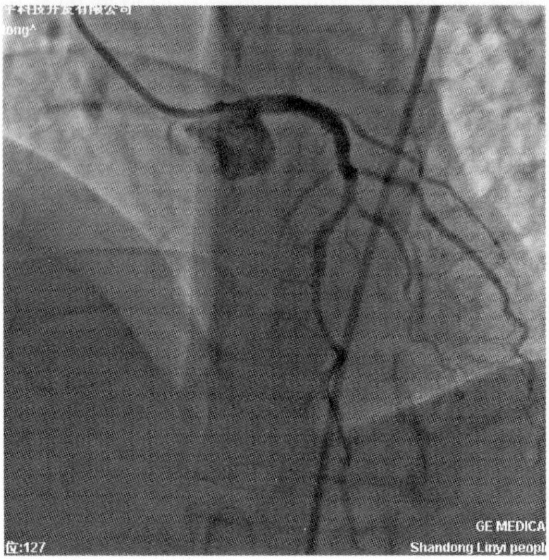

图 10-18　LAD PCI 术后

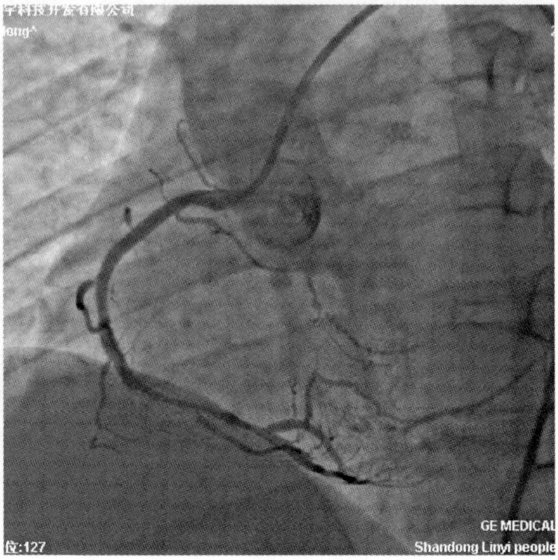

图 10-19　RCA PCI 术后

（4）策略分析：中年男性，肾移植术后 5 年，合并肾功能不全，但无需透析治疗，服药可以维持。该患者为肾功能不全，表现为冠状动脉多支病变，前降支严重狭窄，右冠状动脉为本次罪犯血管。本次冠心病表现为急性下壁心肌梗死，合并严重心律失常，反复持续胸痛，是进行急诊 PCI 或延迟 PCI 的适应证。为减少肾功能损伤，采用非离子型、等渗造影剂，而且整个手术过程中造影剂用量较少，X 线曝光时间短，并达到了完全性血运重建的治疗目的。

四、血液病

1. 出血性疾病

特发性血小板减少性紫癜（ITP）是无明显外源性病因引起的血小板减少，是一类较为常见的出血性血液病。此类人群中动脉粥样硬化的发生率较低，仅有少数 ITP 患者进行介入治疗成功的报道[15-16]。此类患者行 PCI 需注意的是，穿刺时应小心，尽量避免对血管过多损伤，术后压迫止血亦需更长的时间。由于 ITP 行介入治疗的患者极少，因此并无确切的术中肝素用量的标准，零星的病例报道均推荐应用小剂量肝素，使部分凝血活酶时间处于正常上限即可。如血小板计数过低，预防性输注大剂量丙种免疫球蛋白可起到预防出血的作用而血栓形成副作用罕见，推荐在围术期静脉应用。

血友病是一组罕见的先天性凝血因子缺乏，以致凝血活酶生成障碍的出血性疾病。已有血友病 A 患者（凝血因子Ⅷ缺乏）发生 AMI 后成功进行介入治疗而无出血事件的报道[17]，该患者围术期通过静脉输注凝血因子Ⅷ使凝血活性达到常人的 62%。术中利用直接凝血酶抑制剂比伐卢定替代肝素，可避免肝素对其他凝血因子的不良影响。

2. 贫血

Nikolsky 等对 6929 例接受经皮冠状动脉介入治疗患者的研究发现，贫血是一个影响介入治疗预后的重要因素[18]。根据 WHO 的标准，术前有 1708 例（24.6%）的病人存在贫血状况，与没有贫血的病人相比，贫血病人年纪更大、女性和非洲人更多、体质指数更小、心血管危险因素和伴发疾病更为常见。贫血病人住院期间和术后 1 年的死亡率明显增高（分别为 1.9% *vs*. 0.4%；12.8% *vs*. 3.5%）。在校正潜在的混杂因素后，基线水平的血细胞比容仍然是病人 1 年死亡率的明显预示因子（血细胞比容每增加 1%的危险比为 0.93，95% CI 0.91～0.95）。

而 McKechnie 等对数个临床试验中 39 922 例进行介入治疗的急性冠状动脉综合征患者进行分析后发现，在校正了基线临床特征和住院诊治情况后，患者血红蛋白水平越低，发生主要心血管事件的可能性越大[19]。对于 STEMI，血红蛋白每下降 1 g/dl，心血管死亡率增加 21%（$P<0.001$），对于 NSTEMI，血红蛋白每下降 1 g/dl 可使心血管死亡、心肌梗死和缺血复发的发生率增加 45%（$P<0.001$）。其原因有人认为与贫血患者促红细胞生成素水平低下有关，而促红细胞生成素在血小板被激活后具有保护心脏、促血管新生及调控血小板纤溶酶原激活物抑制因子（PAI-I）等诸多作用。

Dauerman 等对 5378 例行介入治疗的 AMI 患者分析则发现，AMI 患者合并贫血时死亡率增加有很大原因是出血风险增加[20]。校正了基线情况和治疗差异后，存在贫血者住院期间发生大出血并发症的概率较无贫血者明显增加（OR 3.57，95% CI 2.75～4.64）。

基于上述结果，目前指南推荐对 ACS 患者介入治疗前筛选并纠正贫血，但并未明确具体治疗起始时间和目标值。一项针对缺血性心肌病患者合并贫血时血红蛋白纠正目标值达 10～12 g/dl 与 7～9 g/dl 的小型研究提示仅纠正至 7～9g/dl 者死亡率有增加趋势。近来 Rao 等对三个 ACS 临床研究中 24 112 例患者回顾性分析发现，当血细胞比容超过 25%时，输血治疗本身可增加 ACS 患者心血管事件风险[21]（HR，2.92；95% CI 2.55～3.35），因此纠正贫血是否具有临床获益仍有待于大样本前瞻性研究证实。

（曲新凯　方唯一）

参考文献

1. Wiemer M，Langer C，Kottmann T，et al. Outcome in the elderly undergoing percutaneous coronary intervention with sirolimus-eluting stents：results from the prospective multicenter German Cypher stent registry. AHJ，2007，154：682-687.
2. Oqueli E，Dick R. Percutaneous coronary intervention in very elderly patients. In-hospital mortality and clinical outcome. Heart，Lung and Circulation，2010. [Epub ahead of print].
3. Bauer T，Mollmann H，Weidinger F，et al. Predictors of hospital mortality in the elderly undergoing percutaneous coronary intervention for acute coronary syndromes and stable angina. IJC 2010. [Epub ahead of print].

4. Sabate M, Jimenez-Quevedo P, Angiolillo DJ et al. Randomized comparison of sirolimus-eluting stent versus standard stent for percutaneous coronary revascularization in diabetic patients: the diabetes and sirolimus-eluting stent (DIABETES) trial. Circulation, 2005, 112: 2175-2183.
5. Baumgart D, Klauss V, Baer F, et al. One-year results of the SCORPIUS study: a German multicenter investigation on the effectiveness of sirolimus-eluting stents in diabetic patients. Journal of the American College of Cardiology, 2007, 50: 1627-1634.
6. Stettler C, Allemann S, Wandel S, et al. Drug eluting and bare metal stents in people with and without diabetes: collaborative network meta-analysis. British Medical Journal, 2008, 337: a1331.
7. Carson JL, Scholz PM, Chen AY, et al. Diabetes mellitus increases short-term mortality and morbidity in patients undergoing coronary artery bypass graft surgery. Journal of the American College of Cardiology, 2002, 40: 418-423.
8. Mohammadi S, Dagenais F, Mathieu P, et al. Long-term impact of diabetes and its comorbidities in patients undergoing isolated primary coronary artery bypass graft surgery. Circulation, 2007, 116: I-220-I-225.
9. Tatoulis J, Buxton BF, Fuller JA. Potencies of 2127 arterial to coronary conduits over 15 years. The Annals of Thoracic Surgery, 2004, 77: 93-101.
10. Stevens LM, Carrier M, Perrault LP, et al. Influence of diabetes and bilateral internal thoracic artery grafts on long-term outcome for multivessel coronary artery bypass grafting. European Journal of Cardio-Thoracic Surgery, 2005, 27: 281-288.
11. The Bypass Angioplasty Revascularization Investigation (BARI) Investigators. Comparison of coronary bypass surgery with angioplasty in patients with multivessel disease. The New England Journal of Medicine, 1996, 335: 217-225.
12. Serruys PW, Ong ATL, van Herwerden LA, et al. Five-year outcomes after coronary stenting versus bypass surgery for the treatment of multivessel disease: the final analysis of the Arterial Revascularization Therapies Study (ARTS) randomized trial. Journal of the American College of Cardiology, 2005, 46: 575-581.
13. Frye RL, August P, Brooks MM, et al. A randomized trial of therapies for type 2 diabetes and coronary artery disease. N Engl J Med, 360, 24: 2503-2515.
14. Lagerqvist B, Husted S, Kontny F, et al. 5-year outcomes in the FRISC-Ⅱ randomised trial of an invasive versus a non-invasive strategy in non-ST-elevation acute coronary syndrome: a follow-up study. Lancet, 2006, 368: 998-1004.
15. Stouffer GA, Hirmerova J, Moll S, et al. Percutaneous coronary intervention in a patient with immune thrombocytopenia purpura. Catheter Cardiovasc Interv, 2004, 61: 364-367.
16. Jun-Hyung Kim, Keon-Uk Park, Woo-Jung Chun, et al. Primary Percutaneous

Coronary Intervention for Acute Myocardial Infarction with Idiopathic Thrombocytopenic Purpura. J Korean Med Sci，2006，21，355-357.
17. Arora UK，Dhir M，Cintron G，et al. Successful multi-vessel percutaneous coronary intervention with bivalirudin in a patient with severe hemophilia A：a case report and review of literature. J Invasive Cardiol，2004，16：330-332.
18. Nikolsky E，Mehran R，Aymong ED，et al. Impact of anemia on outcomes of patients undergoing percutaneous coronary interventions. Am J Cardiol，2004，15；94：1023-1027.
19. McKechnie RS，Smith D，Montoye C，et al. Prognostic implication of anemia on in-hospital outcomes after percutaneous coronary intervention. Circulation，2004，20；110：271-277.
20. Dauerman HL，Lessard D，Yarzebski J，et al. Bleeding complications in patients with anemia and acute myocardial infarction. Am J Cardiol，2005，96：1379-1383.
21. Rao SV，Jollis JG，Harrington RA，et al. Relationship of blood transfusion and clinical outcomes in patients with acute coronary syndromes. JAMA，2004，292：1555-1562.

第十一章　血栓性冠状动脉病变的处理策略

动脉粥样硬化是冠心病病理过程的发生基础，在冠状动脉纤维斑块和粥样斑块基础上会继发钙化，导致斑块溃疡、破裂以及血栓形成，从而表现为不同的临床综合征。血栓性冠状动脉病变主要包括急性冠状动脉综合征（ACS）、支架内血栓形成（stent thrombosis，ST）以及移植桥血管病变。

一、急性冠状动脉综合征（ACS）

病理学等研究已经证实[1]，斑块破裂及其继发的血栓形成是ACS的主要病因。斑块破裂的因素包括：病变处胶原和平滑肌较少，斑块脂核中脂质成分增多，巨噬泡沫细胞增多，纤维帽变薄以及病变部位受到收缩舒张的牵张和压迫，使斑块部位的应切力发生变化。斑块破裂后脂核（主要为胆固醇结晶）与血管内皮下胶原暴露，使血小板激活，导致血栓形成，形成的血栓不断增大，造成管腔狭窄。除了斑块破裂，内皮损蚀（plaque erosion）和钙化结节（calcified nodule）在冠状动脉内血栓形成中也具有一定作用。此外，全身的高凝状态（血小板聚集性、组织因子水平升高伴纤维蛋白溶解活性降低）、炎性细胞因子增多、纤维蛋白原增加以及其他一些因素（如感染、高热、脱水、血液黏稠度增加等）都可促使冠状动脉内血栓的形成。如果血栓导致冠状动脉管腔完全闭塞且无良好的侧支循环，则会引发急性ST段抬高型心肌梗死甚至猝死；如果为不完全闭塞或虽完全闭塞但有较好的侧支循环，则会导致非ST段抬高型心肌梗死或不稳定型心绞痛；如果血栓形成导致管腔狭窄程度很轻或较快自溶，则可能为无症状过程。

根据Yip与Hara[2-3]等以及我们中心[4]的研究，罪犯血管闭塞处冠状动脉造影影像学可分为以下几种（图11-1至图11-8）。

（1）Ⅰ型病变，梗死相关动脉（IRA）不完全闭塞病变，病变处血栓负荷较少且血栓长度小于病变处参考管腔直径的3倍。

（2）Ⅱ型病变，IRA不完全闭塞病变，病变处血栓负荷较多且血栓长度大于病变处参考管腔直径的3倍。

（3）Tapered病变，IRA完全闭塞病变，闭塞前病变处呈鼠尾状逐渐变细直至最终完全闭塞者。

（4）Tapered-cutoff病变，IRA完全闭塞病变，病变闭塞前有逐渐变细的过程而最终闭塞处为齐头截断状并有少量血栓。

（5）Cut-off病变，IRA完全闭塞病变，病变闭塞处呈齐头截断状而无逐渐变细的过程。

（6）Fade-out病变，IRA完全闭塞病变，病变闭塞处有大量血栓并向近段延伸，部分病变末梢可呈蟹爪样。

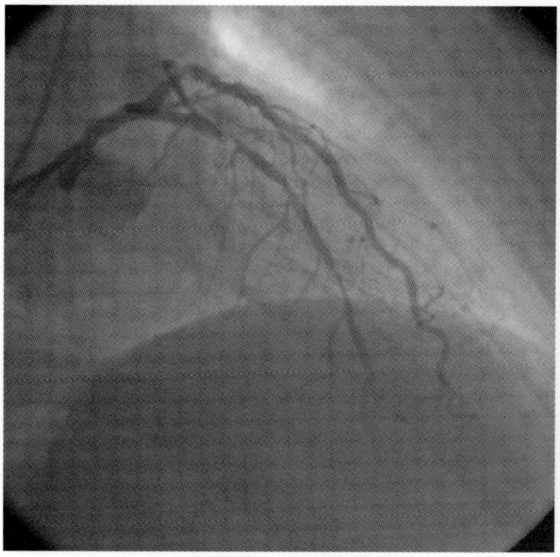

图 11-1　Ⅰ型病变

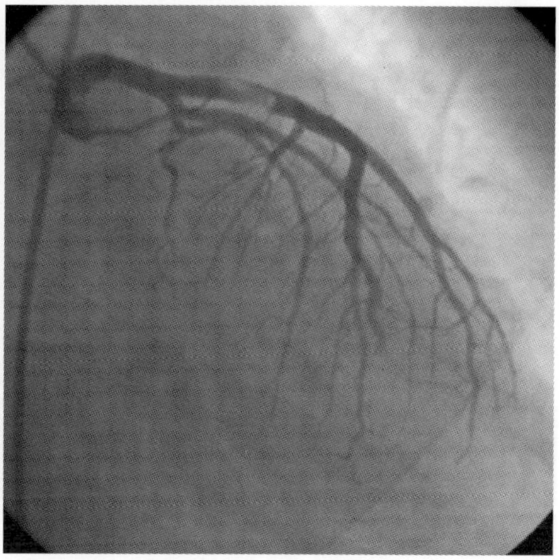

图 11-2　Ⅱ型病变

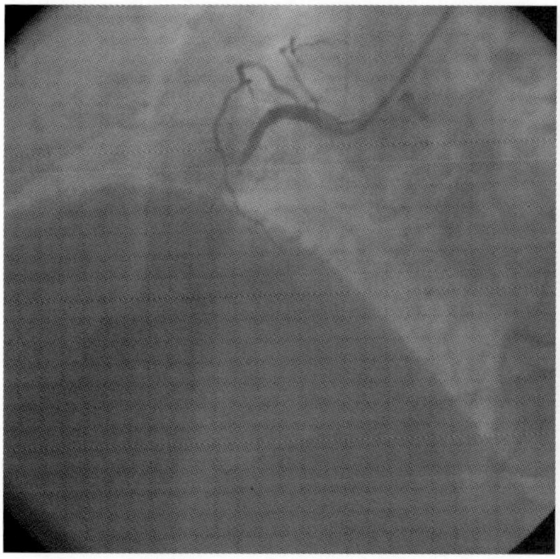

图 11-3　Tapered 病变

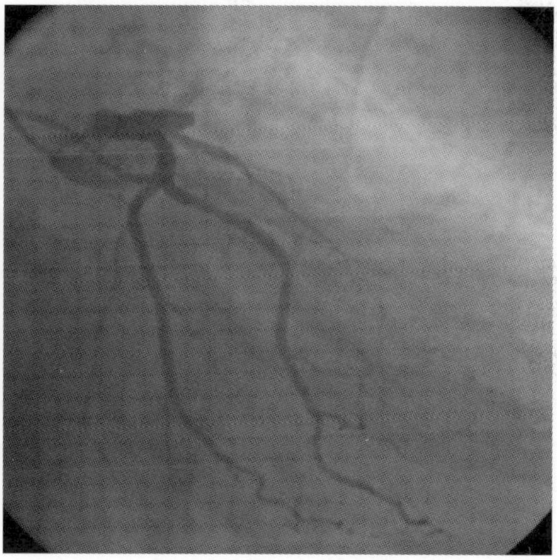

图 11-4　Tapered-cutoff 病变

（7）Floating-thrombus 病变，IRA 完全闭塞病变，病变闭塞处有大量悬浮血栓。

（8）Dye-stasis 病变，IRA 完全闭塞病变，病变闭塞处有大量血栓，以致造影剂滞留于闭塞处超过 3 个心动周期而仍无法消散。

（9）Big 病变，IRA 为粗大血管病变，直径≥4 mm。

以上 9 种病变类型中Ⅰ型病变、Ⅱ型病变为 PCI 干预前 IRA 前向血流即有部分再通者；Tapered 病变、Cut-off 病变、Tapered-cutoff 病变为 IRA 闭塞处有小血栓负荷病变或称为硬斑块病变；Fade-out 病变、Floating-thrombus 病变、Dye-stasis 病变为 IRA 闭塞处有大血栓负荷病变或称为软斑块病变；Big 病变为粗大 IRA 病变。

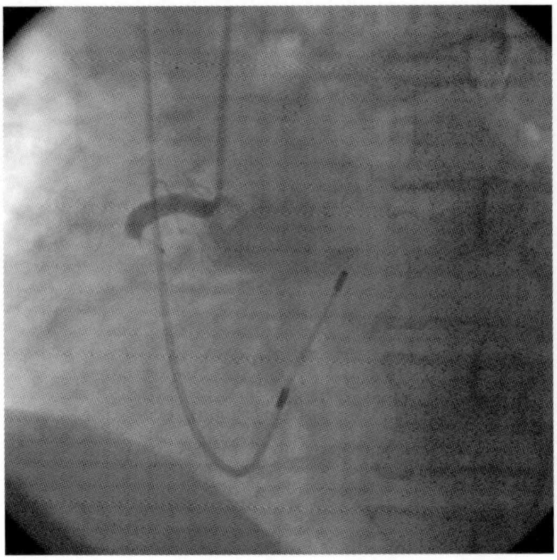

图 11-5 Cut-off 病变

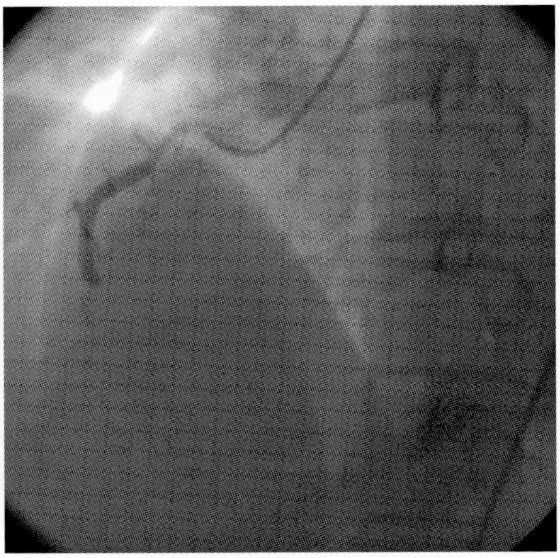

图 11-6 Dye-stasis 病变

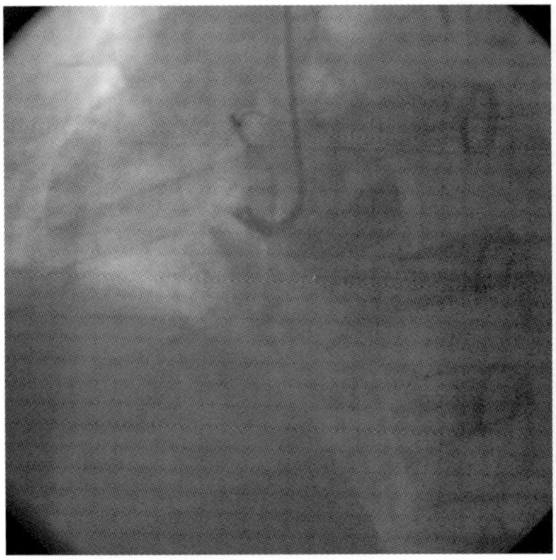

图 11-7 Fade-out 病变

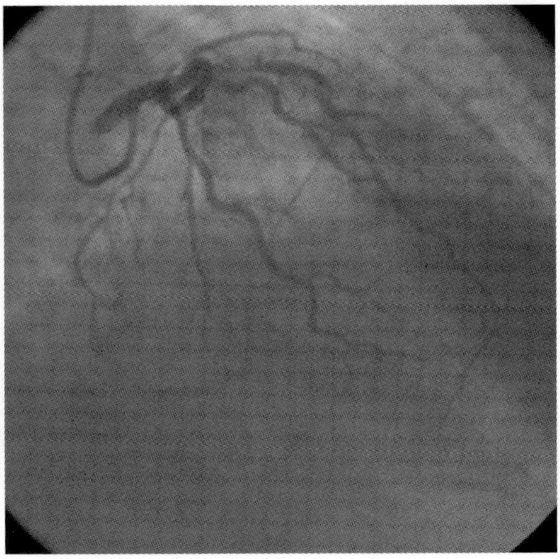

图 11-8 Floating thrombus 病变

不少有关无复流的研究均显示由 IVUS 探测到软斑块、溃疡或裂隙斑块、大脂核斑块以及发生正性重构的病变较容易发生无复流[5]。我们的研究显示，Fade-out 病变、Floating-thrombus 病变、Dye-stasis 病变与 Big 病变与心肌组织灌注状态不良的发生呈正相关，多变量回归显示，Fade-out 病变是发生心肌组织水平再灌注不良的独立危险因素，Fade-out 病变发生心肌组织水平再灌注不良的风险是非 Fade-out 病变的 4 倍以上[4]。

二、支架内血栓形成（stent thrombosis，ST）

ST 是指支架置入后，在综合因素作用下支架置入处形成血栓，造成冠状动脉支架置入处完全或不完全闭塞，临床上表现为猝死急性心肌梗死或不稳定型心绞痛。美国学术研究联合会（Academic Research Consortium，ARC）将 ST 分为①肯定的或明确的支架内血栓（definite ST）：指经过血管造影或病理学证实的支架内血栓形成；②很可能的支架内血栓（probable ST）；③有可能的支架内血栓（possible ST）。根据介入手术到血栓发生的时间则分为①急性血栓形成（术后 24 h 内）；②亚急性血栓形成（术后 1～30 天内）；③晚期血栓形成（术后 30 天至 1 年）；④极晚期血栓形成（术后 1 年以上）。

急性支架内血栓可能和病变形态和血流、围术期用药、支架未完全覆盖冠状动脉夹层、病变部位或者冠状动脉壁形成血肿等因素有关。而亚急性支架内血栓形成的机制包括介入血管的血流状况、抗血小板药物抵抗、过早停用双联抗血小板药物、肾功能不全、分叉病变、糖尿病、心功能低下、长支架置入等等。晚期支架内血栓形成可能是多种因素相互作用的结果，包括药物局部作用导致血管内皮化延迟、过早停用双联抗血小板药物治疗、血管壁对支架涂层过敏产生局部炎症反应、支架贴壁不良以及长支架置入等等，而内皮化延迟与过早停用双联抗血小板药物治疗为晚期支架内血栓形成的最主要因素。ARRIVE、E-CYPHER、SCAAR 注册研究以及诸多荟萃分析结果表明，晚期血栓形成的发生率是 0.5%～1.1%，接近 40%的患者发生急性心肌梗死，死亡率达 30%以上。由此可见，虽然 DES 支架内血栓发生率很低，但是其后果极其严重。

三、移植桥血管病变

目前用于 CABG 术的桥血管主要包括内乳动脉、大隐静脉、桡动脉以及胃网膜右动脉、腹壁下动脉等，由于大隐静脉（SVG）具有容易截取，有足够的长度可以到达心脏的任何部位，可以进行多支冠状动脉旁路移植达到完全再血管化，以及操作相对简单等优点，目前仍是 CABG 术中应用最广泛的桥血管，但由于外科取材常导致内皮损伤，加上由原来的薄壁、低压静脉状态转为受到高压动脉血流的冲击，作为一种适应性反应，其内膜会逐渐增生，继而出现动脉粥样硬化及血栓性病变，因此其近、远期通畅率远不如内乳动脉和其他动脉桥血管，1 年内血栓形成及吻合口狭窄的发生率可达 20%，5 年可达 25%，10 年可达 50%左右，为 CABG 术后心绞痛复发甚至急性心肌梗死发生的主要原因之一。

四、处理策略

不论是冠状动脉自身血栓形成，还是支架内血栓形成或移植桥血管血栓形成，其临床皆可表现为急性冠状动脉综合征，其中支架内血栓形成多表现为 ST 型抬高型心肌梗死（STEMI），移植桥血管血栓形成则多表现为非 ST 段抬高的急性冠状动脉综合征。

1. 常规治疗

包括基础的抗栓（抗血小板、抗凝）治疗与抗炎钝化斑块治疗（应用他汀类药物），对于发病时间窗内的急性 ST 段抬高型心肌梗死进行再灌注治疗（溶栓治疗、直接 PCI 治疗或急诊 CABG），以及对于药物保守治疗欠佳或血流动力学、心电学不稳定的非 ST 段抬高急性冠状动脉综合征进行早期侵入性诊治等。

2. 血小板 GPⅡb/Ⅲa 受体拮抗剂

对于冠状动脉造影显示罪犯病变为 Fade-out 病变、Floating-thrombus 病变、Dye-stasis 病变与 Big 病变（即高血栓负荷病变）的患者以及支架内血栓形成和移植桥血管病变，在急诊 PCI 治疗时由于具有较高无复流发生率，积极应用血小板 GPⅡb/Ⅲa 受体拮抗剂可以减轻微血栓的形成及其随后对微循环的破坏作用，从而可以减少无复流、慢血流现象的发生，提高心肌组织再灌注效果。

STEMI 患者进行急诊 PCI 时，2009 年 AHA 会议关于 PCI 与 STEMI 的更新指南建议可考虑在导管室使用血小板膜糖蛋白Ⅱb/Ⅲa 受体拮抗剂（阿昔单抗、替罗非班、依替巴肽），为Ⅱa 类适应证，证据水平 A 或 B。2008 年 ACC 会议上公布的 ON-TIME-2 研究显示，院前急救车中早期高剂量应用替罗非班（25 μg/kg 负荷剂量）与导管室补救应用替罗非班（造影发现大量血栓负荷或 PCI 后 TIMI 血流差时）相比可以显著降低 30 天与 1 年的死亡率。2009 年 ACC 会议公布的 ON-TIME-2 研究 1 年随访结果则显示，提前应用替罗非班的患者总体无事件生存率优于安慰剂组。2009 年经导管心血管治疗（TCT）会议公布的 DEBATER 研究显示，进行急诊 PCI 的 STEMI 患者应用阿昔单抗组与对照组比较，30 天 TVR 发生率显著下降（2%*vs*. 8%，$P=0.001$），这主要是由于 TLR（1%*vs*. 7%，$P<0.001$）和支架内血栓形成率（1%*vs*. 7%，$P<0.001$）显著降低而导致的。我们[6]曾将 60 例拟行急诊 PCI 的急性 STEMI 患者随机分为替罗非班静脉内应用组与替罗非班冠状动脉内应用组，结果提示，冠状动脉应用组在术后血流 TIMI 分级、心肌灌注分级（TMP）、心电图 ST 段回落、远端栓塞以及治疗后 5～7 天的心脏射血分数（EF）值等方面均显著优于静脉组（$P<0.05$）。两组住院期间 MACE 发生率未达到统计学差异，平均住院日亦相同，但是 30～90 天（平均 57 天±21 天）随访期间冠脉应用组总的 MACE（包括死亡、再梗死、TVR、心绞痛再入院、心功能不全加重、心源性休克发作、恶性心律失常发作）发生率显著少于静脉组（7.1%*vs*. 30.8%，$P=0.02$）。冠状动脉应用组发生轻度出血与严重出血并发症有增多的趋势，但未达到统计学差异。提示对于急性 ST 段抬高型心肌梗死进行急诊 PCI 治疗的患者，冠状动脉内应用替罗非班安全、有效，与静脉内应用相比可以进一步改善心肌水平再灌注状态并能改善临床预后，这对于在急诊室因为各种原因未能提前应用替罗非班的患者来说具有特殊的临床意义。

3. 血栓抽吸导管的应用

血栓抽吸导管则主要用于罪犯血管血栓负荷大、罪犯血管直径较大的血栓形成病变，支架内血栓形成病变或已经发生无复流的患者，可以直接抽吸悬浮血栓和致栓物质（病灶处所释放的炎症介质和血管活性物质），由于操作简易、即刻效果明确、费用相对低廉，目前在 ACS 急诊 PCI 中的应用日益增多，是急诊 PCI 的重要辅助措施。2009 年 AHA 会议公布的《PCI 及 STEMI 指南》中已经建议：STEMI 患者直接 PCI 时，可考虑进行血栓抽吸，为Ⅱa 类适应证，证据水平为 B。

目前临床上常用的血栓抽吸装置包括①手动抽吸导管（Export、Diver CE、ZEEK、Thrombus 等血栓抽吸导管）；②机械抽吸装置（X-Sizer、Angiojet、Rescue、Rheolytic、Pronto 以及 TVAC 装置）等等，国内手动抽吸导管应用较多。

早期的 REMEDIA 试验、VAMPRIE 研究、DEAR-MI 研究、EXPORT 研究以及新近的 TAPAS 研究结果均表明，相比于常规的介入治疗，急诊 PCI 时联合应用血栓抽吸导管能够改善 AMI 患者介入治疗后的心肌灌注状况，有助于减少急诊 PCI 术中无复流和慢血流的发生率，并且在一定程度上改善患者的临床预后。2009 年 ESC 会议公布的荟萃分析 ATTEMPT 研究显示，尽管对 TLR 及 TVR 没有显著性影响，直接 PCI 中应用血栓抽吸装置能够显著改善 STEMI 患者的长期生存率，在手动抽吸亚组（包括 Diver CE、Pronto 以及 Export 导管）中，抽吸装置的使用能够明显降低长期死亡率，而在机械抽吸亚组（包括 X-Sizer、Angiojet、Rescue 和 TVAC 装置）中，抽吸装置的应用与单纯 PCI 相比未显示出生存优势。在各临床亚组中，包括糖尿病和非糖尿病亚组、发病至再灌注的各时间段亚组、各罪犯血管亚组以及 PCI 前各 TIMI 血流亚组，血栓抽吸装置的优势均一致，然而是否应用血小板膜糖蛋白（GP）Ⅱb/Ⅲa 受体拮抗剂对抽吸装置的益处能够产生显著影响：同时应用抽吸装置和 GPⅡb/Ⅲa 两项治疗措施的患者死亡率最低，而两项均没有应用的患者死亡率最高，仅应用一项者死亡率介于两者之间。2009 年 TCT 会议公布的 PIHRATE 研究结果亦发现血栓抽吸联合 PCI 可提高临床预后。EXPIRA 研究早期随访结果曾表明，Export 抽吸导管可以改善 STEMI 患者急诊 PCI 近期预后；而 2009 年 AHA 大会公布的 EXPIRA 研究 2 年随访结果则进一步显示血栓抽吸组的长期优势仍然存在，与常规 PCI 组比较，血栓抽吸组的 2 年心源性死亡率明显降低，而包括死亡、再梗死、TVR 在内的 MACE 发生率比较中，血栓抽吸组存在降低趋势。此外荟萃分析显示，与多中心研究相比，单中心研究更容易得出支持血栓抽吸装置的结论，这可能与术者经验、医院级别和试验偏差有关。

采用血栓抽吸导管抽栓时需注意以下要点：①对于高血栓负荷病变，即使导丝通过后血流恢复 TIMI 3 级，也建议在球囊预扩张之前进行血栓抽吸，以尽量减少无复流与远端栓塞的发生；②在抽吸导管头端接近闭塞段时就需要开始负压抽吸，不仅在闭塞段，在其远段血管也要进行血栓抽吸，血栓抽吸要有足够耐心，反复认真抽吸，可间断造影检验罪犯血管血栓抽吸效果；③血栓抽吸过程中如停止回血或回血缓慢，常提示可能有较大血栓阻塞抽吸导管，需在负压状态下撤出导管，用肝素盐水反复冲洗后再进行血栓抽吸；④回撤抽吸导管时要保持负压状态，避免抽吸导管内血栓脱落至闭塞血管段近端，甚至引起其他血管栓塞；⑤在冲洗抽吸导管后应沿抽吸导管向冠状动脉内病变处注射硝酸甘油和替罗非班，以解除血管痉挛并加强抗栓效果。

4. 对于血栓负荷巨大、应用上述措施效果欠佳、无法有效清除血栓、病变血管远端在介入治疗后已经有血流向远端灌注时，应该及时停止进一步的介入操作，以免造成远端血管血流灌注障碍加重，形成栓塞、心肌梗死、无再流或慢血流以及其他不良事件。而是应该选择有效的药物治疗，以后择期进行造影和介入治疗。

5. 远端保护装置（distal protection device，DPD）的应用

远端保护装置的应用价值主要在于预防远端栓塞的发生，对于已经发生远端栓塞者，它们的应用价值有限，且近年不少大规模临床试验结果提示其在急性冠状动脉综合征急诊 PCI 中的应用并未显示出较好的临床效果，目前主要用于冠状动脉旁路移植术后 SVG 病变的介入治疗。

临床上常用的血管 DPD 根据不同的应用原理主要有以下几种

（1）球囊阻塞保护装置：包括 PercuSurge GuaudWire（Medtronic 公司）、Parodi Anti-Emboli 导管（Arteria Medical Science 公司）、TriActiv（Kensey Nash 公司）以及

Proxis™近端保护装置等，其中 PercuSurge GuaudWire 为该类装置的代表。

（2）滤器保护装置：包括 AngioGuard™装置（Cordis 公司）、FilterWire EX/EZ™装置（Boston 公司）、AccuNet™装置（Guidant 公司）、Neuroshield™装置（Mednova 公司）等等，其中 AngioGuard™与 FilterWire EX/EZ™为该类装置的代表。

远端保护装置主要适用于：①冠状动脉旁路移植术后 SVG 病变的介入治疗；②颈动脉介入治疗；③高危的急性冠状动脉综合征伴有血栓负荷较大时，但是在该领域中应用尚存在一定争议。

SAFER 研究结果提示在 SVG 的介入治疗中，PercuSurge 组 30 天的一级终点事件（死亡、再梗死、急诊旁路移植术和靶病变再成形）比对照组减少了 42%（9.6% *vs*. 16.5%，$P=0.004$），另外，PercuSurge 组的无复流现象亦较对照组显著减少。而在处理同样具有高血栓负荷的自身冠状动脉病变时应用 DPD 的效果目前尚无统一的结论，早期小规模试验显示 DPD 应用在 AMI 的 PCI 治疗时，可以显著改善 TIMI 计帧记数、心肌充血分级（MBG）以及 ST 段回落幅度，但是新近公布的几项大规模、多中心、随机对照试验，包括 EMERALD 试验、PROMISE 试验、UPFLOW MI 试验、DEDICATION 试验等等，均未显示 DPD 在自身急性冠状动脉血栓病变的常规应用中具有显著优越性。

五、重视抗血小板药物抵抗，个体化调整双重抗血小板治疗时程

在服用阿司匹林和氯吡格雷的患者中约 4%～50%的病人由于存在抗血小板药物抵抗（antiplatelet resistance），从而有较高的心血管严重缺血事件的发生风险，是导致 PCI 术后发生急性或亚急性支架内血栓的重要原因之一。而内皮化延迟与过早停用双重抗血小板药物治疗（dual antiplatelet therapy，DAPT）则为晚期支架内血栓形成的最主要因素。

对于抗血小板药物抵抗问题，虽然血小板功能检测方法诸多，但尚无统一的诊断标准，实验室“生化抵抗”与“临床抵抗”两者之间是否存在必然联系尚不清楚，这些检测方法普遍存在特异性差、可重复性差、不能真正反映患者体内真实情况等缺点。因此在临床实际工作中可能更主要根据患者的具体临床情况（有无较多冠心病危险因素、在抗血小板治疗过程中有无重复血栓事件发生），结合其冠状动脉病变情况（简单病变成复杂病变）以及所采取的治疗方案（药物保守治疗、简单介入治疗、复杂介入治疗、外科冠状动脉旁路移植治疗），再参照某一项实验室检测结果，综合评估该患者有无可能存在抗血小板治疗抵抗及其程度。

对于双重抗血小板药物治疗时程问题，2007 年 AHA/ACC《NSTE-ACS 指南》曾推荐所有置入 DES 的 PCI 患者，氯吡格雷 75 mg/d 应至少持续使用 12 个月，2007 年 ACC/AHA 更新的《PCI 指南》则建议置入 DES 的患者，可以考虑延长氯吡格雷治疗超过 1 年。随后，基于 PCI-CURE、CHARISMA 以及 TRITON-TIMI 38 的研究结论，2009 年 AHA 会议上公布的《PCI 及 STEMI 指南更新》中又建议，无论置入 BMS 或 DES，其联合阿司匹林的双重抗血小板治疗（氯吡格雷 75 mg/d 或普拉格雷 10 mg/d）均应维持 1 年（Ⅰ类适应证），对于置入 DES 的患者，可考虑维持 15 个月（Ⅱb 类适应证）。而 2010 年 ACC 年会上公布的韩国 DES-LATE 研究（REAL-LATE 和 ZEST-

LATE）则提示，DES置入患者术后12个月后继续进行DAPT与单独阿司匹林治疗相比在降低心源性死亡或心血管事件方面没有显示出更大的获益。2010年ESC《心肌血运重建指南更新》建议，DES术后双重抗血小板疗程为6～12个月。

由于现有临床证据相互矛盾，无多中心、随机研究证据，且研究人群差异较大，另外支架类型、用药时间及剂量等亦存在差异，个体化的方案可能是未来DAPT时程选择的方向。对于低危患者（如简单病变、简单PCI操作）给予常规疗程治疗，而对于存在较多复杂临床因素的高危患者应做到提前进行实验室检测，结合临床情况综合评估其发生抗血小板药物抵抗的风险，进行合理规范的个体化治疗。如患者存在较多冠心病危险因素，在抗血小板治疗过程中有重复血栓事件发生，病变涉及左主干、或为多支、钙化、弥漫性长病变，或为急诊PCI手术或拟采用多支架、复杂介入治疗技术等有高危血栓事件发生风险者，预期采取更加积极、长期的双重抗血小板治疗。如患者存在实验室抗血小板药物抵抗，则应增加抗血小板药物剂量、换用或联合应用作用机制不同的抗血小板药物等，进行抗血小板药物剂量或方案调整后仍然存在实验室抗血小板药物抵抗者，则考虑药物保守治疗或外科手术治疗，或至少不采取复杂冠状动脉介入治疗。

对于CABG术后的抗栓治疗，目前尚无指南建议。2009年AHA会议上公布的CASCADE研究提示对于CABG术后的患者，在口服阿司匹林基础上加用氯吡格雷并不能带来额外获益，不能抑制桥血管内膜增生和增加血管通畅率。

六、病例精选

1. 病例1

（1）病情概况：急性下壁、右室心肌梗死，发作时间6小时胸痛不缓解。

（2）手术过程（图11-9至图11-15）：右侧股动脉入径，置入临时起搏器保护，6F JR 4.0指引导管，pilot50导丝送至RCA远端，ryujin2.5 mm×15 mm球囊扩张RCA中远段，压力为10 atm，支架置入RCA中远端病变处（乐普 3.5 mm×36 mmDES，14 atm释放），最后以Quantum 3.5 mm×15 mm球囊扩张支架内，并于冠状动脉内注射欣维宁（盐酸替罗非班氯化钠注射液）12 ml，未见残余狭窄，RCA远端慢血流。

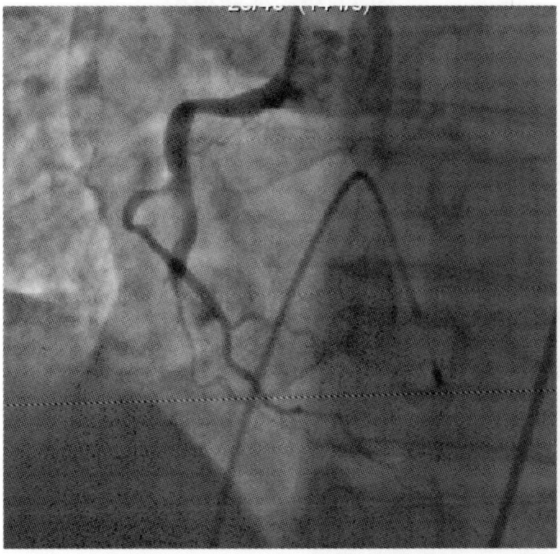

图11-9 右冠状动脉造影

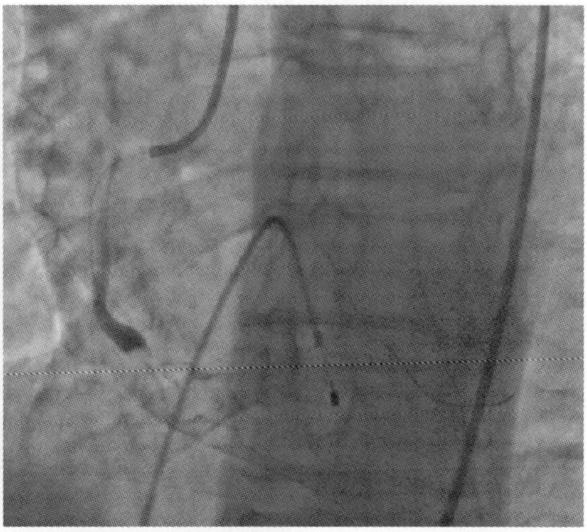

图11-10 导丝通过病变，见造影剂潴留

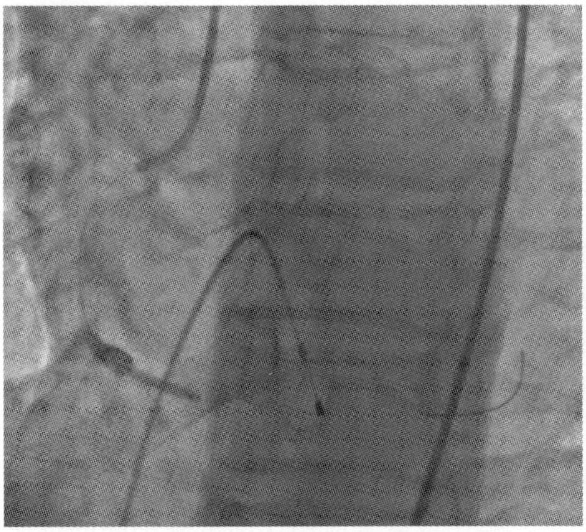

图 11-11　球囊扩张病变处

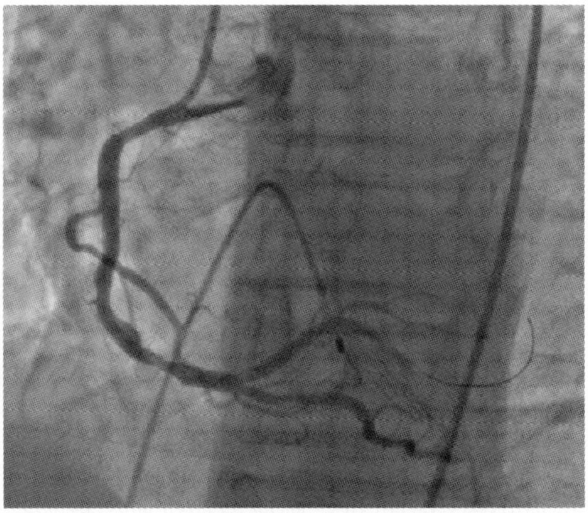

图 11-12　造影提示病变处存在血栓形成

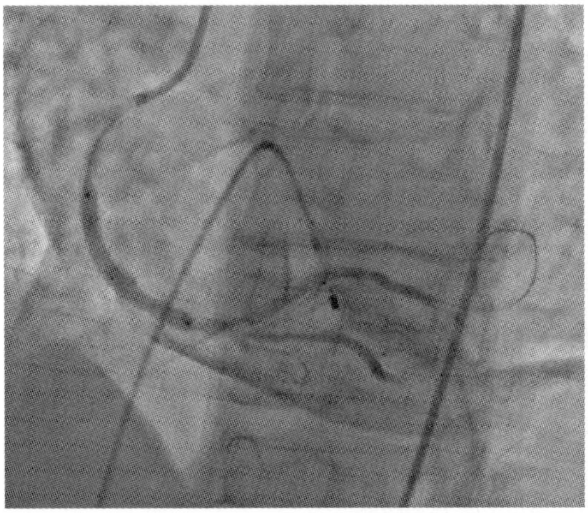

图 11-13　支架置入

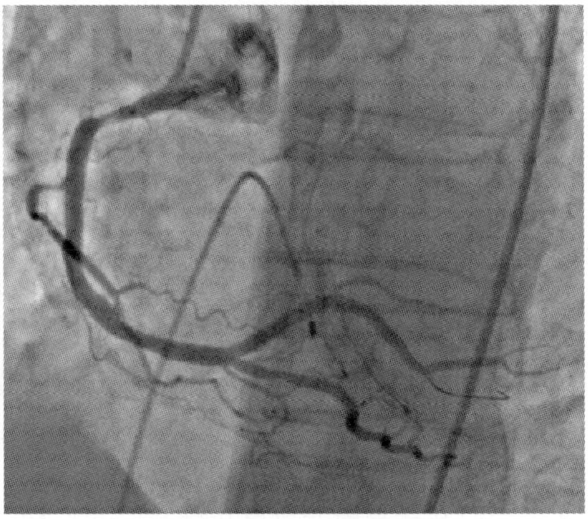

图 11-14　最终造影

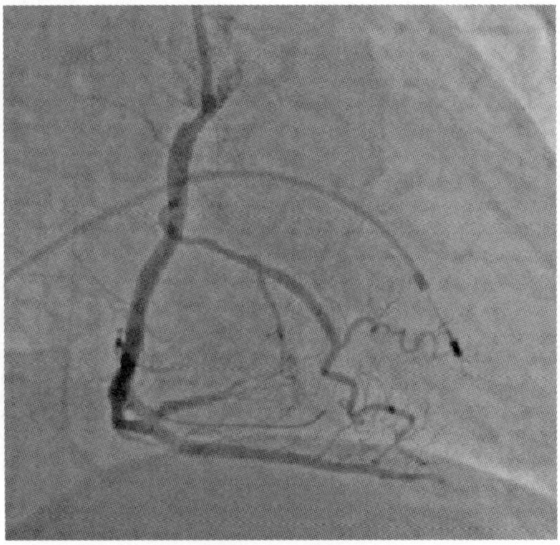

图 11-15　最终造影，右冠状动脉远端慢血流

（3）介入策略评估：该病例为急性下壁、右室心肌梗死，发作时间 6 小时，胸痛不缓解，符合急诊介入治疗适应证。造影证实右冠状动脉有大量血栓病变，研究表明，对于此类病变处理原则为导管抽吸合并冠状动脉内给予血小板膜糖蛋白Ⅱb/Ⅲa 受体拮抗剂。本病例没有使用抽吸导管，稍有遗憾，幸运的是，球囊扩张后血流恢复，但是置入支架后可能小血栓碎片随血流冲到远端血管，故血流偏慢。

2. 病例 2

（1）病例概况：右冠状动脉支架术后 1 年半，突发急性下壁心肌梗死 2 小时。

（2）手术过程（图 11-16 至图 11-21）：右侧股动脉入径，临时起搏器保护，应用 6F JR4 指引导管，RCA 近段支架内完全闭塞。Runthrough 导丝到 RCA 远端，2.5 mm×15 mm Apex 球囊扩张 RCA 近段，远端血管出现慢血流，伴有部分造影剂潴留，冠状动脉内注入欣维宁 12 ml，置入 3.5 mm×29 mm Firebird 支架，以 20 atm 释放，血流 TIMI 2 级，冠状动脉内注射硝普钠 0.1 mg，血流改善。

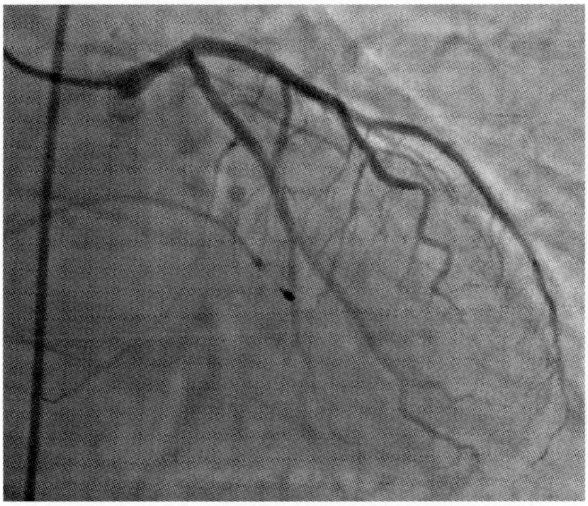

图 11-16　左冠状动脉造影（足位）

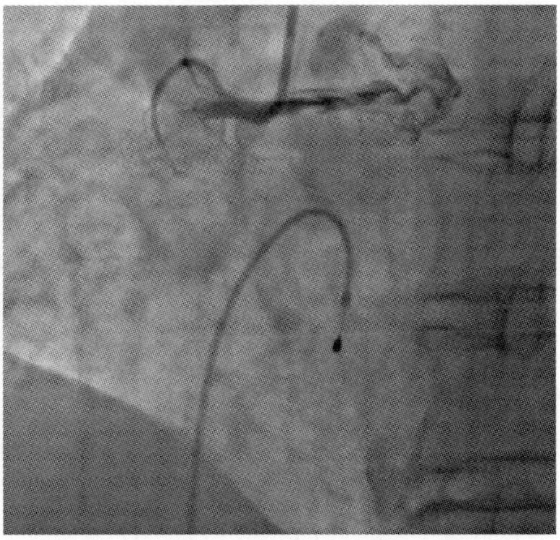

图 11-17　右冠状动脉造影

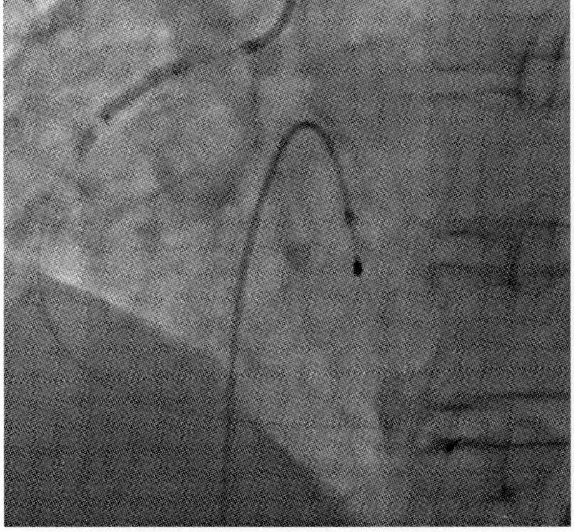

图 11-18　球囊扩张病变处

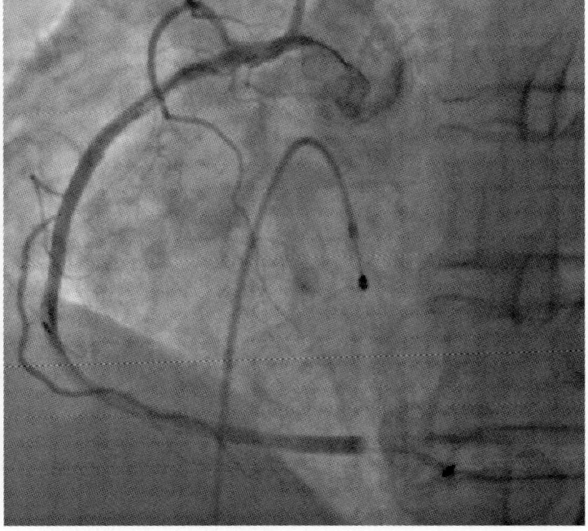

图 11-19　球囊扩张后造影，慢血流伴远端造影剂潴留

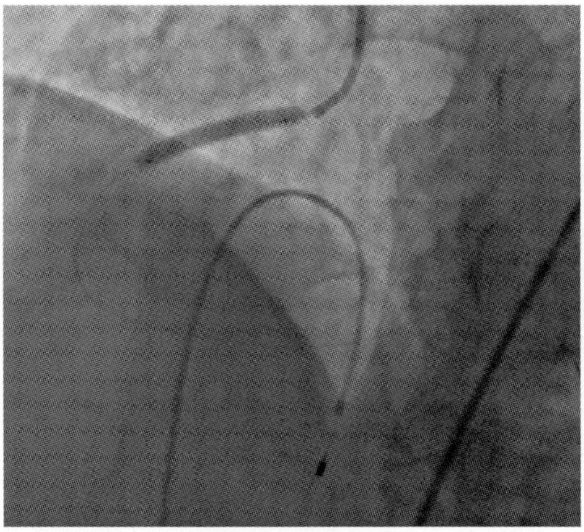

图 11-20 支架置入

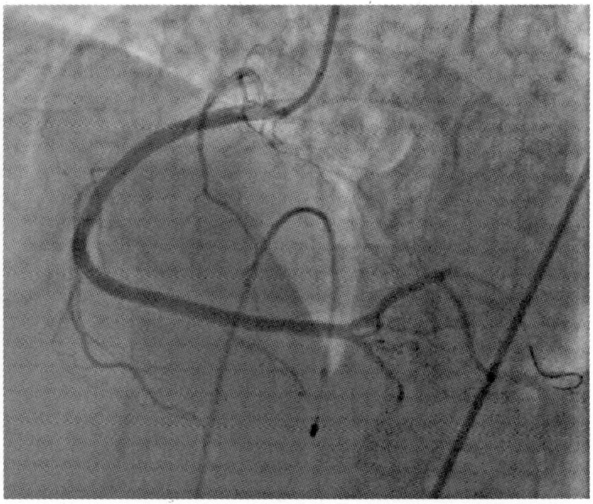

图 11-21 最终造影（冠状动脉内注射硝普钠 0.1mg 后）

（3）介入策略分析：该病例右冠状动脉支架术后 1 年半，终止双联抗血小板治疗 1 个月，突发急性下壁心肌梗死 2 小时。造影证实右冠状动脉支架内完全闭塞，此为少见极晚期支架内血栓形成病例，临床上应加强抗血小板治疗，必要时可三联抗栓治疗。术中对于慢血流的处理采用了血小板膜糖蛋白Ⅱb/Ⅲa 受体拮抗剂合并硝普钠，有效地改善了血流。临床上对于出现慢血流的病例，可考虑使用该办法，多数可获得理想的效果。

（王乐丰　张大鹏　杨新春）

参考文献

1. Falk E，Shah PK，Fuster V. Coronary plaque disruption. Circulation，1995，92：657-671.
2. Yip H-K，Chen M-C，Chang H-W，et al. Angiographic Morphologic Features of Infarct-Related Arteries and Timely Reperfusion in Acute Myocardial Infarction. CHEST，2002，122：1322-1332.
3. Hara M，Saikawa T，Tsunematsu Y，et al. Predicting No-reflow based on angiographic features of lesions in patients with acute myocardial infarction. J Atheroscler Thromb，2005，12：315-321.
4. 张大鹏，杨新春，王乐丰，等. 急性 ST 段抬高心肌梗死急诊介入治疗后心肌灌注不良的靶病变冠状动脉造影特征. 中华心血管病学杂志，2008，4：291-296.
5. Sato H，Iida H，Tanaka A，et al. The decrease of plaque volume during percutaneous coronary intervention has a negative impact on coronary flow in acute myocardial infarction：a major role of percutaneous coronary intervention-induced embolization. J Am Coll Cardiol，2004，44（2）：300-304.
6. 杨新春，张大鹏，王乐丰，等. 国产替罗非班冠状动脉内应用对急性 ST 段抬高心肌梗死急诊介入治疗后心肌灌注和临床预后的研究. 中华心血管病杂志，2007，6：517-522.

第十二章 抗凝和抗血小板治疗的共识与争议

经皮冠状动脉介入术（PCI）近年来迅猛发展，全球每年介入例数超过 200 万例，其成功率、安全性和可靠性已得到明显改善，这除了要归功于技术的持续进步［如药物涂层支架（DES）］外；围术期抗血小板和抗凝等辅助治疗药物的发展功不可没。PCI 术中使用合适的抗血小板药物，如阿司匹林、氯吡格雷和糖蛋白Ⅱb/Ⅲa 受体拮抗剂（GPⅡb/Ⅲa）及抗凝药物，如普通肝素（UFH）、低分子肝素（LMWH）或比伐卢定（bivalirudin）等，能改善早期临床预后和预防介入治疗部位发生并发症。而长期抗血小板治疗，可以改善患者的远期预后。因此对于 PCI 患者，选择合适的抗栓药物治疗意义重大，为此 2006 年中国医师协会发布《PCI 辅助抗栓治疗中国专家共识》，2008 年美国胸科医师（ACCP）学会也发布了《抗栓指南》，2009 年美国心脏病学会（ACC）和美国心脏协会（AHA）发布《PCI 指南重点更新》，2010 年欧洲心脏病学会（ESC）发布的《血运重建指南》也更新了抗栓治疗部分内容，本章根据上述指南，对 PCI 相关抗血小板药物和抗凝药物的目前应用指南和共识作一归纳，并对近年来抗栓药物目前热点争议作一简介。

一、抗血小板药物应用共识

1. 阿司匹林

血栓素 A2（TXA2）是促进血小板聚集的介质之一，阿司匹林不可逆地抑制环氧化酶，从而阻断了血小板 TXA2 的合成。

（1）术前应用：

● 稳定型冠心病患者，如术前没有长期服用，需要术前 3 h 口服负荷剂量 300 mg。

● 术前规律服用阿司匹林（每天 75～160 mg）的患者：在 PCI 术前口服阿司匹林 75～300 mg。

● 术前未规律服用阿司匹林的患者：因阿司匹林的生物利用度及抗血小板作用可能延迟，PCI 术前至少 2 h（最好 24 h 前）给予阿司匹林 300 mg。若应用小剂量阿司匹林（75 mg～100 mg）至少应于术前 24 h 给予。

● ST 段抬高型心肌梗死（STEMI）患者一旦确诊必须立即口服阿司匹林 300 mg。

● 有阿司匹林使用禁忌证的患者，推荐氯吡格雷替代治疗。也可以在术前应用糖蛋白 GPⅡb/Ⅲa 受体拮抗剂替代。阿司匹林绝对禁忌的患者，于 PCI 前 6 h 给予氯吡格雷负荷剂量 300 mg，和（或）PCI 时应用 GPⅡb/Ⅲa 受体拮抗剂。

（2）术后应用：

PCI 术后，不存在阿司匹林过敏、阿司匹林抵抗和出血危险的患者，可以考虑每日给予 300 mg，置入支架患者至少持续 1 个月。此后，每天口服 75～160 mg。对于非 ST

段抬高型心肌梗死（NSTEMI）患者，与氯吡格雷合用时，为减少出血并发症，建议以较低剂量长期服用。

2. 噻吩吡啶类药物

噻吩吡啶类药物能不可逆地抑制血小板 ADP 受体，从而阻断活化血小板释放的 ADP 所诱导的血小板聚集，并与阿司匹林具有协同作用，联合应用较任何一种药物单独应用可以更大程度地抑制血小板聚集。噻吩吡啶类药物和阿司匹林合用已成为预防冠状动脉支架置入术后并发症的标准治疗。目前噻吩吡啶类药物有：氯吡格雷和噻氯匹啶，它们均有较强的血小板抑制作用，疗效相似，但噻氯匹定发生粒细胞缺乏症（1%）和血小板减少症的副作用多于氯吡格雷，目前已很少应用。

（1）术前应用：

- 稳定型冠心病：所有计划行 PCI 的患者均应该尽早开始在阿司匹林基础上应用氯吡格雷 75 mg/d，用药不足 3 天的，术前给予 300 mg 氯吡格雷负荷剂量。

- NSTEMI 患者：不论是否决定进行 PCI 治疗，均应立即给予 300 mg 氯吡格雷负荷剂量。

- STEMI 患者：直接 PCI 术前应尽早给予氯吡格雷负荷量 300～600 mg 或普拉格雷 60 mg，于 PCI 术前给予更高剂量的氯吡格雷较常规负荷量 300 mg 可以使抗血小板作用发挥得更为迅速，从而使进行紧急介入治疗术的患者获得更多的益处，推荐直接 PCI 患者可加大负荷剂量至 600 mg。如由于特殊病变（不适合 PCI）或 PCI 相关并发症而需要考虑急诊冠状动脉旁路移植术（CABG）的患者，在考虑预先给予氯吡格雷获益的同时，还需要权衡其增加出血的风险。

（2）术后应用：

- 对 PCI 术后的患者，应尽早在阿司匹林基础上应用氯吡格雷（75 mg/d）。对于出血风险不大的患者，无论是置入 BMS 或 DES，都应使用至 12 个月，对于置入 DES 者，可考虑延长使用至 15 个月。

- 对于 PCI 术后发生亚急性血栓形成的患者，可能出现恶化或致命的风险（如无保护的左主干、左主干分叉部位），可能需要进行血小板聚集力的测定，如果发现血小板聚集抑制低于 50%，可将氯吡格雷剂量增加到 150 mg/d。

3. GPⅡb/Ⅲa 受体拮抗剂（GPI）

纤维蛋白原与 GPⅡb/Ⅲa 受体相结合，成为血小板聚集的"共同最后通路"，目前已获得较多临床试验证据的三种静脉制剂为阿昔单抗（abciximab）、埃替非巴肽和替罗非班。GPⅡb/Ⅲa 受体拮抗剂的主要副作用是出血和血小板减少症，通常停药或输注血小板后可缓解。

GPⅡb/Ⅲa 受体拮抗剂是目前最强的抗血小板药物，根据现有的证据 GPⅡb/Ⅲa 受体拮抗剂适用于不稳定型心绞痛/非 ST 段抬高急性冠状动脉综合征（UA/NSTEACS）患者或有其他临床高危因素的患者。GPⅡb/Ⅲa 受体拮抗剂主要降低 PCI 的急性缺血事件，如存在残余夹层、血栓或干预效果欠佳时，常常在 PCI 术中或术后即刻使用阿昔单抗来进行补救。

关于开始用药的时间，是在诊断性血管造影前开始还是 PCI 前开始应用还没有更多的证据，根据现有的证据，在血管造影前应用替罗非班和埃替非巴肽能明显获益。而阿昔单抗主要对 24 h 内计划进行 PCI 的患者有益，对于非介入治疗的患者不建议应用阿昔单抗。

（1）稳定型冠心病

出于对费用和出血并发症的考虑，不常规推荐应用 GPⅡb/Ⅲa 受体拮抗剂。但如冠状动脉造影发现为复杂病变，或者有威胁生命的血管闭塞或可见血栓，或血流缓慢或无复流，可考虑应用 GPⅡb/Ⅲa 受体拮抗剂，首选阿昔单抗。

（2）NSTEACS

● 具有急性血栓并发症高危风险的 NSTEACS 患者建议选择 GPⅡb/Ⅲa 受体拮抗剂。如患者没有服用氯吡格雷，强烈建议术中应用 GPⅡb/Ⅲa 受体拮抗剂。已经合用氯吡格雷的高危患者可选择应用。PCI（尤其是直接 PCI）者或顽固性心绞痛、其他高危患者，可使用 GPⅡb/Ⅲa 受体拮抗剂（阿昔单抗或埃替非巴肽）。

● 对于伴有肌钙蛋白水平升高而接受 PCI 的 NSTEMI/UA 患者，在介入干预前 24h 内开始使用阿昔单抗。而不准备进行介入治疗的患者，阿昔单抗没有益处。预期在短期内进行 PCI（2.5 h 内）的患者，术前 GPⅡb/Ⅲa 受体拮抗剂可以延缓应用，可以在导管室中开始，选择阿昔单抗或埃替非巴肽。

● 不推荐常规上游应用 GPⅡb/Ⅲa 受体拮抗剂。

（3）STEMI

● 接受 PCI 的 STEMI 患者，可以合并使用 GPⅡb/Ⅲa 受体拮抗剂，特别是血栓负荷较大时。

● 如术中应用 GPⅡb/Ⅲa 受体拮抗剂，一般在术后继续应用一段时间，阿昔单抗一般术后应用 12 h，而埃替非巴肽为 16 h，替罗非班为 24～36 h。

4. 其他抗血小板治疗

没有证据支持急性冠状动脉综合征患者于急性期应用双嘧达莫来替代阿司匹林或 ADP 受体拮抗剂，或与二者联合治疗。即使阿司匹林禁忌的患者，也不建议应用双嘧达莫替代。选择性磷酸二酯酶Ⅲ抑制剂西洛他唑（Cilostazol）、双嘧达莫等在预防 PCI 术后的急性并发症和再狭窄方面没有作用或作用极小。关于西洛他唑的一项小规模研究显示，长期应用西洛他唑与氯吡格雷相似，可使再狭窄率下降。如患者合并外周动脉闭塞性疾病，伴有间歇性跛行可应用西洛他唑。

二、抗凝治疗共识

1. 普通肝素（UFH）

（1）术中应用

自从 PCI 问世，一直应用 UFH 来预防导管和血管内的血栓形成。UFH 是 PCI 术中最常用的抗凝剂，由于需要达到的抗凝水平超过活化部分凝血酶时间（APTT）测量范围，在导管室测定活化凝血时间（ACT）来监测 PCI 术中肝素的剂量。未联用 GPⅡb/Ⅲa受体拮抗剂时，建议肝素剂量为 60～100 U/kg，靶 ACT 为 250～350 s（HemoTec 法）或 300～350 s（Hemachron 法）；联合使用 GPⅡb/Ⅲa 受体拮抗剂时，目标 ACT 为 200～250 s。

也可根据体重调节，不合用 GPⅡb/Ⅲa 受体拮抗剂时为 100 U/kg，合用 GPⅡb/

Ⅲa受体拮抗剂时为 50～60 U/kg。但推荐根据 ACT 来决定肝素用量，尤其是手术时间延长、需要术中追加肝素时。根据体重来调节负荷剂量能减少过度抗凝，如负荷剂量后 ACT 没有达标，可以追加 2000～5000 U，拔除股动脉鞘管应推迟至 ACT 值低于 150～180 s 以后。

（2）术后应用

简单病变、无合并症的成功 PCI 术后不考虑继续应用静脉肝素。

2. 低分子肝素（LMWH）

（1）术中应用

LMWH 与 UFH 都是通过与抗凝血酶结合来增强其对凝血酶的抑制，但 LMWH 具有很多优势，如抗凝效果可预测性更好、无需监测等。

对于稳定型心绞痛的患者，没有关于 PCI 术中应用 LMWH 的证据，根据术前应用情况来决定追加的 UFH 剂量。

有大量研究比较了 NSTEACS 患者应用 LMWH 与普通肝素的效果，许多 NSTEACS 患者接受 PCI，LMWH 逐渐取代了 UFH，但 PCI 术中监测 LMWH 的抗凝水平困难，因此目前多为经验剂量的 LMWH 方案。

对于 PCI 前接受 LMWH 的患者，建议额外抗凝治疗应根据最后一次使用 LMWH 的时间。如果 PCI 术前最后一次使用依诺肝素的时间≤8h，建议不再追加抗凝治疗。如果 PCI 术前最后一次使用依诺肝素的时间在 8～12 h 之间，建议在 PCI 开始时静脉注射肝素 0.3 mg/kg，也可以补充普通肝素。如果 PCI 术前最后一次使用依诺肝素的时间＞12 h，建议在 PCI 过程中按常规抗凝治疗。交替应用 UFH 和 LMWH 可能导致出血危险增加，应该尽量避免。

LMWH 对 ACT 没有影响或影响较小，不能用其来监测。最后一次静脉给药后 4 h 或皮下给药后 6～8 h，可以拔除鞘管。在 PCI 中依诺肝素与替罗非班或埃替非巴肽联合应用是安全的。

（2）术后应用

成功无并发症的 PCI 术后无需常规应用 LMWH。

对于 STEMI 患者，直接 PCI 术中的抗凝治疗仍然首选普通肝素。

3. 直接凝血酶抑制剂（DTI）

水蛭素可减少早期缺血事件，但出血危险增加。与水蛭素的类似物不同，多肽类抑制剂比伐卢定在 PCI 患者中的研究结果令人鼓舞，与单用普通肝素比较，具有出血危险少的优势。目前，公认的直接凝血酶抑制剂适应证为发生肝素诱导血小板减少症（HIT），可替代肝素，如比伐卢定或阿加曲班。

比伐卢定对出血高危患者如高龄、肾功能不全者有优势，对于出血高危的 PCI 患者，比伐卢定与 GPⅡb/Ⅲa 受体拮抗剂联用优于肝素与 GPⅡb/Ⅲa 受体拮抗剂联用。

稳定型心绞痛患者不推荐使用 DTI 作为最初的常规抗凝治疗，仅用于肝素诱导血小板减少症的患者。

中高危 NSTE ACS 患者，可以考虑单用比伐卢定以替代普通肝素或依诺肝素。

STEMI 患者，可以考虑单用比伐卢定以替代普通肝素或依诺肝素。

4. 维生素 K 拮抗剂

随机试验已经表明，华法林对于支架置入患者早期的效果并没有比单用阿司匹林提供更多的益处。对于无其他抗凝治疗指征的 PCI 患者，无需 PCI 术后常规使用华法林（或其他维生素 K 拮抗剂）。

STEMI 患者有其他抗凝指征时，如心房颤动、静脉血栓栓塞，置入支架后可联合应用氯吡格雷（75 mg）和低剂量的阿司匹林（75～100 mg），使 INR 维持在 2.0～3.0，但应加强监测，并采取最低的有效抗血小板药物剂量。

5. 新型抗凝药物：Ⅹa 抑制剂（璜达肝癸钠）

璜达肝癸钠用于 PCI 术中抗凝治疗还存在争议。

低中危 NSTE ACS 患者，可以考虑应用璜达肝癸钠作为抗凝药物，与普通肝素比较缺血事件发生率相似，但出血发生率明显减少。

三、抗栓药物目前争议热点

（一）PCI 术后双联抗血小板应用时间

DES 广泛应用后，再狭窄率和靶病变的再次血运重建率大大降低，但荟萃分析显示，置入 DES 的患者晚期不良事件，尤其是晚期支架内血栓形成（术后 30 天至 1 年）和极晚期血栓（1 年以上）发生率较 BMS 有所增加。多项注册研究以及诸多荟萃分析结果表明，晚期血栓形成的发生率是 0.5%～1.3%。晚期血栓形成可造成严重临床后果，接近 40%的患者发生急性心肌梗死，死亡率可达 30%以上。晚期支架内血栓形成可能是多种因素相互作用的结果，包括药物局部作用导致血管内皮化延迟、血管壁对支架涂层过敏产生局部炎症反应、支架贴壁不良、长支架置入，以及过早停用双联抗血小板药物治疗（dual antiplatelet therapy，DAPT），而内皮化延迟与过早停用 DAPT 为晚期支架内血栓形成的最主要因素。

在 BMS 时代，PCI-CURE 和 CREDO 等大型临床试验已充分证明了氯吡格雷的有效性。但是在 DES 时代，氯吡格雷治疗的开始时间、持续时间以及剂量问题仍然是研究热点。

PREMIER 研究显示，早期停用氯吡格雷，患者死亡率增加，OPTIMIST 研究结果显示，急诊 PCI 术后大部分支架内血栓形成发生于 30 天后或停用 DAPT15 天内，DES 发生血栓多于 BMS。BASKET-LATE 试验结果显示停用氯吡格雷 6 个月后，在第 7 个月起 DES 组与 BMS 组相比开始有较高的血栓事件发生率，相对于 BMS，DES 置入可以多避免 5 次靶血管血运重建事件，但如果术后 6 个月停用氯吡格雷，可能反而增加 3.3 次迟发的死亡或急性心肌梗死事件，提示对置入药物支架的患者，仅使用 6 个月的氯吡格雷是不够的，在 DES 组中晚期支架内血栓的发生率是 BMS 的 2～3 倍。基于以上诸多研究，2007 年 AHA/ACC《NSTEACS 指南》推荐所有置入 DES 的 PCI 患者，氯吡格雷（75 mg/d）应至少持续使用 12 个月，2007 年 ACC/AHA《PCI 指南》则建议置入 DES 的患者，可以考虑延长氯吡格雷治疗超过 1 年。2007 年 ESC《NSTE-ACS 指南》亦推荐对所有患者立即给予 300 mg 负荷剂量的氯吡格雷，再以每天 75 mg 维持剂量，除非有极高出血风险，否则应维持使用 12 个月。但是 DES 后双联抗血小板治疗

(dual antiplatelet therapy，DAPT）多久为最佳？目前仍无定论。

PCI-CURE 研究中亚组分析显示延长 DAPT 超过 1 年后仍可见明显获益，而无明显出血事件增加，CHARISMA 研究中亚组分析显示延长 DAPT 超过 2 年后仍可见明显获益，亦无明显出血事件增加，TRITON-TIMI38 试验亦显示延长氯吡格雷或普拉格雷治疗至 15 个月后获益仍大于风险。基于上述研究结论，2009 年 ACC/AHA 公布的《PCI 及 STEMI 指南更新》中建议，无论置入 BMS 或 DES，其联合阿司匹林的双联抗血小板治疗（氯吡格雷 75 mg/d 或普拉格雷 10 mg/d）均应维持 1 年（Ⅰ类），对于置入 DES 的患者，可考虑维持 15 个月（Ⅱb 类）。

但 DAPT 的最佳疗程依然存在争议。2007TCT 会议上公布的 TAXUS Landmark 分析纳入来自 TAXUSⅡ和 TAXUSⅣ的 5 年随访以及 TAXUSⅤ研究的 2 年随访数据，结果提示接受 DES 治疗的患者服用 1 年以上氯吡格雷并未进一步降低晚期血栓事件的发生，不支持在原发单支冠状动脉病变患者中将氯吡格雷的常规使用时间延长到支架置入术后 1 年以上。而日本的 J-Cypher 注册登记对 10778 例置入雷帕霉素药物涂层支架患者进行亚组分析显示，与仅服用阿司匹林相比，应用 DAPT 超过 6 个月并没有显示出进一步的临床获益。2010 年 Park 等公布的韩国 DES-LATE 研究中所有患者在随机分组前已经进行 DAPT 至少 12 个月，再接受 2 年的抗血小板治疗，一组继续应用 DAPT2 年，而另一组则单用阿司匹林 2 年，结果发现两组在单个终点事件的发生率方面并无显著差别，但 2 年随访结束时，心肌梗死、脑卒中和全因死亡率的联合终点在 DAPT 组有升高趋势（1.2% *vs*. 1.8%，$P=0.051$），而在随访 1 年时两组基本一致（1.1% *vs*. 1.1%）。该研究结果表明，DES 置入术 12 个月后继续进行 DAPT 与单独阿司匹林治疗相比，在降低心源性死亡或心血管事件方面没有显示出更大的获益。基于上述研究，ESC《2010 心肌血运重建指南更新》趋向保守，建议 DES 术后进行双联抗血小板治疗疗程为 6～12 个月。

同时 DAPT 也将伴随更多出血风险，CHARISMA 研究也表明，接受 DAPT 的患者，随访期间发生严重出血的概率高达 1.7%，与支架内血栓发生率相仿，出血的风险削弱了减少支架血栓发生所带来的获益。

因此基于现有临床证据，各研究结论不尽一致，目前尚无多中心、随机对照研究的证据，且基线水平差异较大（如支架类型、用药时间及剂量等），个体化的方案可能是未来 DAPT 时程选择的方向。对于低危患者（如简单病变、简单 PCI 操作）和较高出血风险者可仅给予常规疗程治疗（6～12 个月），而对于存在较多复杂临床因素的高危患者应做到提前进行实验室检测，结合临床情况和靶病变情况综合评估其发生抗血小板药物抵抗的风险，同时注意出血高危患者的识别，选择合理规范的个体化治疗方案。如患者存在较多冠心病危险因素，在抗血小板治疗过程中有重复血栓事件发生，病变涉及左主干，或为多支、钙化、弥漫性长病变，或为急诊 PCI 手术或拟采用多支架、复杂介入治疗技术等，属于高危血栓事件发生风险者，则应采取更加积极、长期的双联抗血小板治疗（可大于 1～2 年，甚至更长）。如患者存在出血高危情况或不能接受长期 DAPT 治疗的临床情况时，可考虑置入 BMS。

（二）心房颤动合并 ACS 患者接受 PCI/支架置入时的抗栓策略

每年有需要大量长期抗凝的心房颤动（AF）合并冠心病患者需要接受 PCI/支架置入。其中具有中高危血栓栓塞风险的 AF 患者往往需要长期服用口服抗凝药物，这部分患者约占 AF 患者的 70%～80%，其中约有近 1/3 AF 患者合并冠心病，对于这类需长期接受抗凝治疗的患者，PCI 围术期抗栓治疗是否需停用口服抗凝药物，是否术后“三联抗栓”是最佳抗栓治疗尚有争议。研究表明，联用阿司匹林和氯吡格雷在预防卒中方面不及单用口服抗凝药物，而单用口服抗凝药物也不足以预防支架血栓。“三联抗栓”，即双联抗血小板＋口服抗凝药物，却可能增加出血风险。目前关于此类患者的最佳抗栓治疗证据有限，因此对于此类患者，2010 年欧洲心脏病学会/欧洲心律协会/欧洲经皮冠状动脉介入协会（ESC/EHRA/EAPCI）组织专家进行了深入讨论并发表了共识，旨在为临床医生决策提供参考依据。

1. PCI 围术期口服抗凝药物停用共识

以往普遍认为，应该在 PCI 术前几天中断华法林，使围术期 INR 低于 1.5～1.8。如果血栓栓塞风险很高，中断口服抗凝期间采用普通肝素（UFH）或低分子肝素（LMWH）进行过渡治疗。另外一种策略就是不中断华法林，调整剂量达到围术期 INR 靶值 1.5～2.0。但较低的 INR 水平对于 PCI 或者 AF 卒中预防的抗凝强度可能不够。

PCI 期间抗凝目的不仅是防止血栓栓塞并发症，还包括避免手术相关血栓并发症。理论上讲，华法林可以用于 PCI 期间抗凝，因为它可以预期延长激活的凝血时间。近期有研究显示，PCI 期间采用不中断华法林策略替代肝素过渡治疗安全可行。同样，在一个小规模诊断性冠状动脉造影研究中，均采用股动脉穿刺途径，围术期采用华法林治疗性抗凝的患者没有发生严重出血事件。

PCI 围术期不中断华法林有两个优势：第一，中断华法林通常导致 INR 波动较大，使过渡治疗时间延长。第二，重新开始给药时由于蛋白 C 和蛋白 S 被抑制可能造成短暂的促栓状态。

由于目前资料有限，不中断口服抗凝药物替代过渡治疗的简化策略对于血栓栓塞高危患者可能更为适用。但对于冠状动脉穿孔风险较高的 PCI 术（如 CTO 病变）最好中断口服抗凝治疗。如果采用不中断口服抗凝治疗策略，可考虑选择桡动脉穿刺途径以减少出血及其他血管并发症。此外在择期手术，当患者接受口服抗凝治疗（INR2～3）时，由于可能引发出血并发症，故没有必要加用 UFH。但对于 STEMI 患者，无论 INR 水平，应该给予中等剂量 UFH（如 30～50 U/kg）。

2. 需要口服抗凝治疗的 AF 患者接受 PCI/支架置入时的抗栓治疗

（1）择期 PCI

①择期 PCI 时应该避免使用 DES 或者仅限于下述临床和解剖情况使用 DES：如长病变、小血管、糖尿病等。AF 合并稳定 CAD 患者置入 BMS 后采用三联抗栓（口服抗凝药物＋阿司匹林＋氯吡格雷）4 周，置入 DES 后联合用药时间应延长，之后根据患者个体的出血和血栓风险长期（12 个月）口服抗凝药物＋氯吡格雷（75 mg/d）或者阿司匹林（75～100 mg/d），可加用质子泵抑制剂（PPI）、H_2 受体拮抗剂或者抗酸药物（Ⅱa，B）。

②当接受口服抗凝治疗的患者处于中高危血栓栓塞风险时，可以首先选择不中断口服抗凝治疗策略，以桡动脉作为首选穿刺部位，即使在治疗性抗凝期间（INR2～3）（Ⅱa，C）。

③对于血栓栓塞高危患者，如果因手术需要中断口服抗凝治疗超过 48 h，可以给予 UFH 或者 LMWH（依诺肝素或达肝素）皮下注射。许多患者短期中断口服抗凝治疗（至 INR 接近治疗范围低限）可以安全进行 PCI（Ⅱa，C）。

④三联抗栓期间，需要谨慎调节抗凝强度，使 INR 靶值为 2.0～2.5（Ⅱb，C）。

（2）NSTEACS

①急诊背景下，通常给予阿司匹林、氯吡格雷、肝素（UFH 或依诺肝素）、比伐卢定或者 GPI。鉴于联合抗栓的出血风险，需要谨慎中断口服抗凝治疗，仅在 INR≤2 时给予抗凝药物或者 GPI。避免使用 DES 或者严格限于下述临床和解剖情况下使用：长病变、小血管、糖尿病等。如果血栓栓塞风险很高，不中断口服抗凝治疗可能是最佳策略，抗凝治疗期间（INR2～3）桡动脉可作为首选穿刺部位（Ⅱa，C）。

②对于中长期治疗，三联抗栓应短期应用（3～6 个月），在出血低危患者则疗程可以延长。在心血管并发症高危（如 GRACE 或 TIMI 风险评分较高）的患者，可长期联用口服抗凝治疗＋氯吡格雷 75 mg/d（或阿司匹林 75～100 mg/d，可加用 PPI、H_2 受体拮抗剂或者抗酸剂）12 个月（Ⅱa，C）。

③三联抗栓期间，需要谨慎调节抗凝强度，INR 靶值 2.0～2.5（Ⅱa，C）。

（3）直接 PCI

①当 AF 合并 STEMI 患者进行直接 PCI 时，通常给予阿司匹林、氯吡格雷和 UFH。如果血栓负荷重且 INR＜2，可以考虑给予 GPI。鼓励应用血栓抽吸等去栓装置。鉴于联合抗栓的出血风险，可以谨慎停用口服抗凝治疗（Ⅱa，C）。

②尽可能调整围术期肝素的剂量达到治疗性 ACT 低值（GPI 时 200～250 s，无 GPI 时 250～300 s）（Ⅱa，C）。

③为避免手术出血，直接 PCI 时经桡动脉途径穿刺可能是最佳选择（Ⅱa，B）。

④对于中长期治疗，三联抗栓应短期应用（3～6 个月），出血低危患者疗程可以延长。之后更长期的治疗（直到 12 个月）采用口服抗凝药物＋氯吡格雷 75 mg/d（或者阿司匹林 75～100 mg/d，加用 PPI、H_2 受体拮抗剂或者抗酸剂）（Ⅱa，C）。

（4）出血高危患者

治疗性抗凝（INR2～3）期间应该选择经桡动脉途径穿刺。尽可能避免中长期治疗，严格限制 DES 或仅用于长病变、小血管、糖尿病等。置入 BMS 后三联抗栓 2～4 周，之后口服抗凝药物单药治疗。置入 DES 后三联抗栓 3～6 个月（第二代和第三代 DES 再内皮化时间较短，需要三联抗栓时间也较短），之后口服抗凝药物单药治疗。

需要指出，上述共识中的建议主要来自小规模、单中心和回顾性队列研究资料，证据级别较低。因此还需进行大规模、前瞻性注册研究和随机对照试验以明确此类患者的最佳抗栓策略。

（三）新型噻吩吡啶药物应用前景

氯吡格雷作为一个前体药，需通过肝代谢后，其代谢产物才有活性作用，因此起效较慢。新一代 P2Y12 受体拮抗剂如普拉格雷、替卡格雷、坎格雷洛均为活性药，抑制血小板活性的能力更强，起效更为迅速且明显减少反应的多样性。目前普拉格雷已通过美国食品与药品管理局（FDA）和欧盟认证，替卡格雷近期已通过 FDA 认证。

普拉格雷（Prasugrel）属于第三代噻吩吡啶类药物，它是一种前体药物，在体内经多种肝酶代谢为活性代谢物，后者与血小板表面 P2Y12 受体不可逆结合，从而抑制 ADP 依赖性血小板聚集。在健康志愿者中发现服用普拉格雷后约在 15 min 起效，60 min即可达到血药浓度峰值，且药物抵抗的发生率远远低于氯吡格雷。

TRITON-TIMD 38 研究入选了 13 608 例拟行 PCI 的中高危急性冠状动脉综合征（ACS）患者。比较患者接受普拉格雷（负荷量 60 mg，维持量 10 mg/d）或氯吡格雷（负荷量 300 mg，维持量 75 mg/d）治疗后临床结果的差异。结果显示，普拉格雷组的主要终点事件（心源性死亡、心肌梗死或卒中）显著低于氯吡格雷组（9.9% *vs.* 12.1%，HR=0.81，95% CI：0.73～0.90，$P=0.0004$），其中普拉格雷明显地减少了总的心肌梗死风险（7.4% *vs.* 9.7%，HR=0.76，95%CI：0.67～0.85，$P<0.0001$）。该研究结果表明，在行 PCI 的急性冠状动脉综合征（ACS）病人中与氯吡格雷相比，普拉格雷治疗 15 个月能够明显减少心肌梗死发生的风险。

但普拉格雷的应用尚有争议，2011 年 7 月在《JACC 杂志》上发表的一项前瞻性多中心研究显示，尽管普拉格雷与老的抗血小板药物氯吡格雷相比，能够较大程度、较快地发挥作用，但使用新的第三代噻吩吡啶类药物负荷剂量后血小板活性检测显示，1/4 进行 PCI 的 ACS 患者的血小板活性没有得到很好的控制。此外，30 天时血小板活性升高导致更多的血栓事件。然而也有研究提示普拉格雷可能带来更多肿瘤的发生，因此需要有更多的临床试验评价该药物。2009 年 ACC/AHA《PCI 指南重点更新》中，仅推荐在计划进行 PCI 的 STEMI 患者可考虑尽早给予普拉格雷 60 mg。

替卡格雷（ticagrelor）：不需经肝酶代谢，能高度特异且可逆性地与 P2Y12 受体结合，起效迅速、个体差异性小，对血小板的抑制作用强于氯吡格雷。新近公布的 PLATO 研究对 18 624 例 ACS 患者进行了替卡格雷与氯吡格雷的对比研究，结果显示替卡格雷抗血小板疗效肯定，能够降低各种心血管事件的发生率和病死率，且不伴有出血事件的增加。因其半衰期为 6～12 h，停药后一至两天内血小板水平即上升，故适合拟行冠状动脉旁路移植术的患者。但对于置入药物支架且依从性差的患者，应避免使用替卡格雷，以免停药后血栓事件增加。

坎格雷洛（Cangrelo）为一种腺苷三磷酸类似物，静脉用药后即刻起效，半衰期短，停药 1 h 后血小板功能可恢复，故在需行紧急冠状动脉旁路移植术的患者中应用具有优势。依利格雷（Elinogrel）是一种抗血小板作用更强、非前体、可逆性选择性竞争的新药，目前仍在进行临床试验。

（四）质子泵抑制剂与氯吡格雷联合应用

既往有几项回顾性研究提示，奥美拉唑通过抑制 CYP2C19 可降低氯吡格雷的活性代谢物水平，从而降低其抗血小板活性。2009 年 11 月，基于这几项回顾性研究的结果，FDA 发出警告，明确建议避免氯吡格雷与质子泵抑制剂（PPI）奥美拉唑和艾索美拉唑合用，因为这两种药物都通过 CYP 途径代谢，可能会影响氯吡格雷代谢及疗效。

而随后一些相反的研究结果（FAST-MI、TRITON-TIMI 38、PRINCIPLETIMI 44 研究等）提示，氯吡格雷的抗血小板临床益处不受 PPI 的影响。一项分析 PRINCIPLE-TIMI 44 和 TRITON-TIMI 38 研究的结果也支持 PPI 与氯吡格雷合用不会增加心脏事件风险。CURRENT OASIS-7 研究的亚组分析也发现，用或不用 PPI，在 PCI 患者临床事件发生率上并无差异（$P=0.408$），说明 PPI 对氯吡格雷的两个剂量组间的临床获益没有交互影响。COGENT 研究是一项随机对照临床研究，将接受 PCI 治疗的 ACS 患者随机分为奥美拉唑组和安慰剂组，其结果显示，氯吡咯雷和 PPI 联合应用与不良心血管事件无相关性，而奥美拉唑组患者的胃肠道联合终点事件（包括胃肠道出血、有症状的溃疡、梗阻和穿孔）发生率和安慰剂组相比有显著差异（HR=0.55，95% CI 0.36～0.85，$P=0.007$），但这个试验因故提前终止，而平均随访时间较短，仅 133 天，说服力度稍显不足，但是由于是随机对照研究，与之前的回顾性分析相比却更具有说服力。

基于目前已有证据，氯吡格雷在药物代谢水平确实与 PPI 存在一定程度的相互作用，但这种相互作用能否带来不良临床预后尚无充分证据。在临床实践中，应该结合不同患者的临床特点如年龄、症状、消化道疾病史及合并症等综合评估其出血风险，制订个体化的药物治疗方案。对于胃肠道出血高危患者，接受双联抗血小板治疗同时应用 PPI 或者置入 BMS 是合理之举。

（五）血小板功能检测指导抗血小板药物用量

置入 DES 后尽管采用较长时间的 DAPT，仍有部分患者发生支架血栓、再梗死等心血管事件。研究显示血小板对药物的反应存在多样性，个体间差异很大。因此，对口服抗血小板药物的患者，尤其是高危患者，进行血小板功能检测非常重要。

目前血小板功能检测方法有以下几种：①阿司匹林：PFA-100、血小板聚集率（比浊法、电阻法）、VerifyNow、血栓弹力图、流式细胞仪测定血小板表面标志物等；②氯吡格雷：血小板聚集率、VerifyNow、血栓弹力图、细胞流式仪等。不同测定方法各有其利弊，比浊法测定的血小板聚集率曾被认为是评价血小板功能的金标准，但其费时、费血（样本量要求大）和成本高昂，无法作为随时监测的手段；ADP 诱导的方法受标本的储存时间和血浆纤维蛋白含量影响较大，结果不稳定；VerifyNow 简单、迅速，只需少量标本，但对识别高危病人意义尚不肯定。由于没有明确推荐针对不同目的和不同抗血小板药物应选用的最佳检测方法及临界值，也缺乏大规模随机临床研究评估抗血小板药物抵抗患者更改药物方案的安全性和有效性，所以血小板功能检测未进入临床实践指南。现有指南中唯一提及的是，对于支架血栓高危患者（如左主干病变），如果血小板聚集抑制率<50%，氯吡格雷剂量可以增加到 150 mg（Ⅱb，C）。

近期几项小至中等规模随机试验显示，通过血管舒张剂刺激磷酸蛋白（VASP）进行血小板功能检测，进而指导氯吡格雷个体化治疗安全有效。已有至少 7 项单中心观察性研究（超过 3000 例患者）显示，通过 VerifyNow P2Y12 血小板功能试验测得的残余血小板反应性与 PCI 术后不良心血管事件之间存在相关性。

对于检出中高血小板反应性（低应答）患者，传统策略是应用更大剂量如翻倍剂量的氯吡格雷，但 2011 年公布的 GRAVITAS 研究的结果，却不支持这一治疗策略。其结果显示，加倍剂量氯吡格雷组其主要有效性终点与一般剂量组无显著性差异（2.3%

vs. 2.3%，*P*=0.98)；两组 GUSTO 分级为严重和中度出血以及任何 GUSTO 分级出血的发生率均无显著性差异。两组 30 天时持续残余高血小板反应在大剂量氯吡格雷组显著低于标准剂量组（62%*vs*. 40%，*P*<0.001)。因此作者建议，更大力度的血小板抑制可能会有所帮助，改用普拉格雷和替卡格雷可能会成为氯吡格雷“抵抗”患者的新选择，但这仍有待进一步研究证实。

（六）PCI 术中抗凝药物应用

普通肝素（UFH）目前仍然是 PCI 抗凝治疗的首选药物，UFH 对凝血机制中多个位点有广泛作用，但是其也有较多不足之处：剂量不确定性，常需实验室监测，清除半衰期延长，不能抑制结合于血栓的凝血酶等。近年来，一些新型抗凝药物开始在 PCI 术中应用以替代 UFH，特别是应用于高危患者，包括低分子肝素（LMWH）、直接凝血酶抑制剂和戊糖类药物。

低分子肝素具有不需要监测 ACT 等优势，已在 PCI 术中广泛应用，指南已推荐其可以作为 UFH 替代药物应用于 PCI 中，特别是非 ST 段抬高型 ACS（NSTEACS）患者，接受 PCI 治疗可不必更换抗凝药物以减少出血风险，但对于其在 STEMI 直接 PCI 中的应用尚有争议。2010 年 ESC 会议上公布了 ATOLL 研究的最新结果，该研究是多中心研究，头对头比较了直接 PCI 中静脉依诺肝素和 UFH 的疗效。结果显示，依诺肝素组主要终点事件发生率从 34%降至 28%，但统计学差异不显著（*P*=0.07)；依诺肝素组次要终点事件发生率显著降低（11.3%*vs*. 6.7%，RR41%，*P*=0.02)，死亡、再梗死和紧急血运重建联合终点则从 8.5%降至 5.1%（*P*=0.04)；两组间非 CABG 相关的严重出血（4.5%*vs*. 4.9%，*P*=NS）和 TIMI 严重出血（2.9%*vs*. 2.4%，*P*=NS）均无显著性差异；依诺肝素组临床净获益显著优于 UFH 组（15%*vs*. 10.2%，*P*=0.03)。ATOLL 研究尽管未能证实依诺肝素可显著降低主要终点，但其显著降低了次要终点。因此，直接 PCI 中应用依诺肝素不仅简便易行，而且有可能进一步改善 STEMI 患者的预后。

戊糖类药物磺达肝癸钠直接抑制Ⅹa 因子，OASIS 5 研究比较了 NSTEACS 患者 PCI 中应用磺达肝癸钠较依诺肝素对临床结果的差异，表明磺达肝癸钠较依诺肝素显著降低了严重出血发生率和死亡率，但血栓风险相对增加，因此建议辅助应用 UFH 以预防 PCI 时血栓形成。而 OASIS 6 研究则评价了 STEMI 患者接受直接 PCI 时应用磺达肝癸钠的临床效果，其结果表明与应用传统的 UFH 相比，PCI 术中应用磺达肝癸钠后死亡率和再梗死发生率增加，因此，单纯抑制Ⅹa 因子不足以完全抑制血栓形成，磺达肝癸钠不能替代 UFH，但可和 UFH 同时使用。OASIS-8 研究旨在于术前已应用磺达肝癸钠的高危 NSTEACS 患者中比较 PCI 期间 UFH 两种剂量策略的安全性，其结果表明术前已接受磺达肝癸钠的 NSTEACS 患者，PCI 术中应该接受 ACT 指导的标准剂量 UFH 而无需减少 UFH 剂量。

比伐卢定是一种直接凝血酶抑制剂，相较于肝素，具有半衰期短、出血副作用小等优点，较多临床试验证实对于 ACS 患者，应用比伐卢定较应用 UFH 有更多临床获益。一项对目前已有的 6 项比伐卢定相关临床研究荟萃分析发现，对于 ACS 患者，应用比伐卢定可减少因出血导致的输血事件 33%（HR0.67；95% CI 0.61～0.73)，但对于死亡和心肌梗死的影响尚不明确。近期一项比较比伐卢定和大剂量 UFH 的 ISAR REACT 3 研究结果显示，PCI 术中 UFH 140 U/kg 的临床净获益可与比伐卢定媲美，但会带来更大的出血风险。因此，目前对于高危的 ACS 患者，与应用 UFH 和 GPⅡb/Ⅲa 受体拮抗剂相比，应用比伐卢定可减少出血风险，但对于中危患者，常规剂量的 UFH 仍然是可以接受的标准抗凝治疗。

（七）低剂量普通肝素的应用

尽管 UFH 已成为 PCI 治疗的传统用药，但是 PCI 术中 UFH 的标准剂量仍缺乏大规模临床试验证据支持。目前欧美国家有两种 UFH 推荐剂量：初始负荷量 70～100 U/kg，之后根据 ACT 监测结果追加剂量；另外一种方案是单次给予 100 U/kg，一般无需监测。近期的 ISAR REACT 3A 试验进一步比较了 100～140 U/kg UFH 的疗效与安全性。该研究入选 2505 例接受氯吡格雷且心肌标志物阴性的 PCI 患者，所有患者术中 UFH 负荷剂量为 100U/kg（低剂量组），未进行监测和剂量调整，与 ISAR-REACT 3 研究中的高剂量 UFH（140 U/kg）进行比较，研究结果显示，低剂量组 30 天死亡、心肌梗死、靶血管血运重建和严重出血复合终点发生率显著下降，该研究的结果表明，减少 PCI 术中 UFH 用量的抗凝方案简便安全，既可降低 PCI 术后的出血风险，又不增加缺血事件，是临床实践中值得推荐的抗凝策略。

（方唯一　关韶峰）

参考文献

1. PCI 辅助抗栓治疗中国专家共识. 胡大一，孙艺红. 中国医师协会循证医学专业委员会，2006.
2. Schünemann HJ，Cook D，Guyatt G；American College of Chest Physicians. Methodology for antithrombotic and thrombolytic therapy guideline development：American College of Chest Physicians Evidence-based Clinical Practice Guidelines（8th Edition）. Chest，2008，133（6 Suppl）：113S-122S.
3. Kushner FG，Hand M，Smith SC Jr，et al. 2009 focused updates：ACC/AHA guidelines for the management of patients with ST-elevation myocardial infarction（updating the 2004 guideline and 2007 focused update）and ACC/AHA/SCAI guidelines on percutaneous coronary intervention（updating the 2005 guideline and 2007 focused update）a report of the American College of Cardiology Foundation/American Heart Association Task Force on Practice Guidelines. J Am Coll Cardiol，2009，54（23）：2205-2241.
4. European Association for Percutaneous Cardiovascular Interventions，Wijns W，Kolh P，Danchin N，et al. Guidelines on myocardial revascularization：The Task Force on Myocardial Revascularization of the European Society of Cardiology（ESC）and the European Association for Cardio-Thoracic Surgery（EACTS）. Eur Heart J，2010，

31 (20): 2501-2555.

5. Spertus JA, Kettelkamp R, Vance C, et al. Prevalence, predictors, and outcomes of premature discontinuation of thienopyridine therapy after drug-eluting stent placement: results from the PREMIER registry. Circulation, 2006, 113 (24): 2803-2809.
6. Burzotta F, Parma A, Pristipino C, et al. Angiographic and clinical outcome of invasively managed patients with thrombosed coronary bare metal or drug-eluting stents: the OPTIMIST study. Eur Heart J, 2008, 29 (24): 3011-3021.
7. Pfisterer M, Brunner-La Rocca HP, Buser PT, et al; BASKET-LATE Investigators. Late clinical events after clopidogrel discontinuation may limit the benefit of drug-eluting stents: an observational study of drug-eluting versus bare-metal stents. J Am Coll Cardiol, 2006, 48 (12): 2584-2591.
8. Mahoney EM, Mehta S, Yuan Y, et al; CURE Study Investigators. Long-term cost-effectiveness of early and sustained clopidogrel therapy for up to 1 year in patients undergoing percutaneous coronary intervention after presenting with acute coronary syndromes without ST-segment elevation. Am Heart J, 2006, 151 (1): 219-227.
9. Hochholzer W, Wiviott SD, Antman EM, et al. Predictors of bleeding and time dependence of association of bleeding with mortality: insights from the Trial to Assess Improvement in Therapeutic Outcomes by Optimizing Platelet Inhibition With Prasugrel—Thrombolysis in Myocardial Infarction 38 (TRITON-TIMI 38). Circulation, 2011, 123 (23): 2681-2689.
10. Stone GW, Ellis SG, Colombo A, et al. Effect of prolonged thienopyridine use after drug-eluting stent implantation (from the TAXUS landmark trials data). Am J Cardiol, 2008, 102 (8): 1017-1022.
11. Kimura T, Morimoto T, Nakagawa Y, et al; j-Cypher Registry Investigators. Antiplatelet therapy and stent thrombosis after sirolimus-eluting stent implantation. Circulation, 2009, 119 (7): 987-995.
12. Lip GY, Huber K, Andreotti F, et al; Consensus Document of European Society of Cardiology Working Group on Thrombosis. Antithrombotic management of atrial fibrillation patients presenting with acute coronary syndrome and/or undergoing coronary stenting: executive summary—a Consensus Document of the European Society of Cardiology Working Group on Thrombosis, endorsed by the European Heart Rhythm Association (EHRA) and the European Association of Percutaneous Cardiovascular Interventions (EAPCI). Eur Heart J, 2010, 31 (11): 1311-1318.
13. Hochholzer W, Wiviott SD, Antman EM, et al. Predictors of bleeding and time dependence of association of bleeding with mortality: insights from the Trial to Assess Improvement in Therapeutic Outcomes by Optimizing Platelet Inhibition With Prasugrel—Thrombolysis in Myocardial Infarction 38 (TRITON-TIMI 38). Circulation, 2011, 123 (23): 2681-2689.

14. James SK, Roe MT, Cannon CP, et al; PLATO Study Group. Ticagrelor versus clopidogrel in patients with acute coronary syndromes intended for non-invasive management: substudy from prospective randomized platelet inhibition and patient outcomes (PLATO) trial. BMJ, 2011, 342: d3527.
15. CURRENT-OASIS 7 Investigators, Mehta SR, Bassand JP, Chrolavicius S, et al. Dose comparisons of clopidogrel and aspirin in acute coronary syndromes. N Engl J Med, 2010, 363 (10): 930-942.
16. Bhatt DL, Cryer BL, Contant CF, et al; COGENT Investigators. Clopidogrel with or without omeprazole in coronary artery disease. N Engl J Med, 2010, 363 (20): 1909-1917.
17. White HD. The ATOLL trial of enoxaparin in primary percutaneous coronary intervention. Eur Heart J, 2010, 31 (23): 2826-2827.
18. Schulz S, Mehilli J, Ndrepepa G, et al; Intracoronary Stenting and Antithrombotic Regimen: Rapid Early Action for Coronary Treatment (ISAR-REACT) 3 Trial Investigators. Bivalirudin vs. unfractionated heparin during percutaneous coronary interventions in patients with stable and unstable angina pectoris: 1-year results of the ISAR-REACT 3 trial. Eur Heart J, 2010, 31 (5): 582-587.
19. Schulz S, Mehilli J, Neumann FJ, et al; Intracoronary Stenting and Antithrombotic Regimen: Rapid Early Action for Coronary Treatment (ISAR-REACT) 3A Trial Investigators. ISAR-REACT 3A: a study of reduced dose of unfractionated heparin in biomarker negative patients undergoing percutaneous coronary intervention. Eur Heart J, 2010, 31 (20): 2482-2491.

第十三章　经桡动脉路径治疗的关键技术和器械选择要领

自 1989 年 Campeau[1] 首先报道经桡动脉途径的冠状动脉造影，1993 年 Kiemeneij[2] 完成世界上首例经桡动脉途径的经皮冠状动脉介入术（PCI），此后该技术越来越受到医患双方的欢迎，在某些中心已占到 PCI 总数的绝大部分比例。与经股动脉途径的 PCI 相比，经桡动脉途径的 PCI 术后患者即可恢复下床活动，无体位限制，且局部出血发生率较股动脉途径明显下降，因此颇受医患双方的欢迎。但是经桡动脉介入术（TRI）也存在一些问题，如桡动脉直径较股动脉细，血管穿刺要求较高的技巧，桡动脉容易痉挛，所使用的器械较股动脉途径偏小，血管路径常存在严重扭曲，导管支撑力下降等问题，容易使 TRI 失败。但只要认真学习，善于总结，在掌握与经股动脉途径不同的关键技术后仔细选择器械，就可以在不影响手术安全性和疗效的同时完成 TRI 手术。

一、桡动脉穿刺

成功的桡动脉穿刺是进行 TRI 的首要关键操作。由于桡动脉较细小且容易痉挛，解剖变异大，因此桡动脉穿刺较股动脉穿刺成功率低，学习曲线长。

桡动脉穿刺前首先要评估患者的桡尺动脉之间的侧支循环。一旦 TRI 后桡动脉闭塞，良好的掌弓循环就可避免患者出现手部缺血坏死。评估掌弓循环主要依靠 Allen 试验、血氧饱和度和体积描记术检查，穿刺前可和患者适当交流以减轻其紧张情绪。消毒后仔细摸清桡动脉走行后以桡动脉搏动最强、走行直的部位为穿刺点，一般距腕横纹 2～3 cm处。再用利多卡因局部麻醉，有时桡动脉搏动弱难于触及，可用利多卡因混合 100 μg/ml浓度的硝酸甘油进行浅表麻醉。穿刺角度为动脉上方的 30°～45°。目前常用桡动脉穿刺系统主要分为两种：Cordis 公司的开放针和 Terumo 公司的闭合针穿刺系统。鞘有长短之分，长的血管鞘跨越桡动脉直接进入肱动脉，优点是只要鞘进入肱动脉（桡动脉襻），指引导管推送一般不会遇到麻烦，但有时会出现拔鞘困难，动脉痉挛时患者疼痛明显，并可增加迷走神经反射的概率。短鞘只需进入近端桡动脉，一般拔鞘几乎不会有困难，但当发生动脉痉挛时，6F 的指引导管往往在前臂部位受阻，此时切忌粗暴推送指引导管，否则易造成血管夹层、穿孔。

桡动脉穿刺争取一次成功，于鞘管内注入肝素 5000IU 可以减小桡动脉闭塞的风险。

二、如何克服桡动脉痉挛

1. 桡动脉痉挛的预防

众所周知，桡动脉容易发生痉挛，发生率约 10%，这是一个令初学者非常头痛的问题，它不仅会增加患者的痛苦、延长手术时间，而且常常会使 TRI 失败。究其原因，术者的操作水平是桡动脉痉挛的主要相关因素。另外，年龄和女性是容易影响桡动脉痉挛的主要患者因素。

克服桡动脉痉挛重在预防，如患者保持安静、充分麻醉、避免反复穿刺。对于桡动脉较细、年轻女性患者应由台上穿刺经验最丰富的术者操作，尽量避免反复穿刺，力争一针成功。对于易发生痉挛的高危人群，麻醉时可皮下混合注射利多卡因与硝酸甘油的混合液，动脉鞘内注射药物时宜回抽血液混合，以减少对桡动脉的刺激。注意导管室的温度不宜过低，避免温度过低的生理盐水直接注入动脉鞘时诱发桡动脉痉挛。长的、带亲水涂层的桡动脉鞘、亲水超滑导丝可以减少桡动脉痉挛的发生。手法要轻柔，尽量减少导管操作次数，在造影时首选直径较小的5F造影管。

TRI时应避免器械反复进出血管。为了减少交换导管时导丝的反复进出，可以试用以下方法：在退出导管时先将原常规长度导丝送入，保留导丝于主动脉根部，用带生理盐水的注射器连接导管尾部，回抽排气后在透视下一边往回拉导管一边往内推注盐水，这样可以在交换导管时使导丝保留于原位不动。

2. 桡动脉痉挛的处理方法

即使是最熟练的术者，虽然可以大幅减少桡动脉痉挛发生的比例，但也不可能完全避免，特别是遇到年轻女性、存在血管严重扭曲或冠状动脉开口异位需要反复操作导管等情况时。但绝大多数情况下在发生痉挛后采取适当的方法还是可以完成手术操作的。发生痉挛后可于鞘管内注射维拉帕米（异搏定）等血管扩张药物，但有时效果可能不佳，而且需要较长的时间。另外注意注射异搏定时对血管的刺激性较大，可以回抽血与药液混合后再推注以减少刺激。痉挛后有时左冠状动脉造影导管到位困难，可改用5F的EBU指引导管，往往可以顺利到位。发生桡动脉痉挛后推送6F指引导管往往在前臂部位受阻，此时切忌粗暴，否则易造成血管夹层、穿孔。此时要完成TRI选用5F指引导管是一个比较不错的选择，但如果该患者是分支病变就不能在5F指引导管内完成常规球囊的对吻。我们在临床实践中灵活运用“5F in 6F”技术较好地解决了这个问题。就是在6F指引导管内套上稍长的5F直头指引导管或者猪尾导管，往往可以顺利通过受阻处，此时进入的6F指引导管还对破裂、夹层的前臂血管有压迫止血的作用。

另外要注意，如果推送指引导管困难要注意排除导丝进入小分支的可能，如副肱动脉，此时可以顺利完成造影，但推送指引导管很困难，即使采用“5F in 6F”法。

三、如何克服血管扭曲的问题

严重的血管扭曲往往使导管不能顺利到位，从而使TRI失败。在造影时选用亲水导丝有助于通过扭曲的血管[3]，而且可以使某些“环（loop）”拉直。但也要注意某些少见的“loop”上有很多分支发出而将“loop”固定，此时不宜尝试拉直血管，可更换对侧桡动脉穿刺。有时亲水“泥鳅”导丝也很难通过扭曲血管，可尝试应用PTCA导丝通过。锁骨下动脉或头臂干迂曲的情况下导丝有时可以通过，但在尝试深呼吸、转头等动作后6F指引导管却难于通过，此时在6F指引导管内套上5F直头指引导管或者猪尾导管有助于通过迂曲的血管。

血管存在严重迂曲时操作导管的前行应在导丝的帮助下完成，不要一个方向过度旋转造影导管或指引导管，以免引起导管弯折。注意导管弯折后不要往回拉，如果在近心端大血管内弯折可以试着往前送，在上肢血管内弯折可以嘱助手固定上肢，然后在透视下小心反方向旋转导管以解除折叠。导丝支撑力差、导管难于到达窦底时可换用普通 J 型导丝或加硬导丝。对于严重的血管扭曲，建议左冠状动脉采用 EBU 指引导管，一来到位后支撑力相当不错，二来 EBU 指引导管相对较软，便于操作到位。我们曾对数例食管后右锁骨下动脉的患者进行 TRI 时采用 EBU 指引导管最后均取得了成功。当然对于食管后右锁骨下动脉的患者如果反复尝试导管不能到位，此时改穿刺左侧桡动脉是比较明智的选择。

四、TRI 时指引导管的选择

指引导管是冠状动脉介入治疗的器械传递通道，是手术成功与否的先决条件，需要完成传送、对后续器械使用的支持、监测血流动力学及注射造影剂等方面的作用。TRI 指引导管的选择原则是内腔足够大，能实施预定的手术方案，能顺利到达冠状动脉开口，同轴性好，有足够的支撑力。大号指引导管使用的受限是 TRI 操作的不足之处。尽管在某些特定情况下选用 7F 甚至 8F 的指引导管在经桡动脉途径的 PCI 中是可行的，但对于绝大多数患者来说最理想的指引导管型号为 6F。选用 6F 的指引导管在冠状动脉显像的清晰度、支架输送顺畅性及减少桡动脉的损伤方面可达到较为理想的平衡。如果病变相对简单，桡动脉细小或痉挛，可以选用 5F 的指引导管。5F 的指引导管具有创伤更小、更容易进行深插、改善患者舒适度的优点，但 5F 的指引导管在处理冠状动脉分叉病变时会遇到困难，目前国内市面上的导丝和球囊还不能在 5F 指引导管内完成球囊对吻技术。5F 的指引导管还存在支撑力差、抗折性能不足的缺点。6F 指引导管的内径可达 1.78～1.80 mm（0.070～0.071 英寸），可以满足球囊切割、球囊对吻、≤1.50 mm 直径旋磨头旋磨、抽吸导管的使用等。由于不能同时将 2 枚支架放置在 6F 指引导管中，因此不能经 6F 指引导管完成标准的 Crush 术、V 支架术或 SKS 支架术，但 6F 的大腔指引导管中可以容纳支架和小外径球囊，因此可以完成 T 支架术、Step crush 术、Balloon crush 术、Modified balloon crush 术[4]、DK crush 术[5]、Reverse crush 术及 Culottes 支架术。注意在 6F 的大腔指引导管中推送支架和球囊时先送支架至目标血管远处，再送球囊，不要同时推送支架和球囊。有时对于三分叉病变而需要三球囊同时对吻时可另穿刺对侧桡动脉，选用 5F 和 6F 双指引导管便可完成三球囊的同时对吻，甚至是三个非顺应性球囊的同时对吻。

我们对 V、SKS 支架术进行了改良，适合经桡动脉 6F 指引导管下完成，称为 Step kissing stents 技术，具体操作如下：常规送 2 根软导丝到达两分支血管远端，选用与较小分支血管参考直径相近的球囊分别预扩张两分支血管，再退出球囊。先送入支架至相对较小分支血管的远端，再送入原预扩张球囊至另外一支血管，调整位置行支架-球囊的第一次对吻扩张。退出两个球囊后，再先送入第二个支架至相对较大血管的远端，依次再送入原预扩张球囊至另外一支血管，调整位置行支架-球囊的第二次对吻扩张，这样完成了两个支架的置入。图 13-1 显示以左主干远端分叉病变为例描述 Step kissing stents 技术的具体步骤。

指引导管足够的支撑力是决定 TRI 成功的关键因素。用于股动脉的指引导管也可用于桡动脉的介入治疗，但支撑力较股动脉途径要差一些。左冠状动脉以 EBU、XB 导

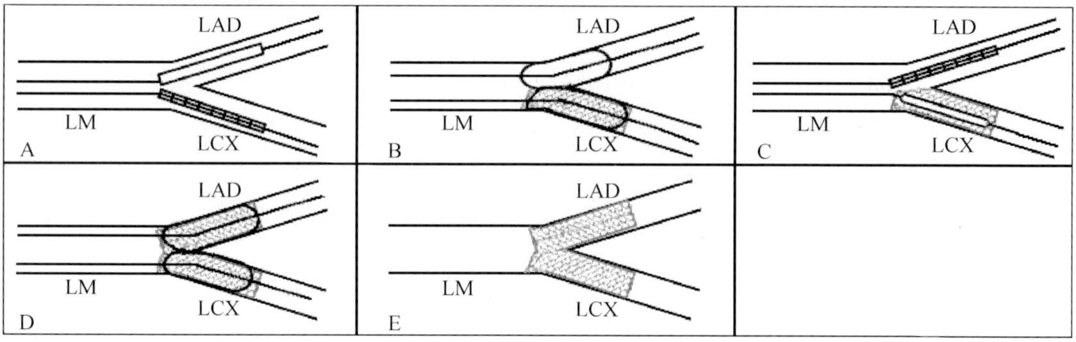

图 13-1 Step kissing stents 技术

管最为常用。如对支撑要求不高或为左主干开口病变，则可选择 JL 导管。如要求强支撑时也可选用 AL 导管。绝大多数的右冠状动脉 PCI 选用 JR4.0 或 JR3.5 导管，少数情况下可选用 AL0.75、AL1.0、XBRCA、AR 及多功能导管等。

如需要超强支撑可在 6F 指引导管中插入 5F 直头指引导管，即所谓母子指引导管技术，也称“5F in 6F”技术，作者的经验是其支撑力强于相应的 7F 指引导管。“5F in 6F”技术在 TRI 中起了很重要的作用，可以在不改变原指引导管及导丝的前提下大大增加原 PCI 系统的支撑力。TRI 时系统支撑力的强弱不仅与指引导管相关，还与导丝、球囊、支架的配合操作密切相关。

如果不是近端的闭塞病变，即使是冠状动脉开口有病变，TRI 时也不主张选择带有侧孔的 6F 指引导管，因为侧孔流量有限，不能满足左冠状动脉的需要；侧孔的存在使冠状动脉口压力监测不准确，不能及时发现指引导管的嵌顿；同时还会增加造影剂的用量。

五、球囊导管的选择

一般情况下 TRI 时球囊导管的选择与经股动脉途径相似，但如果是分叉病变，选用 6F 指引导管处理时球囊的选择就显得很重要。为节省费用应选择通过性能超群的球囊，预扩张主支病变的球囊应考虑分支大小，球囊长度与大小应考虑对吻时的需要。如需对吻，球囊的推送系统应≤2.7F。某些支架球囊推送杆及导丝进入处为 3F，不可能在 6F 指引导管下进行球囊支架对吻技术，推荐使用较小外径的球囊如 Maverick 或 Sprint 球囊。对进行双支架处理的分叉病变，非顺应性球囊的高压后扩张及对吻直接影响着患者的预后，可选用外径较小的 Quantum 球囊。可在 6F 大腔指引导管内完成对吻的非顺应性球囊还有 NC Splinter、Voyager NC 等。

六、支架的选择

TRI 时支架的选择与经股动脉途径基本相似。目前市面上的支架中 Endeavor 及 Endeavor Resolute 的推送杆最粗，其最粗处达 3.0F，不能在 6F 指引导管内送入 1 个 Endeavor 支架及球囊，故不能在 6F 指引导管内完成与 Endeavor 相关的各种 Crush 术及改良的对吻支架术，但可以完成 Culottes 支架术。

随着医疗器械工业的发展，TRI 领域不断出现新的产品。0.25 mm（0.010 英寸）导丝及配套球囊的出现解决了在 5F 指引导管内不能完成双球囊对吻的难题。该系统的出现使得 TRI 向更小、更舒适的方向发展。

相对于以往熟悉的股动脉途径来说 TRI 时会遇到各种各样的困难，但只要小心、耐心、有心，绝大多数问题可以得到顺利解决，相信 TRI 的成功率会随着术者经验的不断积累和新器械的不断推动而大幅提高，桡动脉路径会成为越来越多术者的第一选择。

七、病例精选

1. 病例 1：左主干病变经桡动脉途径 6F GC step 支架术

（1）病例摘要：患者，女性，56 岁，因“反复劳力性胸闷 1 年余，加重 3 天”入院。心血管危险因素：高血压、脂质代谢异常。心电图：左室肥大伴劳损改变。运动试验：阳性（广泛前壁）。超声心动图：正常左室内径，收缩功能正常。冠状动脉造影结果见图 13-2 至 13-5。

面对这样一个患者我们首先需要考虑的是血运重建策略的选择。由于该患者系多支病变且涉及前三叉，因此可以考虑 CABG，但是患者拒绝，因此接下去我们需要考虑的是 PCI 策略：是单支架还是双支架？假如双支架采取何种术式？由于该患者左主干很粗大，直径显著大于两个分支血管，因此我们考虑采用 Kissing/V-stenting 技术。介入治疗过程如下。

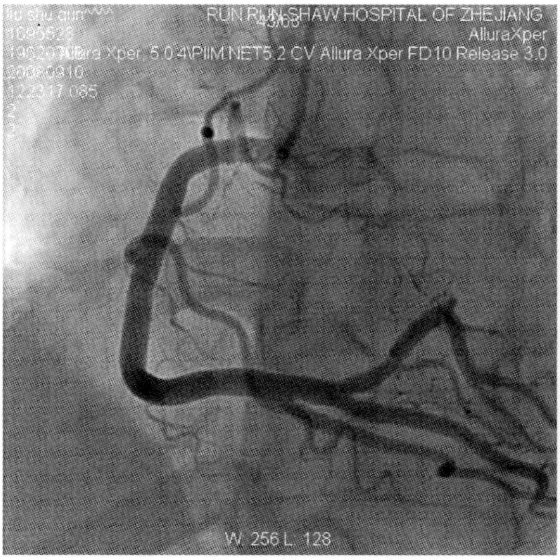

图 13-2　冠状动脉造影结果

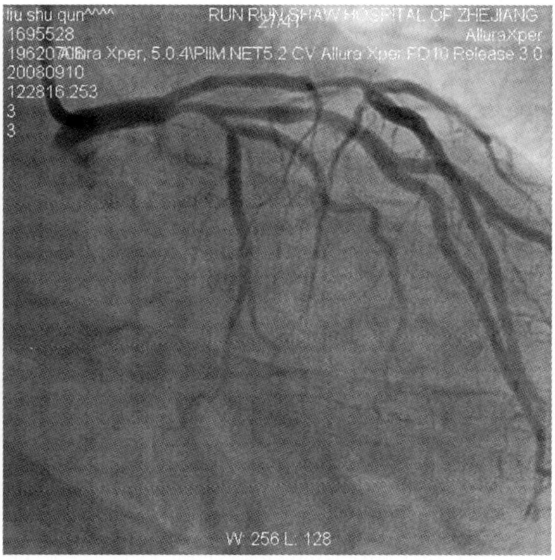

图 13-3　冠状动脉造影结果

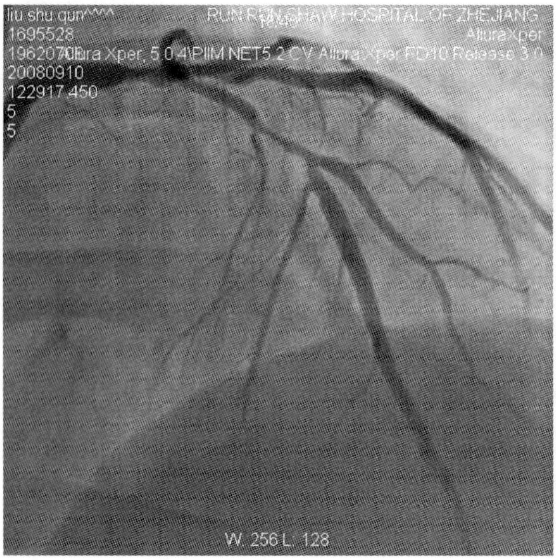

图 13-4 冠状动脉造影结果

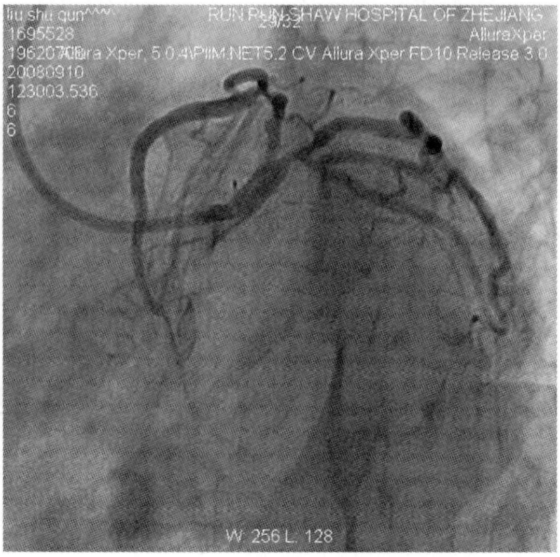

图 13-5 冠状动脉造影结果

(2) 手术器械：GC-6F EBU3.5 导管，GW-BMW 钢丝，Soft-D 钢丝，Routhrough 钢丝，NC Sprinter 3.0 mm×15 mm 球囊，Maverick 2.0 mm×15 mm 球囊，Quantum 3.25 mm×12 mm 球囊，Partner 3.0 mm×36 mm 支架，Firebird 3.0 mm×33 mm 支架。

(3) 手术步骤：①选用 BMW 钢丝测量 LAD 病变长度，然后进入 LAD 远端（图 13-6）；

②选用 Soft 钢丝进入第一对角支远端进行保护；

③选用 RunThrough 测量 LCX 病变长度，然后进入回旋支远端（图 13-7）；

④选用 Partner 3.0 mm×36 mm 支架放置于 LM-LAD（图 13-8），NC Sprinter 3.0 mm×15 mm 球囊放置于 LM-LCX 保护（图 13-9）；

⑤LM-LAD 直接置入支架，高压释放（图 13-10）；

⑥LM-LCX 保护球囊高压释放（图 13-11）；

⑦LM-LAD 支架球囊/LM-LCX 保护球囊对吻（图 13-12）；

⑧LM-LAD 支架球囊/LM-LCX 保护球囊对吻后造影结果（图 13-13、图 13-14）；

⑨选用 Firebird 3.0 mm×33 mm 支架定位于 LM-LCX，NC Sprinter 3.0 mm×15 mm球囊放置于 LM-LAD 保护（图 13-15）；

⑩LM-LCX 支架高压释放（图 13-16）；

⑪LM-LCX 支架球囊/LM-LAD 保护球囊对吻（图 13-17）；

⑫LM-LCX 支架球囊/LM-LAD 保护球囊对吻后造影结果（图 13-18）；

⑬处理 LCX-OM 分叉：将原 Soft 钢丝置入 OM1，选用 Maverick 2.0 mm×15 mm 球囊置入 OM，Sprinter 3.0 mm×15 mm 置于 LCX 进行 Kissing Ballon 术（图 13-19 至图 13-21）；

⑭LCX 分叉处理后造影结果（图 13-22）；

⑮处理左前降支-对角支分叉：将原 Soft 钢丝置入第一对角支（D），选用 MaverCK

2.0 mm×15 mm 球囊置入 D1，Sprinter 3.0 mm×15 mm 置于 LAD 行 Kissing Ballon 术（图 13-23 至图 13-24）；

⑯LAD 分叉处理后造影结果（图 13-25）；

⑰选用 Quantum 3.25 mm×12 mm 高压球囊对 LAD 支架进行后扩张（图 13-26）；

⑱LM-LCX 高压球囊（NC Sprinter 3.0 mm×15 mm）/LM-LAD 高压球囊（Quantum 3.25 mm×12 mm）准确定位后分别高压（10 atm）最终对吻（图 13-27 至图 13-29）；

⑲最后造影结果（图 13-30、图 13-31）。

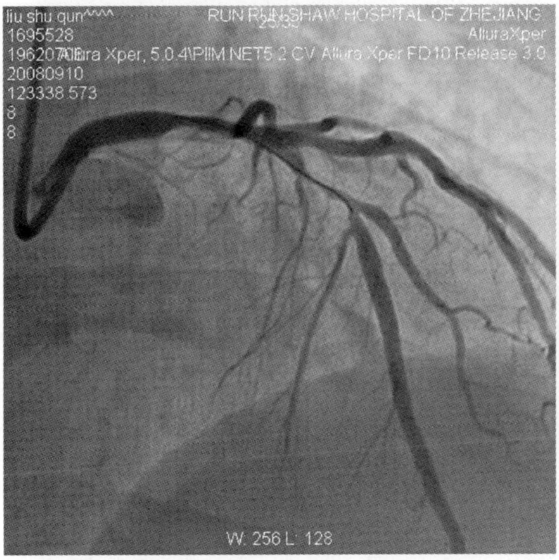

图 13-6　BMW 钢丝进入 LAD 远端

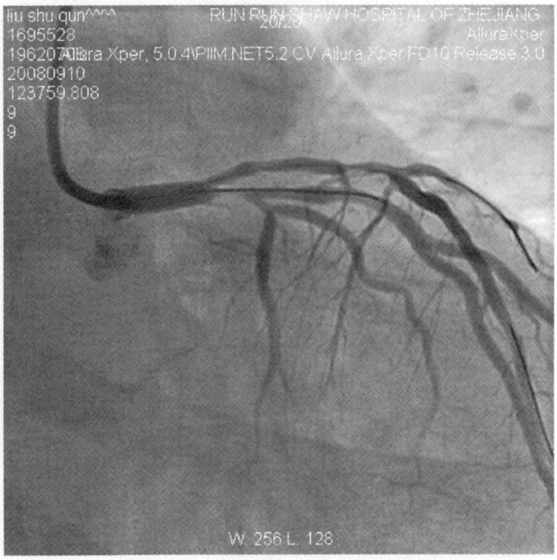

图 13-7　进入回旋支远端

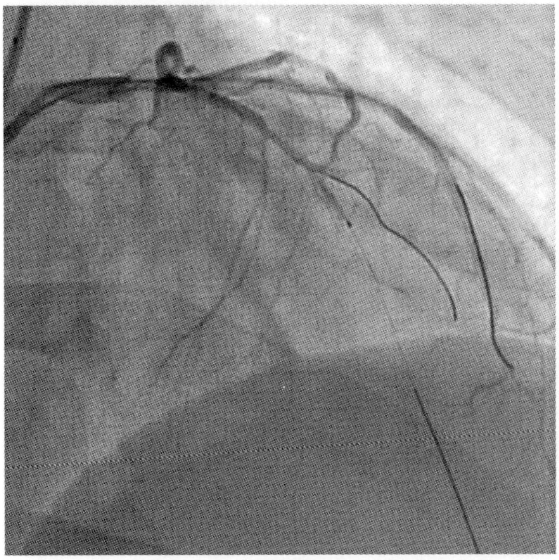

图 13-8　支架置于 LM-LAD

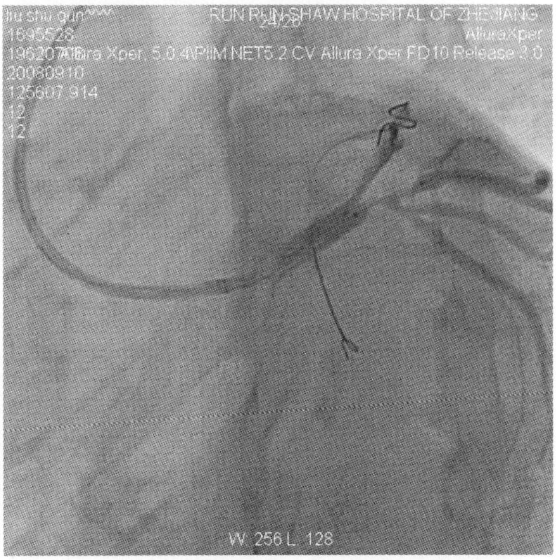

图 13-9　球囊保护

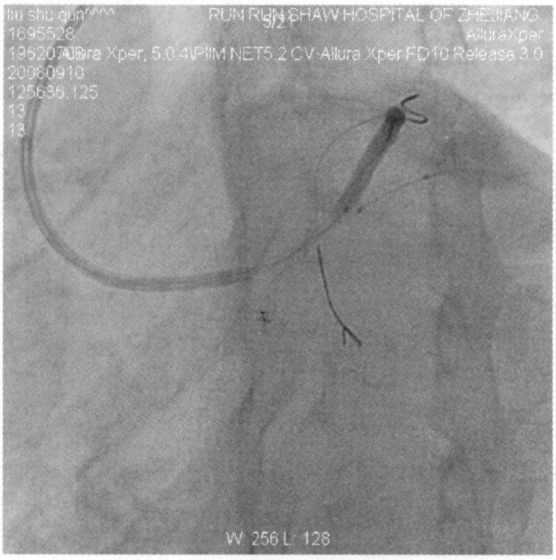

图 13-10　LM-LAD 支架高压释放

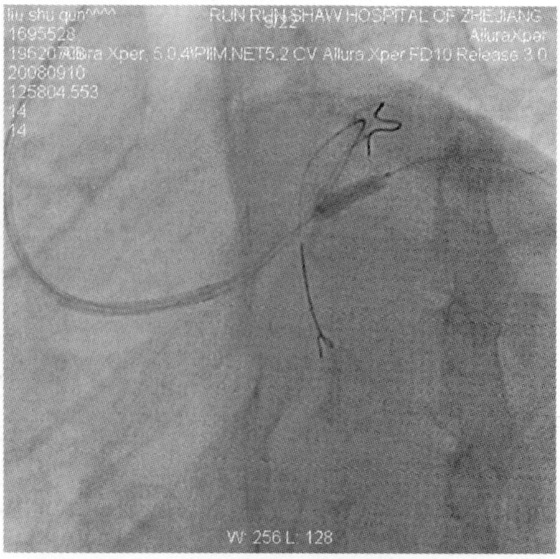

图 13-11　LM-LAD 保护球囊高压释放

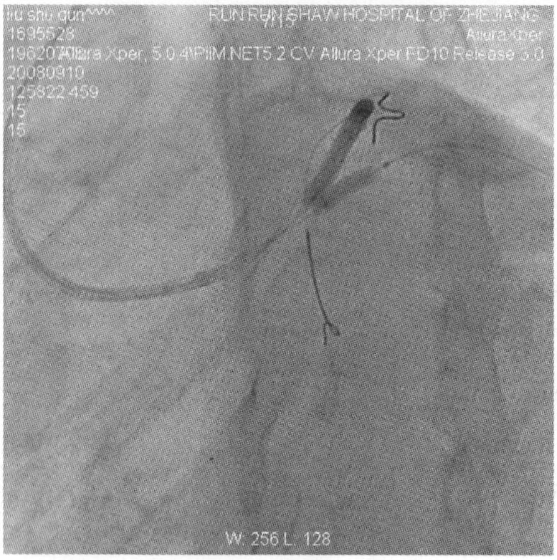

图 13-12　球囊对吻

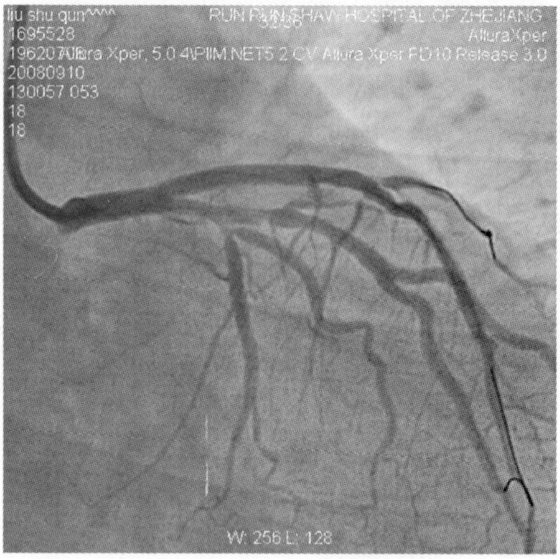

图 13-13　对吻后造影结果

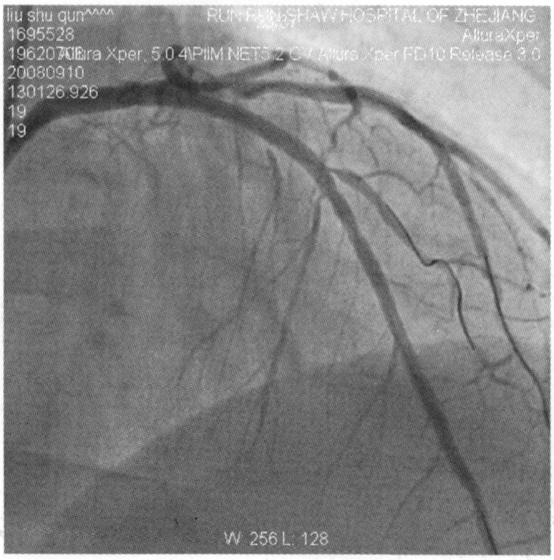

图 13-14　对吻后造影结果

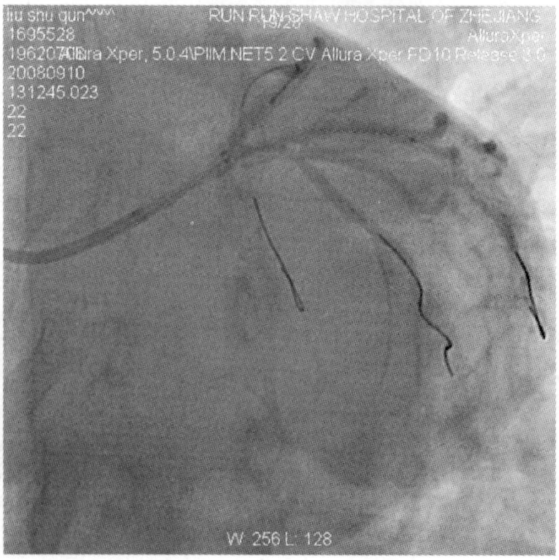

图 13-15　支架定位于 LM-LCX，
球囊放置于 LM-LAD 保护

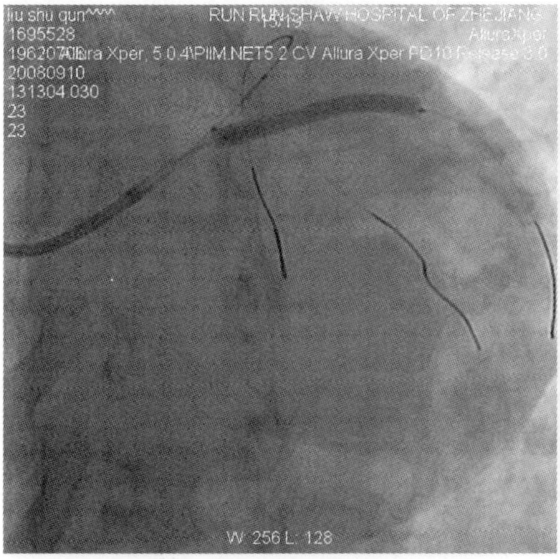

图 13-16　LM-LCX 支架高压释放

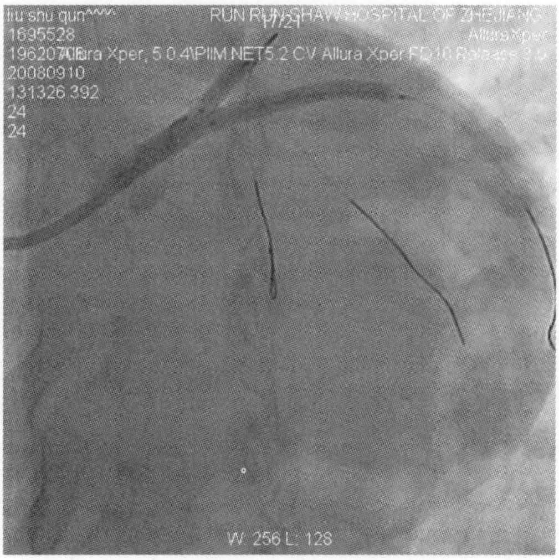

图 13-17　球囊对吻

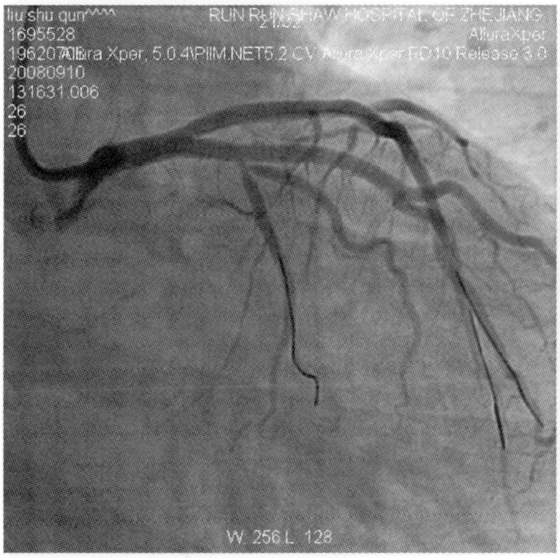

图 13-18　对吻后造影结果

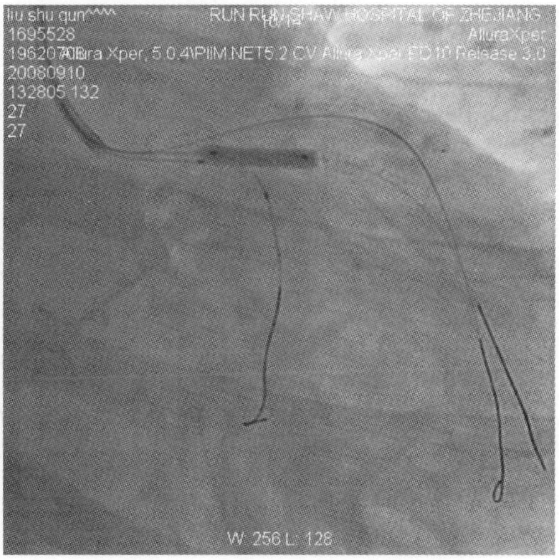

图 13-19　LCX-OM 分叉的处理

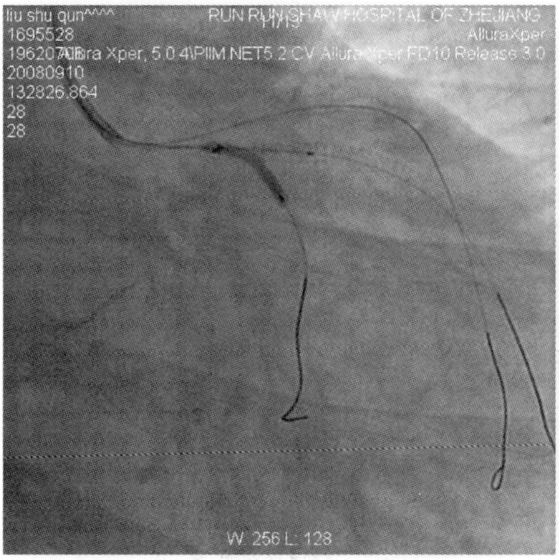

图 13-20　LCX-OM 分叉的处理

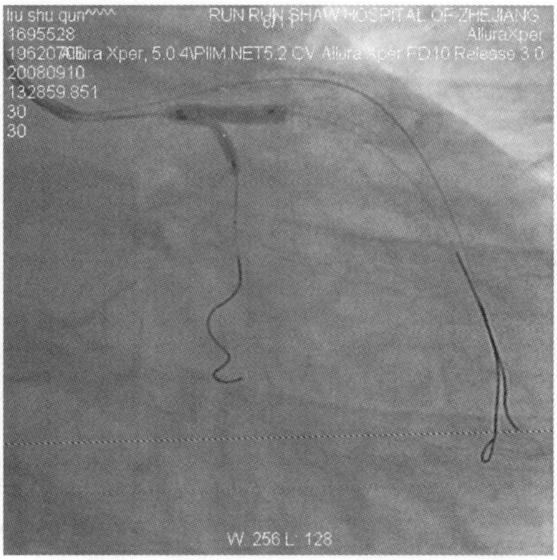

图 13-21　LCX-OM 分叉的处理

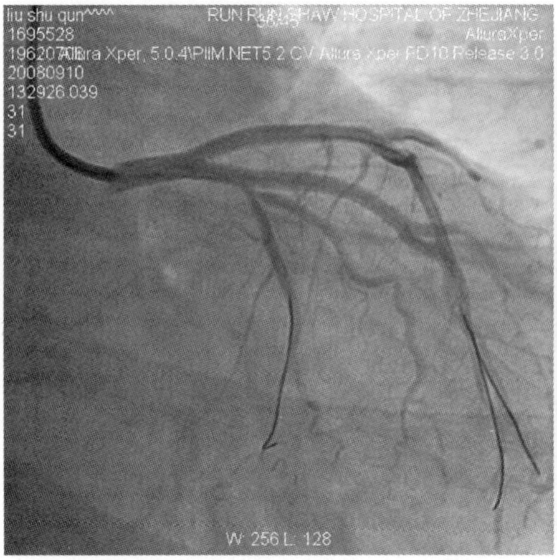

图 13-22　LCX 分叉处理后造影结果

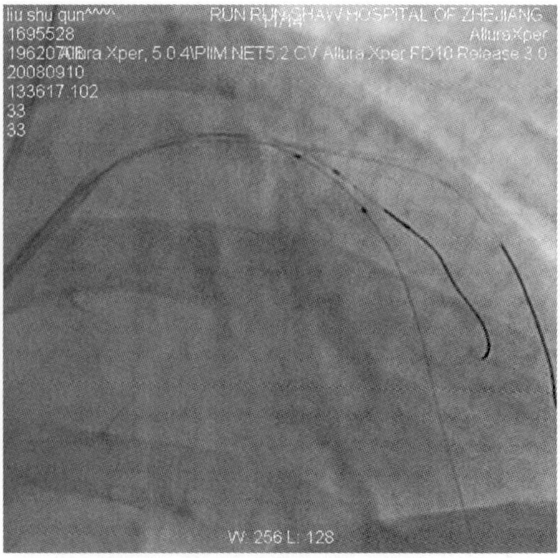

图 13-23　LAD-D 分叉的处理

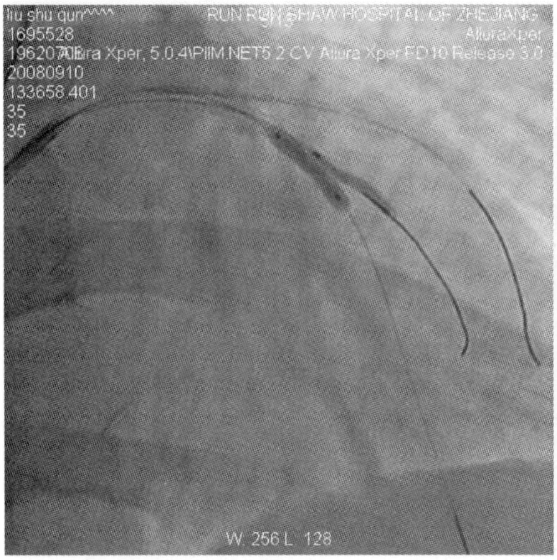

图 13-24　LAD-D 分叉的处理

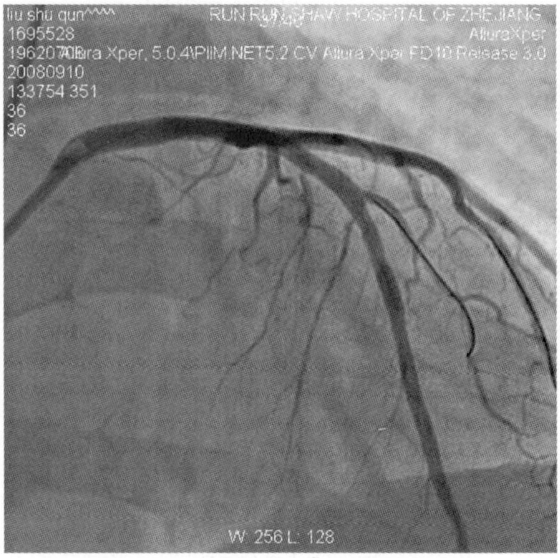

图 13-25　LAD 分叉处理后造影结果

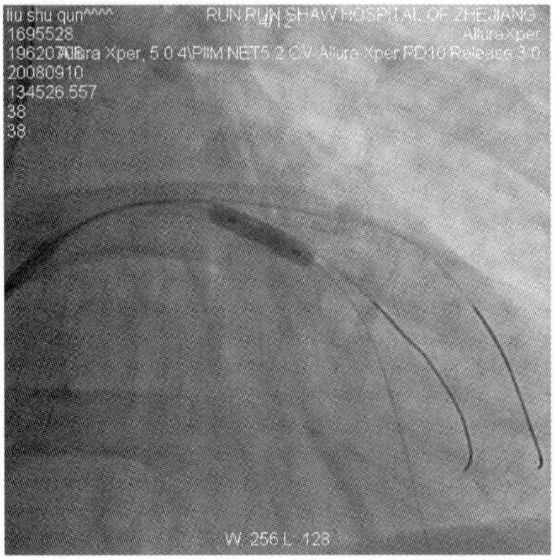

图 13-26　高压球囊对 LAD 支架进行后扩张

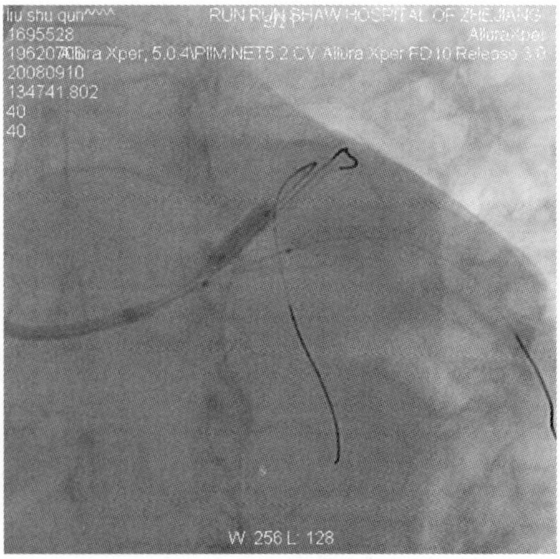

图 13-27　高压球囊对吻

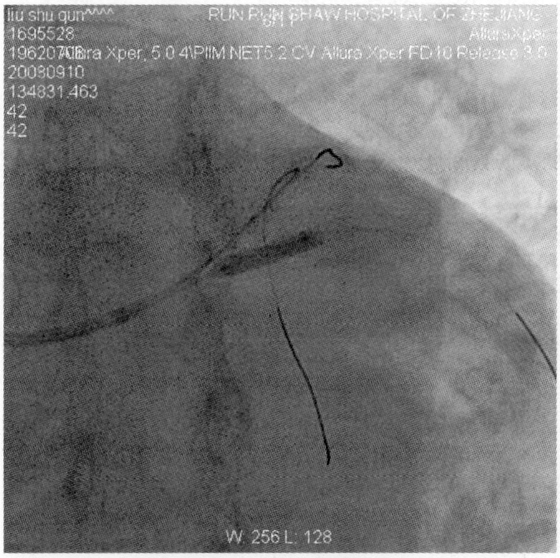

图 13-28　高压球囊对吻

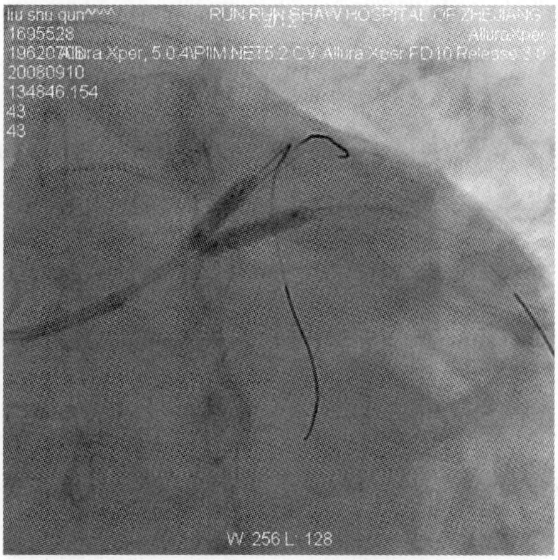

图 13-29　高压球囊对吻

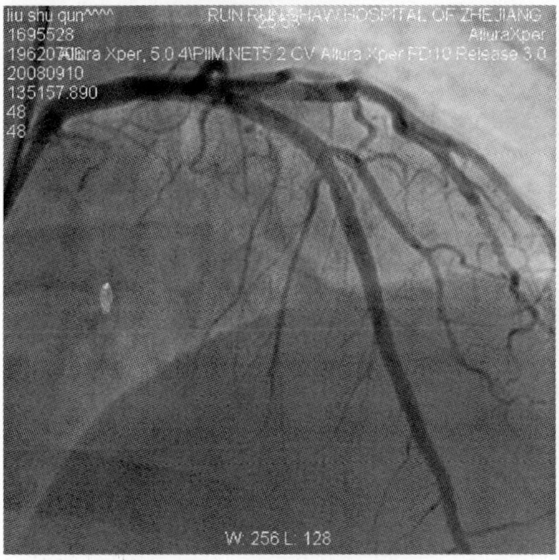

图 13-30　最终造影结果

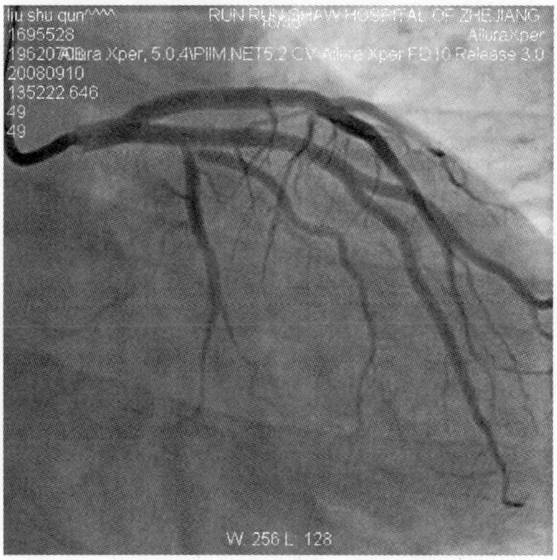

图 13-31　最终造影结果

（4）经验总结：目前在 6F 指引导管下，采用 Step 技术可以安全、顺利完成各种多支架置入，如简化 Crush/Cullote 支架技术。但有学者认为 6F 指引导管 TRI 的最后技术障碍是不能完成 V 和 Kissing 支架技术。在 Step 技术启发下，我们开发出经 6F 指引导管 TRI 的 V 和 Kissing 支架技术——Step-Kissing 支架技术。该患者 LM 很粗大并且 LAD 与 LCX 差不多粗，LM 直径＝2/3（LAD＋LCX）直径，因此适合行 V/Kissing 支架技术。该例患者，我们经桡动脉途径送入 6F 指引导管，采用球囊保护技术顺利实现 V-支架技术、K-支架技术。此外，6F 指引导管能实现多钢丝、多分支保护技术。

2. 病例 2：TRI IVUS 指导下、逆行导丝技术处理前降支完全闭塞病变

（1）病例摘要：患者，男性，78 岁，因“反复活动后胸痛 1 年余，加重 2 周”入院。既往有高血压病史 5 年。入院时查心电图示窦性心律、完全性右束支传导阻滞。超声心动图检查显示 LVEF 69％，结构大小无特殊。血肌钙蛋白（－）。入院后予以负荷剂量氯吡格雷（波利维）和阿司匹林治疗后进行冠状动脉造影检查，选用的是右侧桡动脉路径，6F 血管鞘。造影发现：右冠状动脉近端 95%狭窄，左主干正常，前降支第 1 对角支处完全闭塞（图 13-32 至图 13-34）。

对该患者，引起此次症状的罪犯血管应该是右冠状动脉，但目前尚无心肌坏死的依据，不存在急诊干预的情况。处理右冠状动脉病变可能会遇到无复流、慢复流的现象，虽然概率不大，但由于同时存在前降支的完全闭塞，一旦发生，手术的风险将明显升高。于是我们首先选择尝试处理前降支 CTO 病变，但由于闭塞起始段位于前降支对角支分叉处，经过反复尝试导丝不能正确穿刺闭塞段起点。术中病人出现胸痛，放弃前降支 PCI，对右冠状动脉进行了 PCI。为防止可能出现的慢血流现象，干预前于冠状动脉内注射欣维宁（盐酸替罗非班氯化钠注射液）、置入 IABP 处理，右冠状动脉 PCI 过程平稳（图 13-35）。

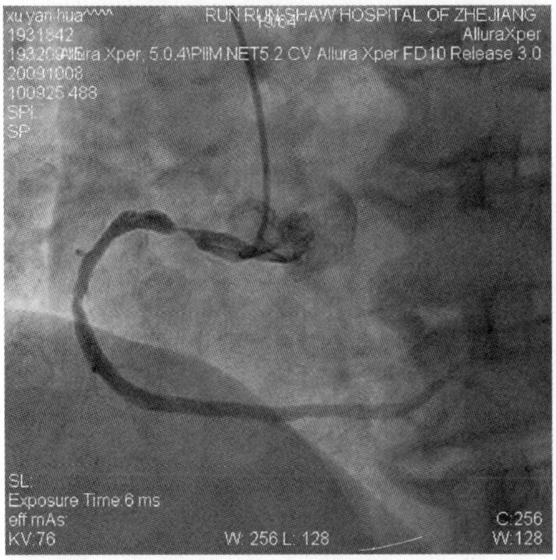

图 13-32　造影结果

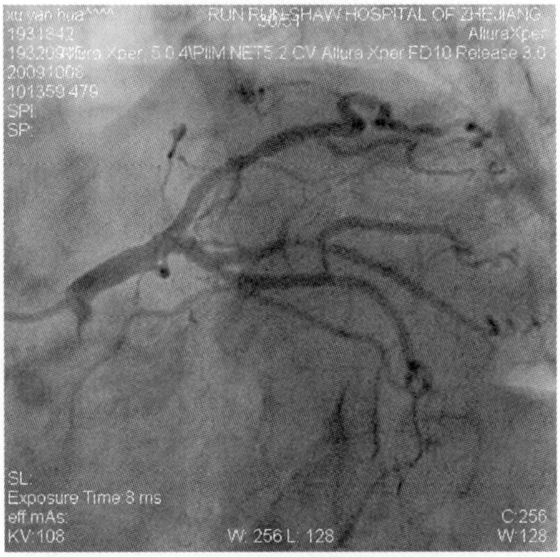

图 13-33　造影结果

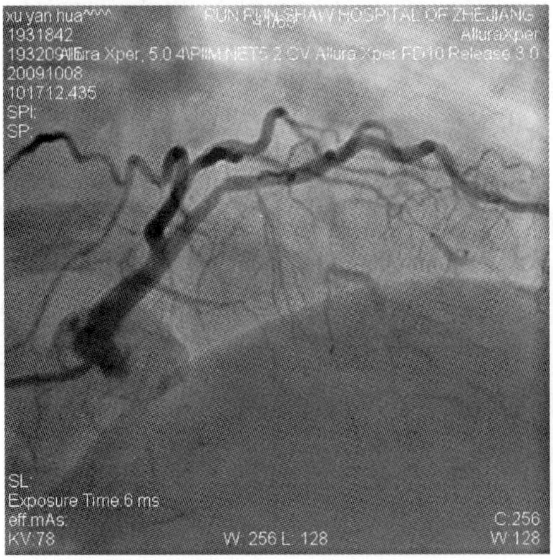

图 13-34　造影结果

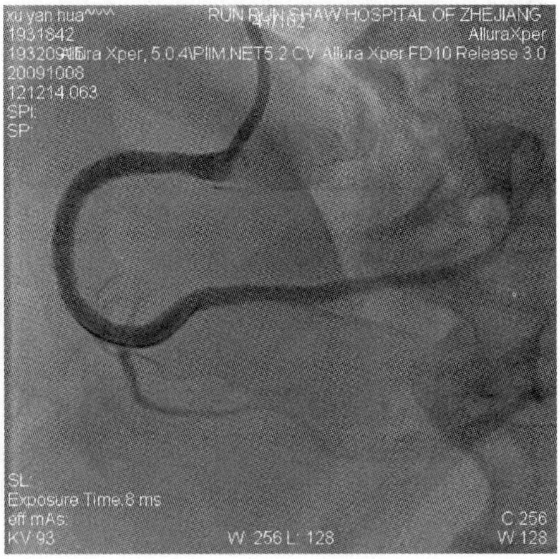

图 13-35　造影结果

1 个月后再次对前降支进行 PCI 术。同样采取的是右侧桡动脉路径，6F EBU 3.5 指引导管，经 IVUS 检查可以清楚地看到前降支闭塞段的起点部位，这样导丝就能方便地识别正确的穿刺点，并经 IVUS 证实（图 13-36、图 13-37）。可惜后来导丝未能到达远端血管真腔，考虑到右冠状动脉（RCA）经间隔支到前降支的侧支循环较好（图 13-38、图 13-39），于是我们选择了逆行导丝技术。

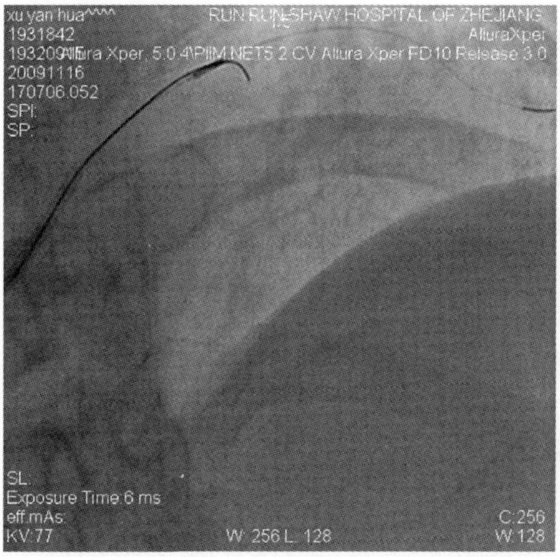

图 13-36　再次对前降支进行 PCI 术

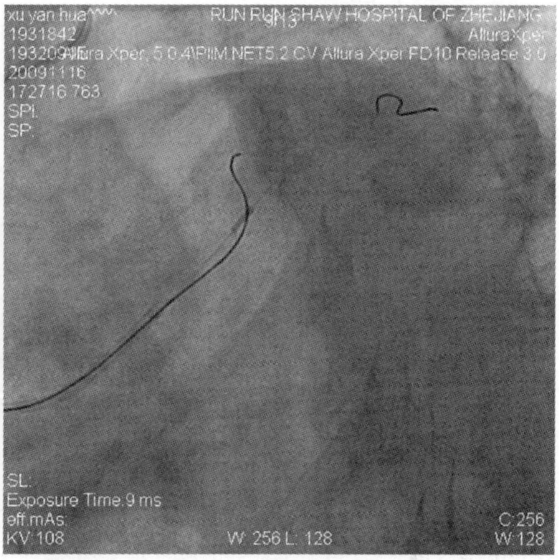

图 13-37　再次对前降支进行 PCI 术

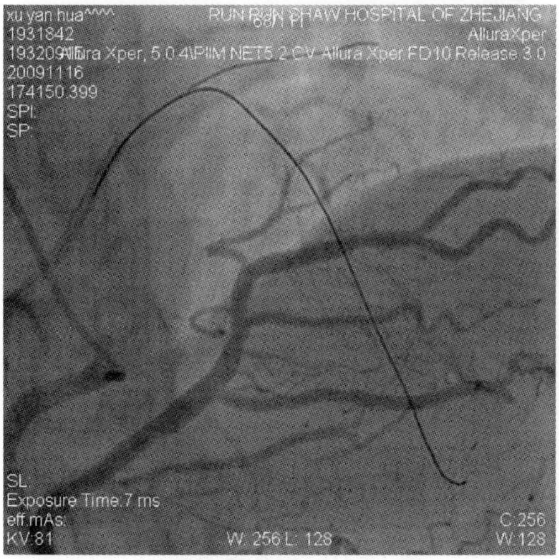

图 13-38　RCA 经间隔支到前降支的侧支循环良好

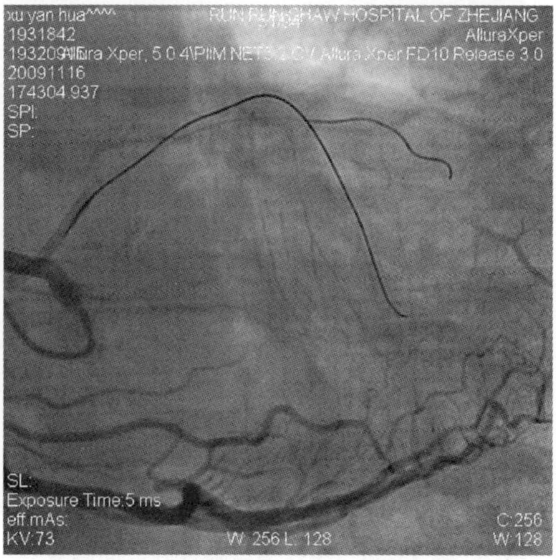

图 13-39　RCA 经间隔支到前降支的侧支循环良好

（2）手术器械：6F EBU 3.5 指引导管，Miracle6 钢丝，90 cm 6F JR4 指引导管，Field 导丝，Ruyjin1.25 mm×15 mm 球囊，3 m BMW 钢丝，2.0 mm×20 mm Voyager 球囊，2.75 mm×36 mm Partner 药物支架，3.0 mm×8 mm Powersail 球囊，Progreat 微导管。

（3）手术步骤：

①穿刺左侧桡动脉，应用 6F 血管鞘、90 cm　JR4 指引导管，Field 导丝在微导管的支持下经后降支到间隔支（图 13-40）；

②换用 Miracle6 钢丝在微导管支持下经右冠状动脉-后降支的侧支到达前降支，微导管不能通过间隔支，应用 Ruyjin 1.25 mm×15 mm 球囊以 3 atm 扩张间隔支后得以通过（图 13-41、图 13-42）；

③尝试导丝进入 6F EBU 3.5 指引导管内，换用 3m BMW（图 13-43）；

④选用 Ruyjin 1.25 mm×15 mm 球囊扩张左前降支病变及造影结果（图 13-44、图 13-45）；

⑤选用 Fielder 钢丝前向通过前降支病变处到达前降支远端，选用 2.0 mm×20 mm Voyager 球囊预扩张前降支中段病变，造影结果见图 13-46、图 13-47；

⑥回撤逆行导丝后造影结果见图 13-48；

⑦前降支近中段置入 2.75 mm×36 mm Partner 药物支架（图 13-49）；

⑧选用 3.0 mm×8 mm Powersail 高压球囊后扩张支架近段（图 13-50）；

⑨最后造影结果（图 13-51 至图 13-53）。

（4）经验总结：该病例对前降支 CTO 采用了 IVUS 引导、对侧造影、逆行导丝等多项技术。对于存在于分支处的闭塞病变，IVUS 有较大的价值，注意超声探头距离导管头部约 1 cm 左右；宜尽早进行对侧造影；在使用 CTO 导丝时配合使用微导管；可经双侧桡动脉进行闭塞病变的逆行导丝技术，术后即可拔鞘，出血并发症少。

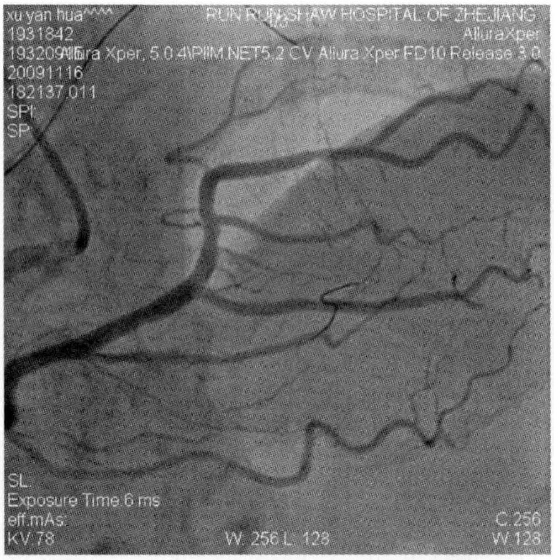

图 13-40　导丝经后降支到后间隔支

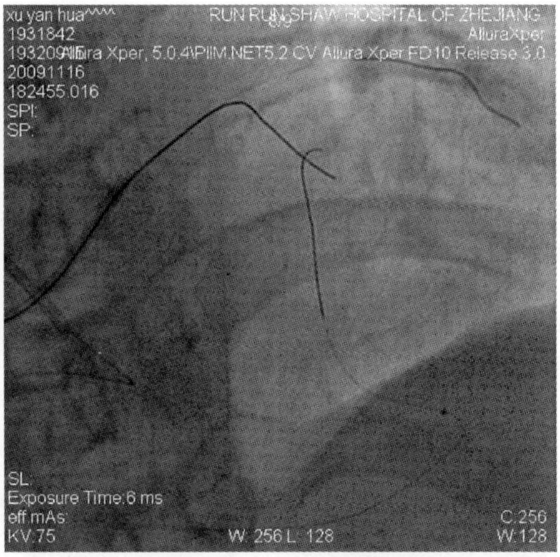

图 13-41　手术中造影

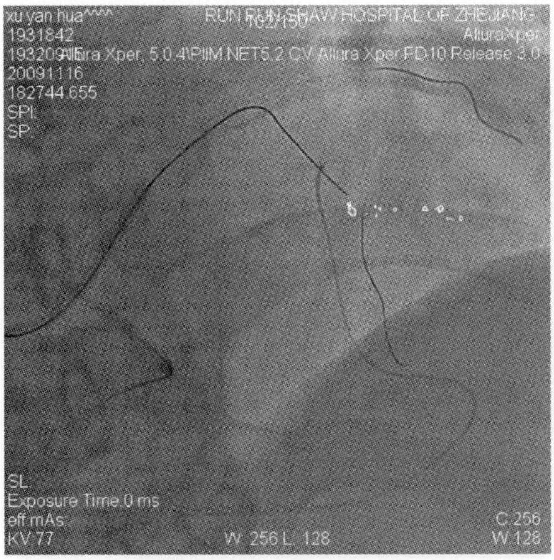

图 13-42　手术中造影

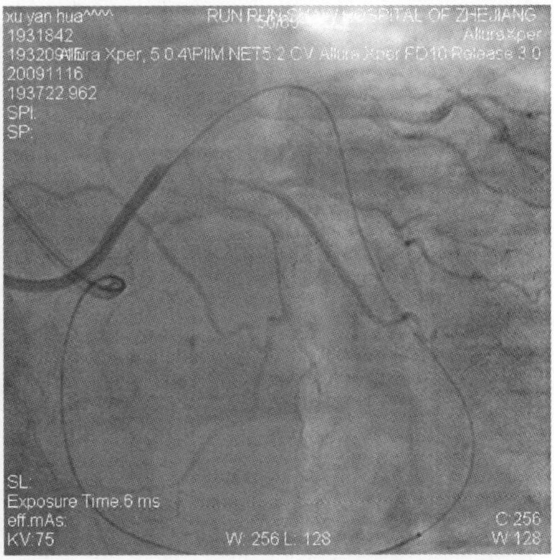

图 13-43　手术中造影

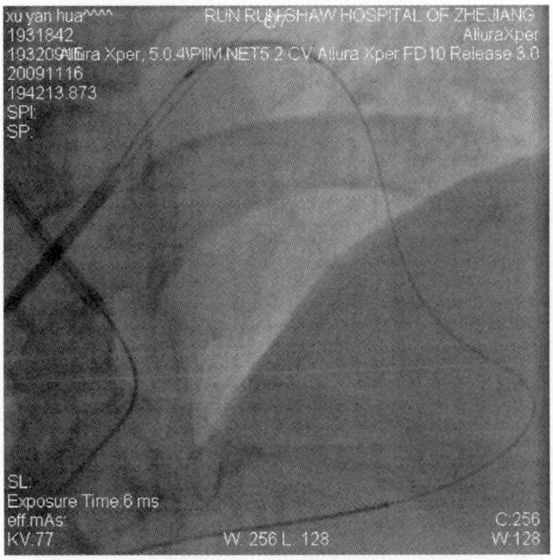

图 13-44　扩张左前降支

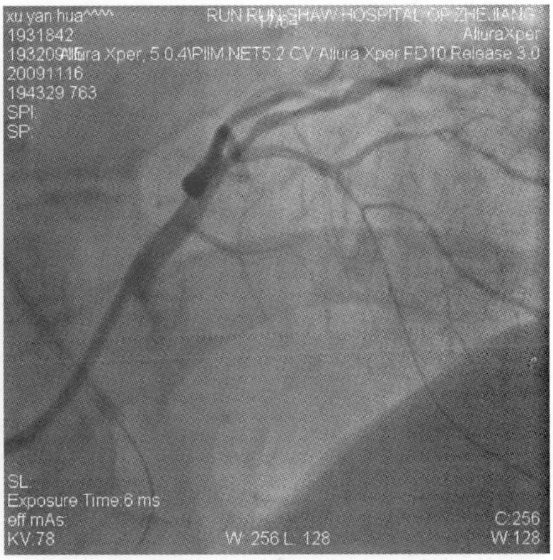

图 13-45　扩张左前降支

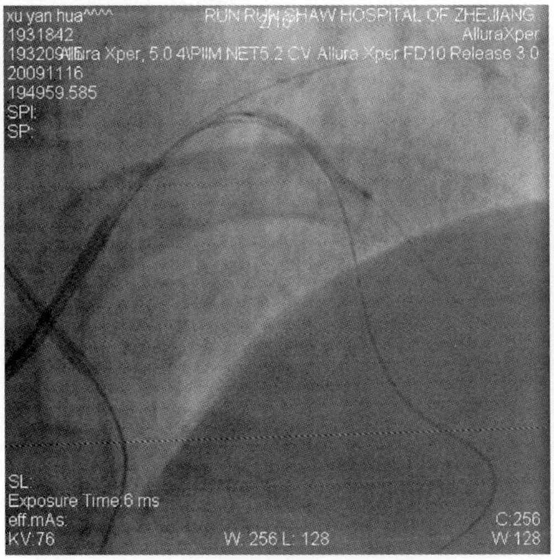

图 13-46　预扩张前降支中段病变

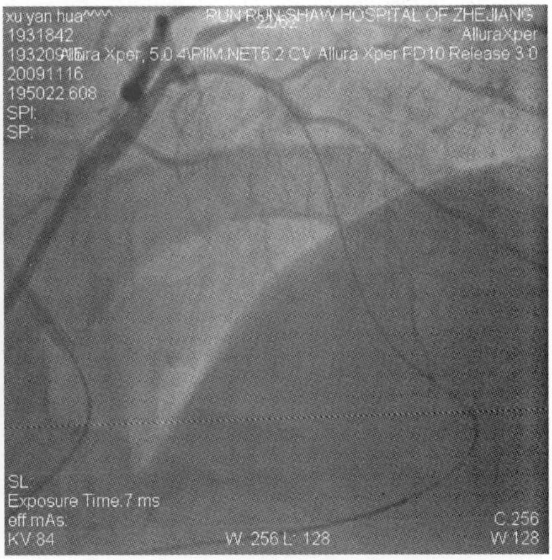

图 13-47　预扩张前降支中段病变

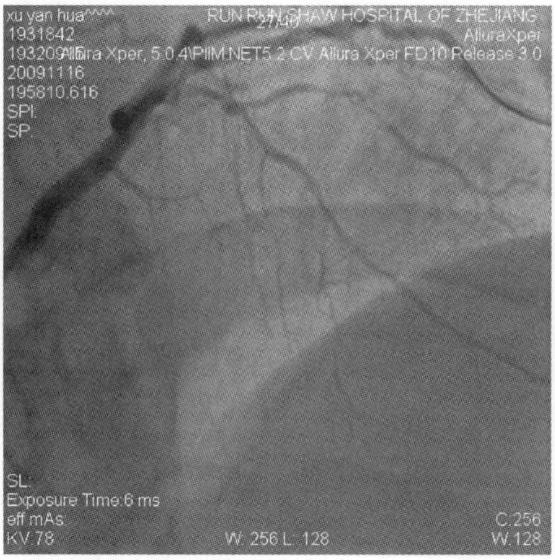

图 13-48 回撤逆行导丝后造影结果

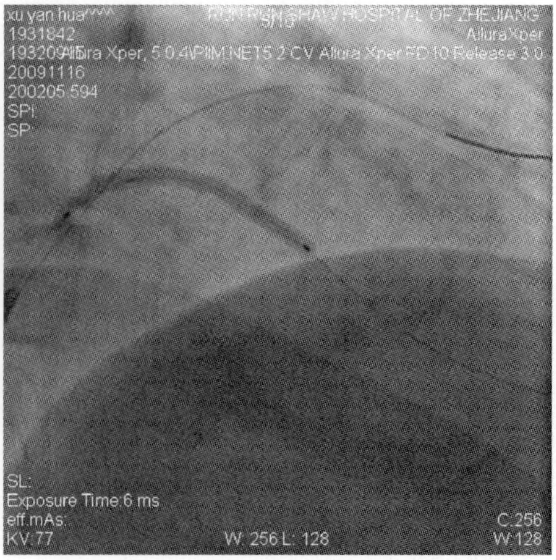

图 13-49 前降支近中段置入药物支架

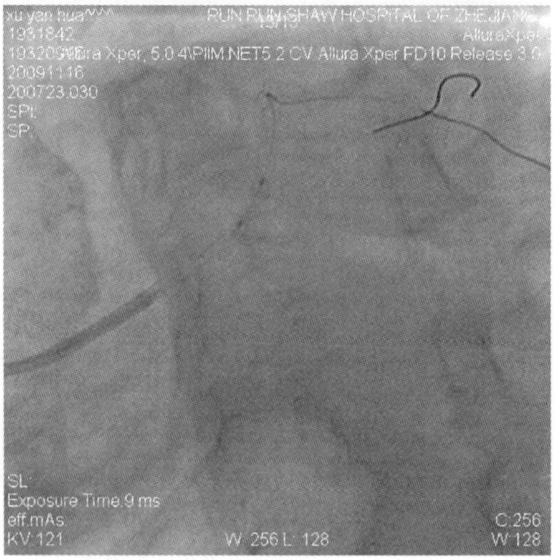

图 13-50 高压球囊后扩张支架近段

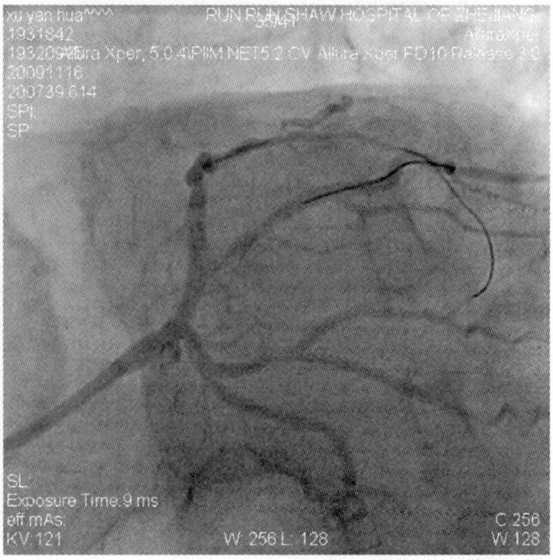

图 13-51 最后造影结果

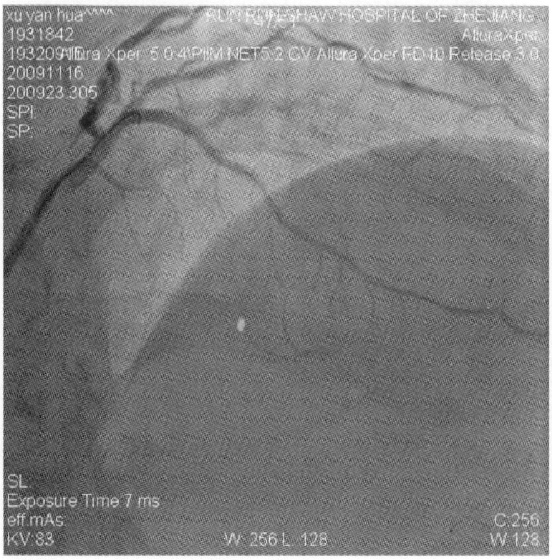

图 13-52 最后造影结果

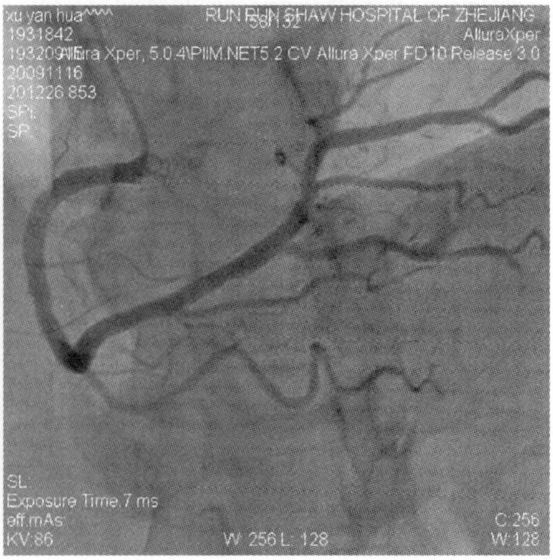

图 13-53 最后造影结果

3. 病例 3：经桡动脉途径三球囊对吻处理三分叉病变

（1）病例摘要：患者，男，76 岁，因“反复胸闷气急乏力 1 年余，加重 4 个月”入院。既往有高血压病史 20 年，阵发性房颤病史 15 年。心电图：房颤伴 ST-T 改变。运动平板试验：阳性。超声心动图示：左室肥厚，射血分数（EF）76%。冠状动脉造影结果见图 13-54 至图 13-57。

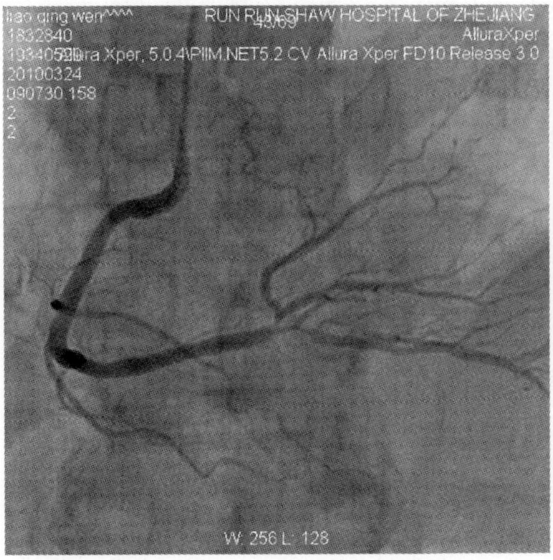

图 13-54　冠状动脉造影结果

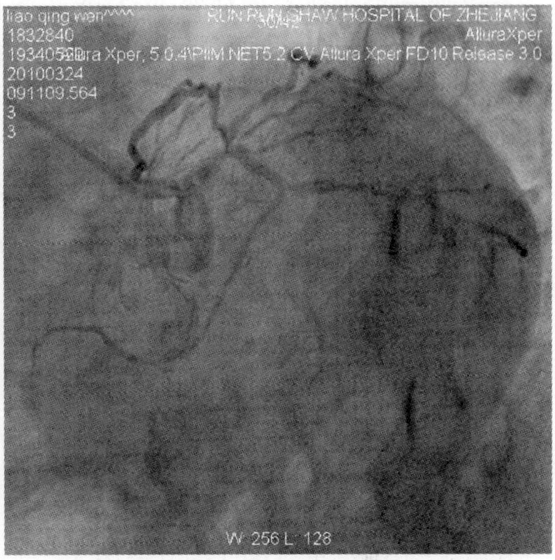

图 13-55　冠状动脉造影结果

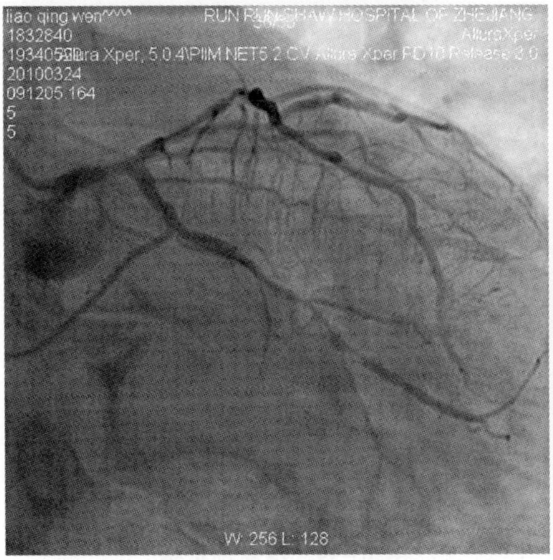

图 13-56　冠状动脉造影结果

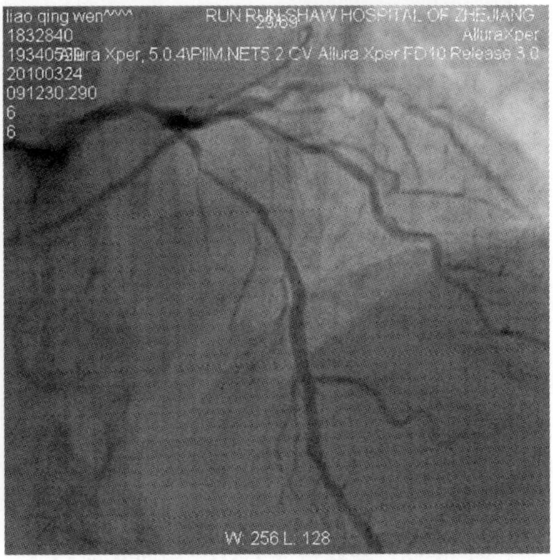

图 13-57　冠状动脉造影结果

（2）手术器械：6F　EBU 3.5、5F EBU 3.5 指引导管；Runthrough 钢丝（LAD），Fielder 钢丝（Ramus），BMW 钢丝（LCX），PILOT50 钢丝；Ryujinplus 2.0 mm×20 mm球囊；Cypher Select 3.0 mm×33 mm 药物支架，Cypher Select 2.5 mm×28 mm 药物支架，Cypher Select 3.5 mm×18 mm 药物支架；Quantum 2.25 mm×15 mm 球囊，Kongou 3.5 mm×15 mm 球囊，Quantum 2.5 mm×15 mm 球囊。

（3）手术步骤：

①选用 6F EBU 3.5 指引导管到左冠状动脉开口处，选用 Runthrough 钢丝进入 LAD 远端，选用 Fielder 钢丝进入中间支，选 BMW 钢丝进入 LCX 远端（图 13-58）；

②选用 Ryujinplus 2.0 mm×20 mm 球囊对前降支中段、近段及回旋支中远段病变进行预扩张（图 13-59、图 13-60）；

③前降支近中段病变处置入 Cypher Select 3.0 mm×33 mm 药物支架（图 13-61）；

④回旋支中远段病变处置入 Cypher Select 2.5 mm×28 mm 药物支架（图 13-62）；

⑤左主干开口至前降支近段置入支架，与前一支架串联（图 13-63）；

⑥支架置入后造影结果（图 13-64、图 13-65）；

⑦中间支与左前降支（LAD）交换钢丝；

⑧经对侧桡动脉将 5F EBU 3.5 指引导管送到左冠状动脉开口处，选用 PILOT50 钢丝进入回旋支（图 13-66）；

⑨选用 Quantum 2.25 mm×15 mm 球囊对回旋支近段及网眼扩张，随后对回旋支中远段支架进行后扩张（图 13-67）；

⑩选用 Kongou 3.5 mm×15 mm 球囊对前降支近中段支架及左主干内支架进行后扩张，选用 Quantum 2.5 mm×15 mm 球囊对中间支近段及网眼进行扩张，最后三球囊进行 Kissing Ballon 术（图 13-68）；

⑪最后造影结果（图 13-69 至图 13-71）。

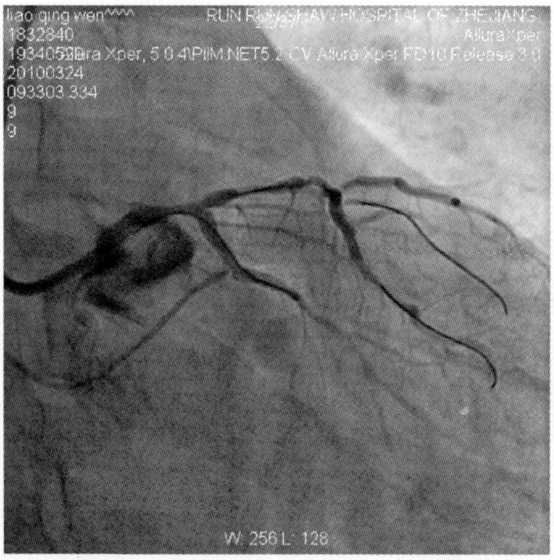

图 13-58　导丝进入 LAD、中间支及 LCX

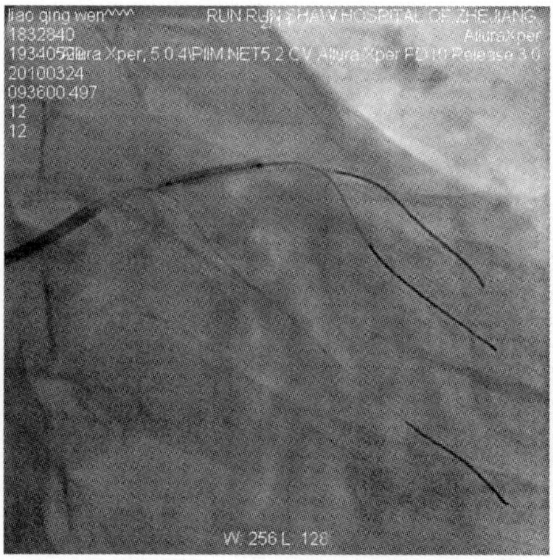

图 13-59　球囊预扩张

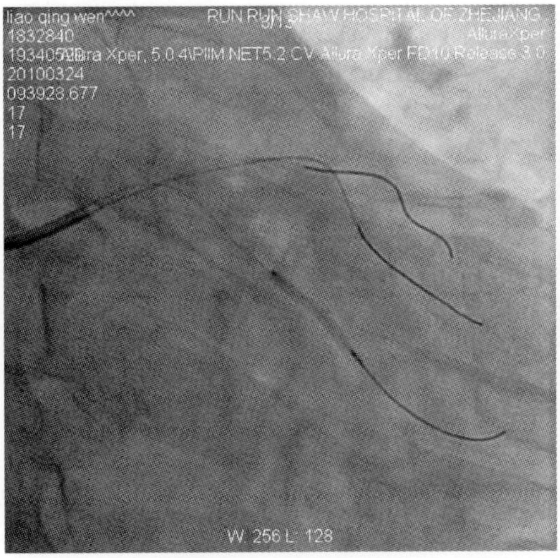

图 13-60　球囊预扩张

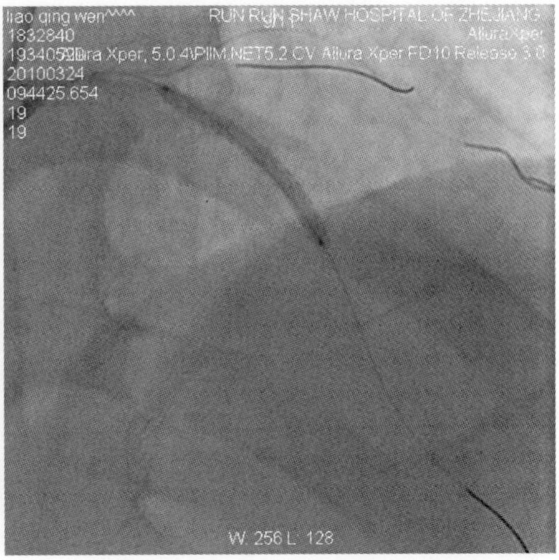

图 13-61　前降支近中段置入支架

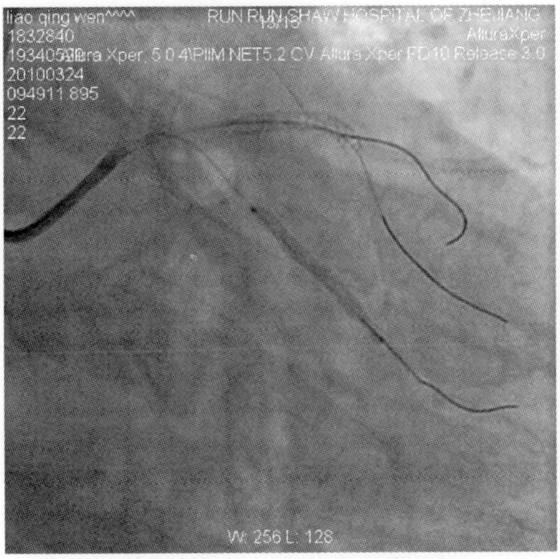

图 13-62　回旋支中远段置入支架

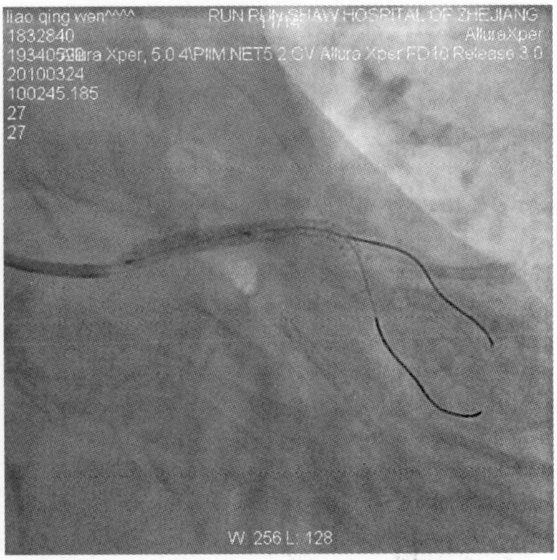

图 13-63　左主干开口至前降支近段置入支架

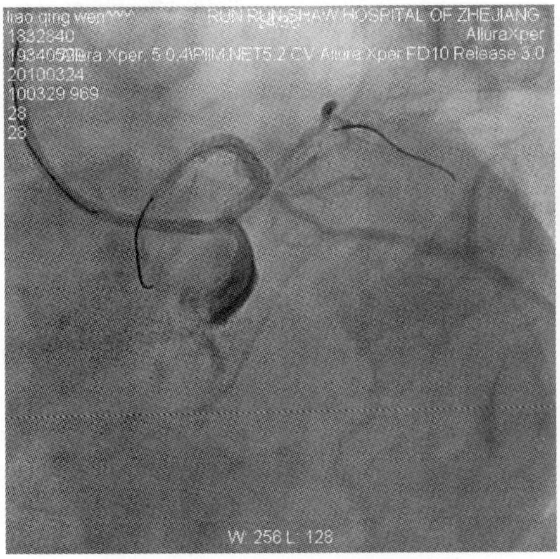

图 13-64　支架置入后造影结果

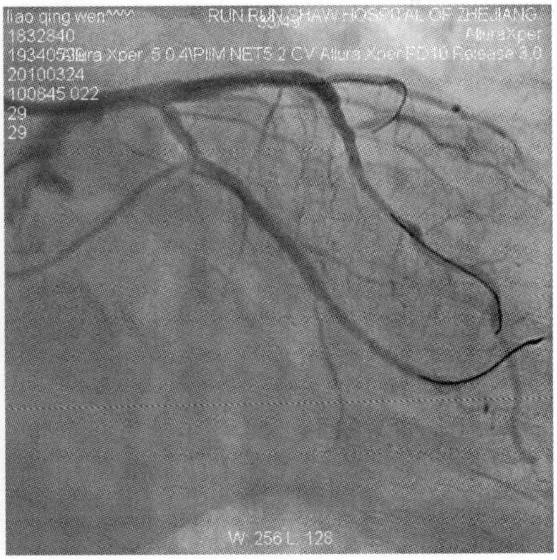

图 13-65　支架置入后造影结果

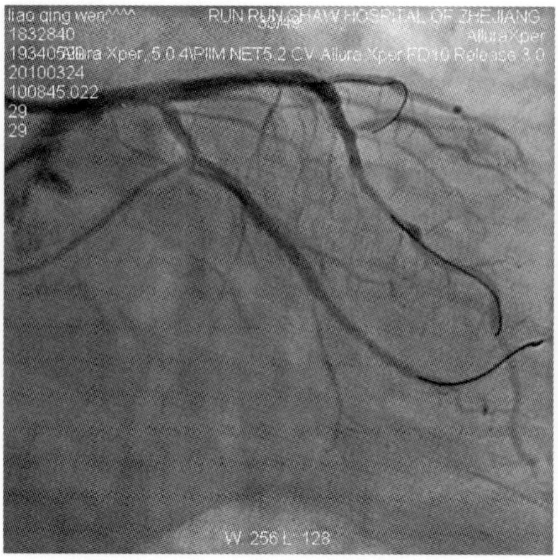

图 13-66　钢丝进入回旋支

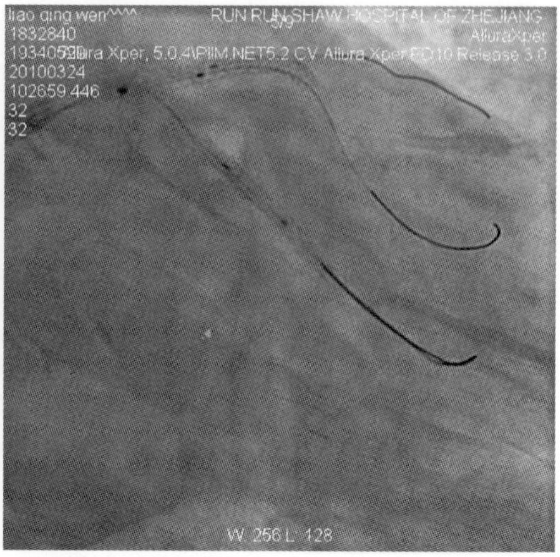

图 13-67　对回旋支中远段支架进行后扩张

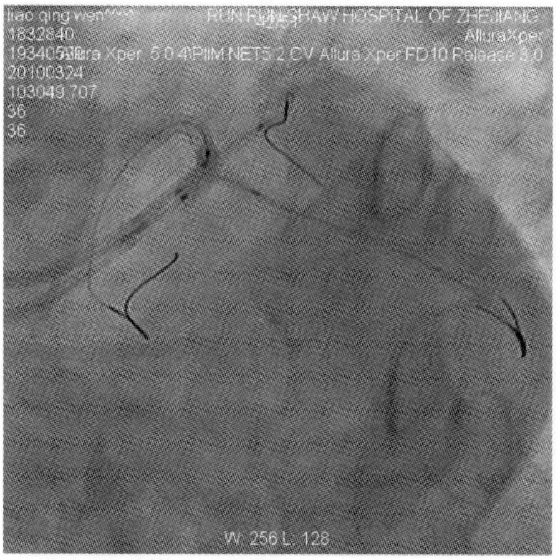

图 13-68　三球囊 Kissing Ballon 术

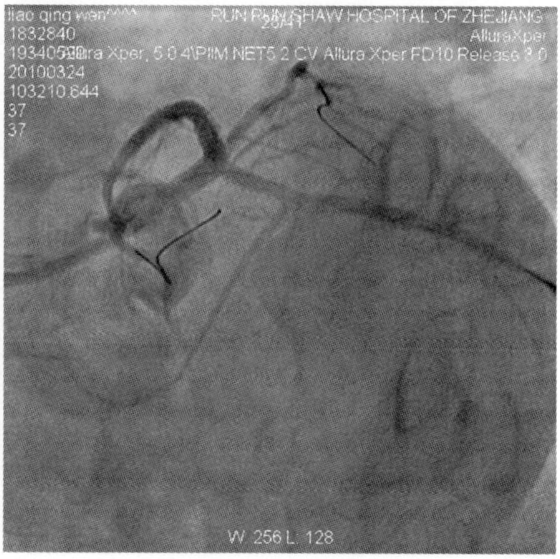

图 13-69　最后造影结果

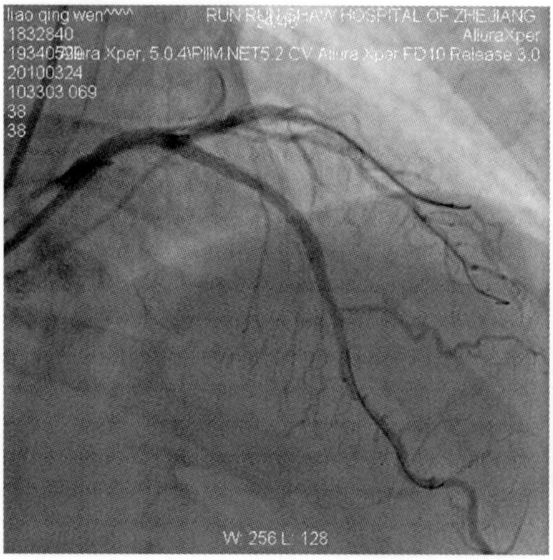

图 13-70　最后造影结果

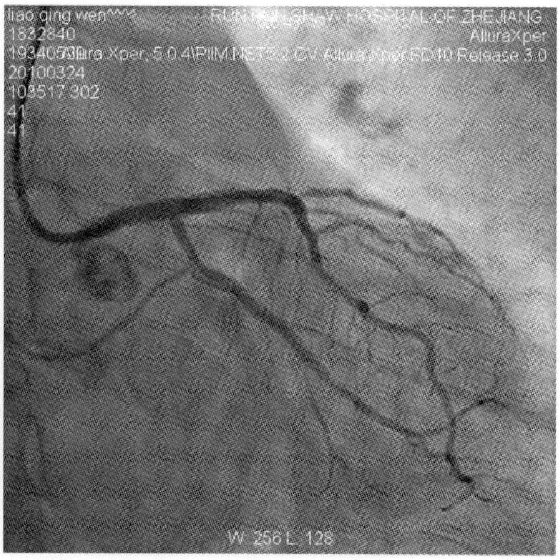

图 13-71　最后造影结果

（4）经验总结：经桡动脉途径进行 PCI 时，指引导管内腔最大匹配导管大小为 6F，因此，分叉病变需要双支架/多支架/多球囊技术时经桡动脉途径存在一定局限性。6F 指引导管下无法完成三球囊对吻。在本例患者中，我们采用 6F＋5F 双指引导管技术，顺利完成三球囊对吻，很好地克服了经桡动脉途径的局限性。

4. 病例 4：高压后扩张支架前交换保护导丝

（1）病例摘要：患者，男，72 岁。反复活动后胸闷气急半年余。1 个月前外院冠状动脉造影示：右冠状动脉近段完全闭塞，前降支开口后完全闭塞；回旋支可见 30%～60%弥漫性狭窄，行右冠状动脉支架置入术，术中右冠状动脉内置入 2.5 mm×24 mm、3.0 mm×29 mm Partner 药物支架两枚，残留左前降支开口 CTO 病变。本次为处理左前降支病变入我院。入院后造影显示左主干未见明显狭窄，左前降支开口钙化伴有 CTO 病变（图 13-72）。

（2）介入治疗使用的器械：6F 桡动脉鞘（泰尔茂），6F EBU 3.5 指引导管，Fielder、Runthrough 钢丝，Progreat 微导管，Sprinter 2.0 mm×20 mm、Sprinter 1.25 mm×15 mm 球囊，Excel 2.75 mm×28 mm、Excel 3.5 mm×24 mm 支架，Quantum 2.75 mm×12 mm、Quantum 3.5 mm×15 mm 球囊。

（3）手术过程：

①在微导管支持下使用 Fielder 钢丝通过前降支血管病变远端（图 13-73）；

②使用 Sprinter 2.0 mm×20 mm 球囊通过病变并且预扩张（图 13-74）；

③Runthrough 钢丝通过并保护对角支（图 13-75）；

④Excel 2.75 mm×28 mm 支架以 12 atm 扩张，撤回支架球囊在支架近段及左主干扩张（16 atm）（图 13-76、图 13-77）；

⑤将 Fielder 钢丝交换进入对角支，发现对角支 Runthrough 钢丝不能拉回（图 13-78、13-79）；

⑥送入 Sprinter 1.25 mm×15 mm 球囊，将 Runthrough 钢丝缓慢拉回（图 13-80）；

⑦左主干-前降支置入 Excel 3.5 mm×24 mm 支架（图 13-81）；

⑧Quantum 2.75 mm×12 mm 球囊置于回旋支，选择 Quantum 3.5 mm×15 mm 球囊于前降支进行 Kissing 球囊技术（图 13-82）；

⑨最终结果（图 13-83）。

（4）经验总结：在高压后扩张支架前宜先交换保护导丝，以免保护导丝嵌顿。一旦发生保护导丝嵌顿，切忌蛮力外拔，沿保护导丝送入小外径球囊是个较好的处理方法。

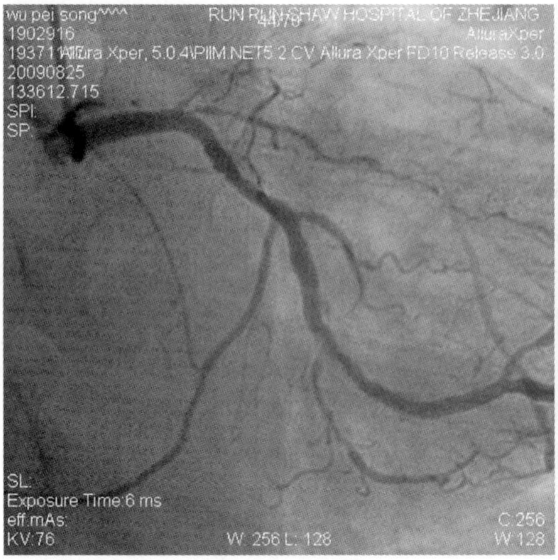

图 13-72　入院后造影结果

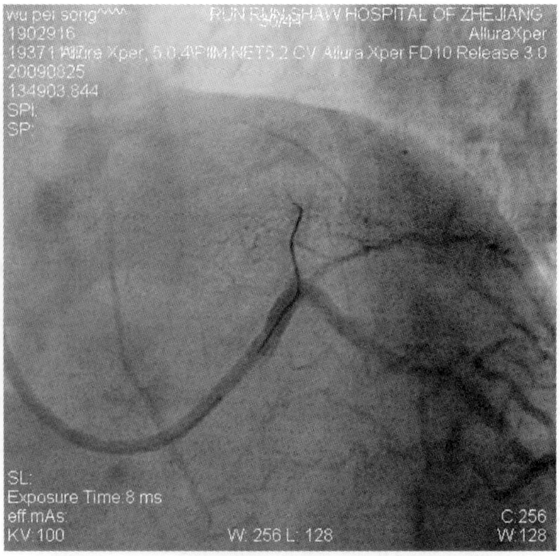

图 13-73　钢丝通过前降支血管病变远端

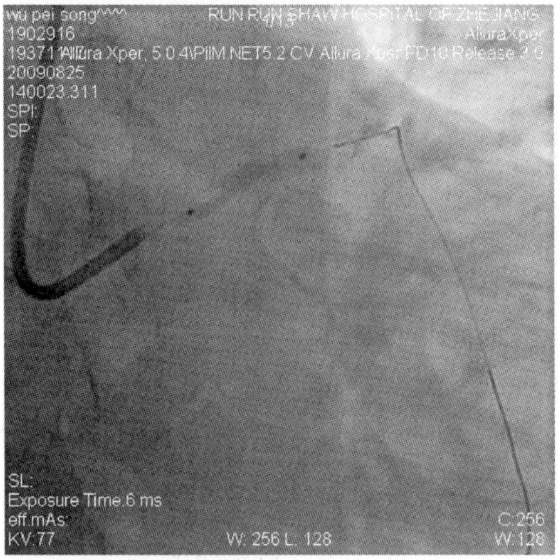

图 13-74　球囊通过病变并预扩张

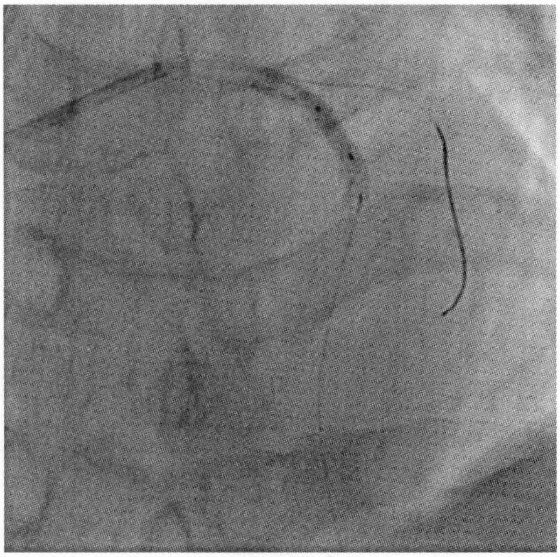

图 13-75　钢丝通过并保护对角支

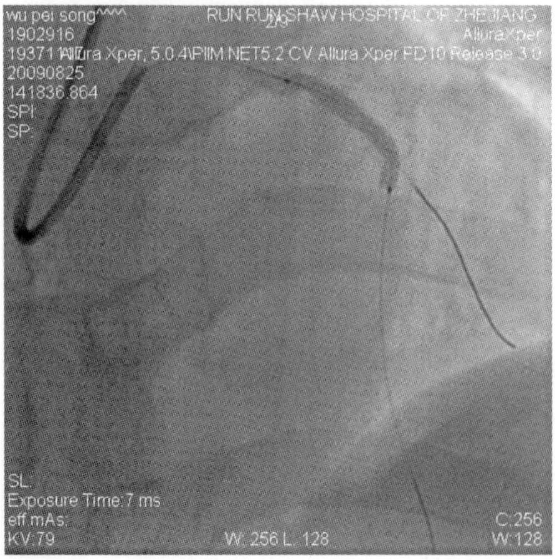

图 13-76　在支架、支架近段及左主干处进行球囊扩张

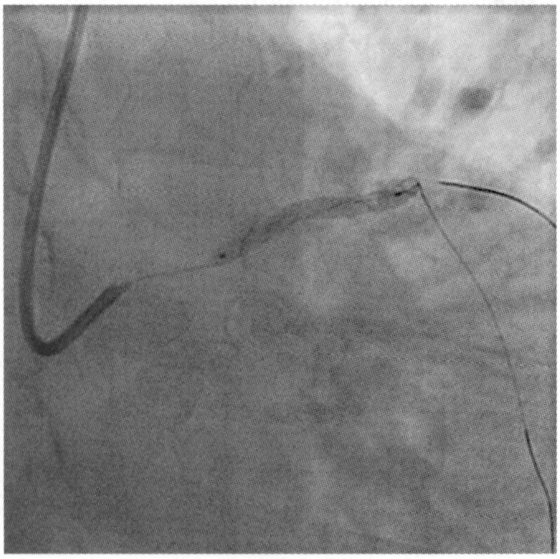

图 13-77　在支架、支架近段及左主干处进行球囊扩张

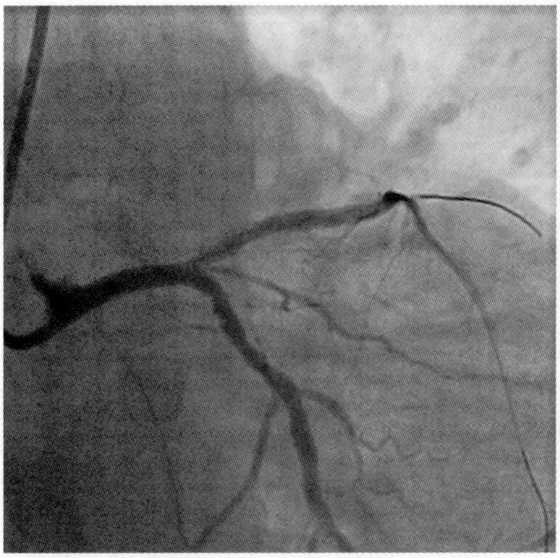

图 13-78　将 Fielder 钢丝交换进入对角支，发现对角支 Runthrough 钢丝不能拉回

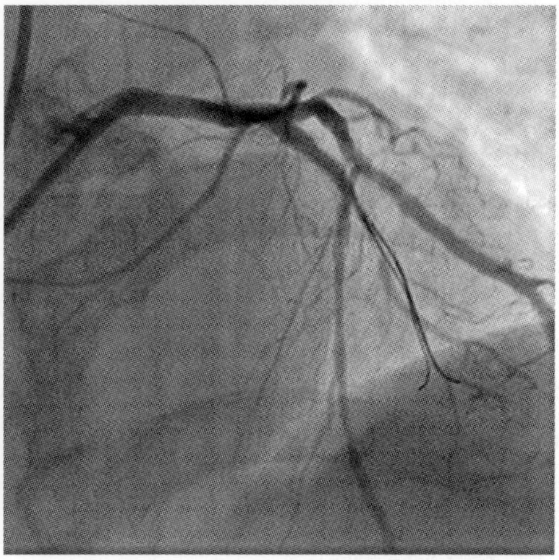

图 13-79　将 Fielder 钢丝交换进入对角支，发现对角支 Runthrough 钢丝不能拉回

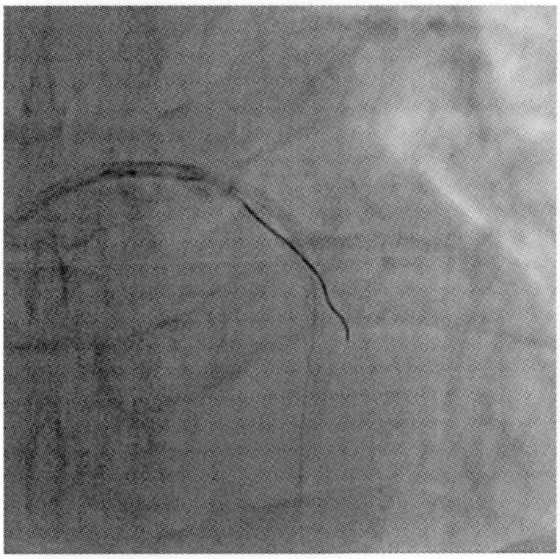

图 13-80　Runthrough 钢丝被缓慢拉回

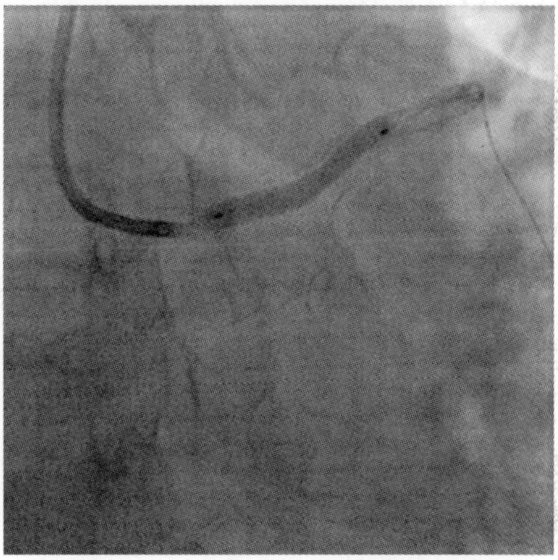

图 13-81　左主干-前降支置入支架

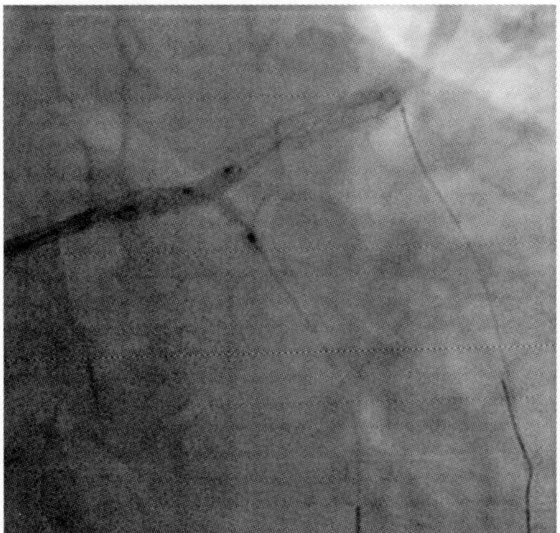

图 13-82　Kissing 球囊技术

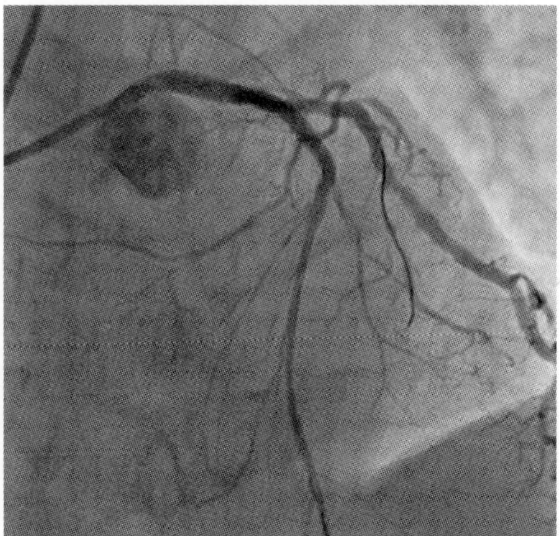

图 13-83　最终造影结果

参考文献

1. Campeau L. Percutaneous radial artery approach for coronary angiography. Cathet Cardiovasc Diagn，1989，16（1）：3-7.
2. Kiemeneij F，Laarman GJ. Percutaneous transradial artery approach for coronary stent implantation . Cathet Cardiovasc Diagn，1993，30（2）：173-178.
3. Barbeau GR. Radial loop and extreme vessel tortuosity in the transradial approach：advantage of hydrophilic-coated guidewires and catheters. Catheter Cardiovasc Interv，2003，59（4）：442-450.
4. Collins N，Dzavik V. A modified balloon crush approach improves side branch access and side branch stent apposition during crush stenting of coronary bifurcation lesions. Catheter Cardiovasc Interv，2006，68（3）：365-371.
5. Chen SL，Ye F，Zhang JJ，et al. DK crush technique：modified treatment of bifurcation lesions in coronary artery. Chin Med J（Engl），2005，118（20）：1746-1750.

（傅国胜　周斌全）